U0069310

喚醒你的覺知與內在力量

全辟穀——

喚醒人體本能自癒力

食氣／不食／斷食

魏鼎 著　宋偉祥 譯

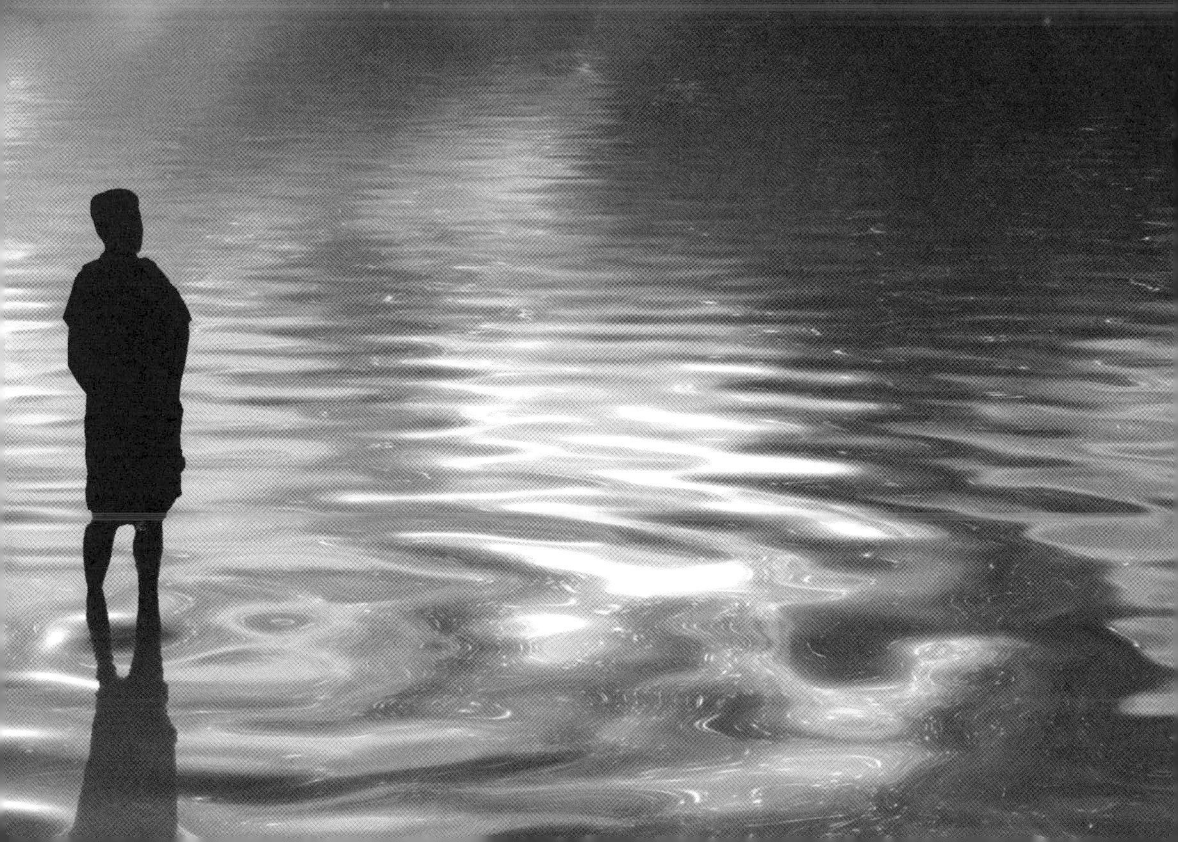

翻開這本書之前
你需要先認識魏鼎

第一次見到魏鼎（Joachim M Werdin）
我就被他那雙
大海一般藍色的眼睛
帶入深深的寧靜之中……
他那慈愛的笑容
永遠散發著太陽一般的溫暖

「當你知道，你不用再相信；
當你相信，你還是不知道」——魏鼎

魏鼎是位真正的覺者
他所有的教導，無不是親身實踐
他的知識不是從別人那裡學來的
而是連結直覺提取
並親身檢驗
他與佛陀、老子等許多
曾以人身在世間教導的偉大老師直接交流
而他所教導的
就是他們也曾教導過的
宇宙中最究竟的智慧
與宗教無關
他如神農嘗百草
用自己的身體做了**100多項不同的科學試驗**……
其中最有名的一個實驗是
辟穀22個月

只為研究人類的身體究竟如何運作
並取得許多可貴的一手資料
無私地奉獻給大眾
無償在全世界公開傳播
已被翻譯為許多國家的語言
成為很多辟穀導師必讀經典
他的語言：科學、簡單、明瞭
帶你直達全意識的究竟智慧
他深入淺出地
幫人們瞭解「人體使用說明書」
教授人們最簡單
卻最為強效的
身體、心識、能量的工具
讓你知道——
你才是這個世界上的大師級創造者
只要允許自己的內在喜悅散發出來
你根本不需要追隨任何所謂的大師

所以，魏鼎不要人們追隨他
他甚至不要你相信他
他只為你傳遞資訊
並教你，如何通過自己
去獲取真正屬於自己的知識

「當你知道，你不用再相信；
當你相信，你還是不知道」——魏鼎

在之前的【完美健康】辟穀工作坊
許多為學習辟穀而來的人

以為自己只是來學習一種生活或修行的方式
卻總是意外地收穫了
足以撼動自己一生的究竟智慧
明心見性
靈性辟穀僅是其中一顆
小小的果實
他讓你學會全然地愛自己
散發出原本具足的內在喜悅

當你足夠愛自己
你就不會對自己有任何評判
更不會對他人產生評判
所以你的愛
會像太陽
只為愛自己而綻放光芒
你什麼都不用做
你只要如是這般存在，你身邊的一切
都會沐浴在你的光與愛中
被你深深地療癒

「要嘛愛我，要嘛評判我」——魏鼎

真相可能會讓你震驚
也會使你看清、顛覆生命的一切幻象
是否破幻，取決於你
而人生就是「以幻修幻」
生命的意義，由你重建
因為生命由你創造，世界因你而生
認清這樣的你，自性具足

你可以決定成為怎樣的你

你可以解除一切限制信念
而不必由他人來決定你的人生
當你不再被來自他人的信念所奴役
你將拿回你生命的
全部力量！

53 歲的他
足跡遍佈世界各地
他太陽般的光輝照亮了你和我
照亮了背後的陰影
他要讓人們知道
你就是太陽
你是生命大師級的創造者！

我是我生命的
大師級創造者。
I am the Master Creator of my life.
這是宇宙中最強大的祝福語。
你只是在陳述事實，真理。
This is the most powerful mantra
in the universe.
You just state the fact, the truth.

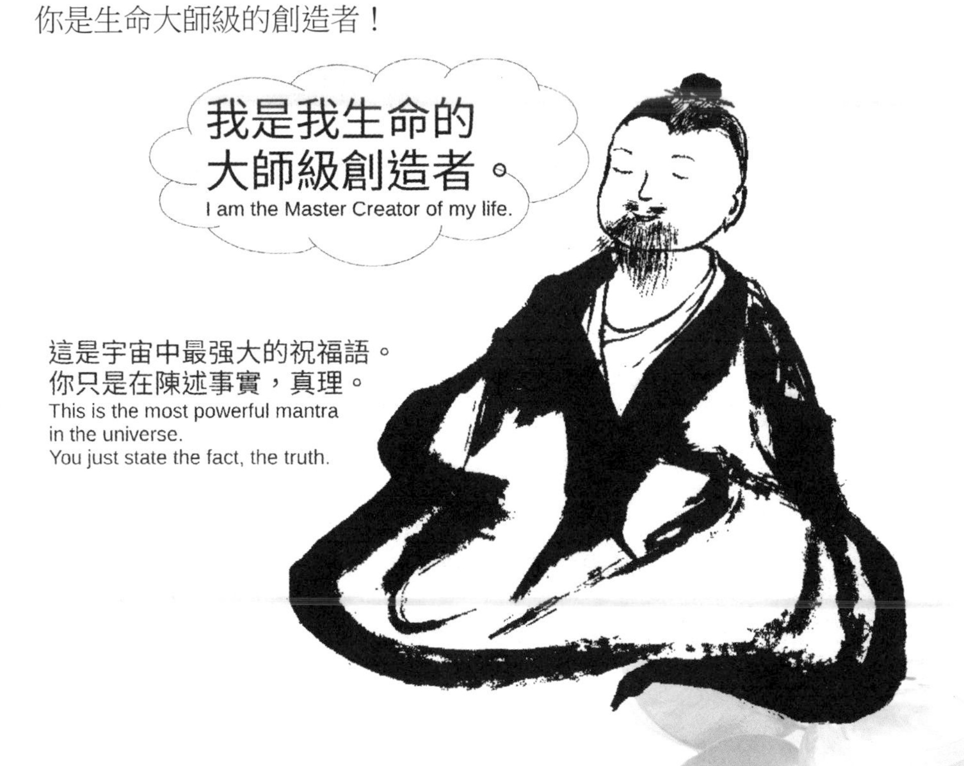

People´s spirit and energetic structure
is much more developed and powerful
when they fully activate it.
Then man becomes like a Sun.
人類的精神和能量結構
被充分啟動的時候
就會變得更為發達和強大
然後，你會變得像太陽

What is more powerful than the Sun
in this physical universe?
在這個物質宇宙中
有什麼能比太陽更為強大呢？
——魏鼎（Joachim M Werdin）

To become like a Sun
你的生命將由此改變

Awakening your Awareness and Inner Power
喚醒你的覺知與內在力量

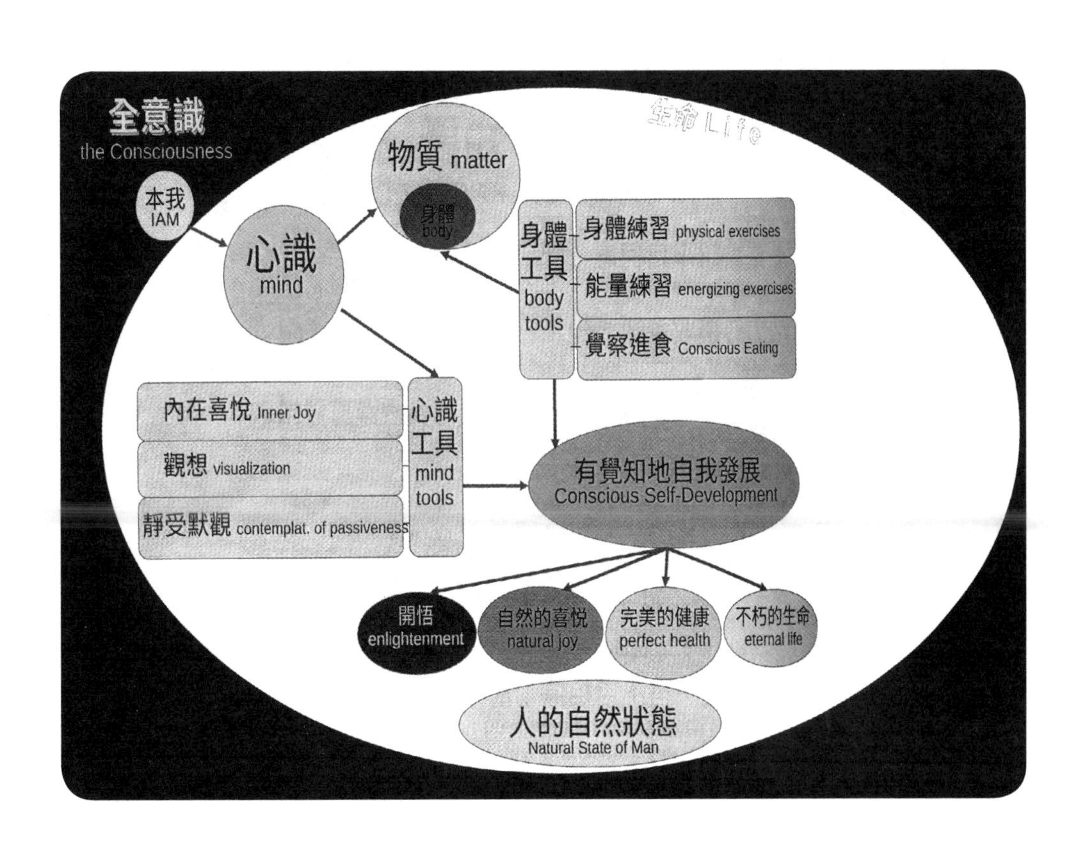
全意識
the Consciousness
生命 Life
本我
IAM
心識
mind
物質 matter
身體
body
身體工具
body tools
身體練習 physical exercises
能量練習 energizing exercises
覺察進食 Conscious Eating
內在喜悅 Inner Joy
觀想 visualization
靜受默觀 contemplat. of passiveness
心識工具
mind tools
有覺知地自我發展
Conscious Self-Development
開悟
enlightenment
自然的喜悅
natural joy
完美的健康
perfect health
不朽的生命
eternal life
人的自然狀態
Natural State of Man

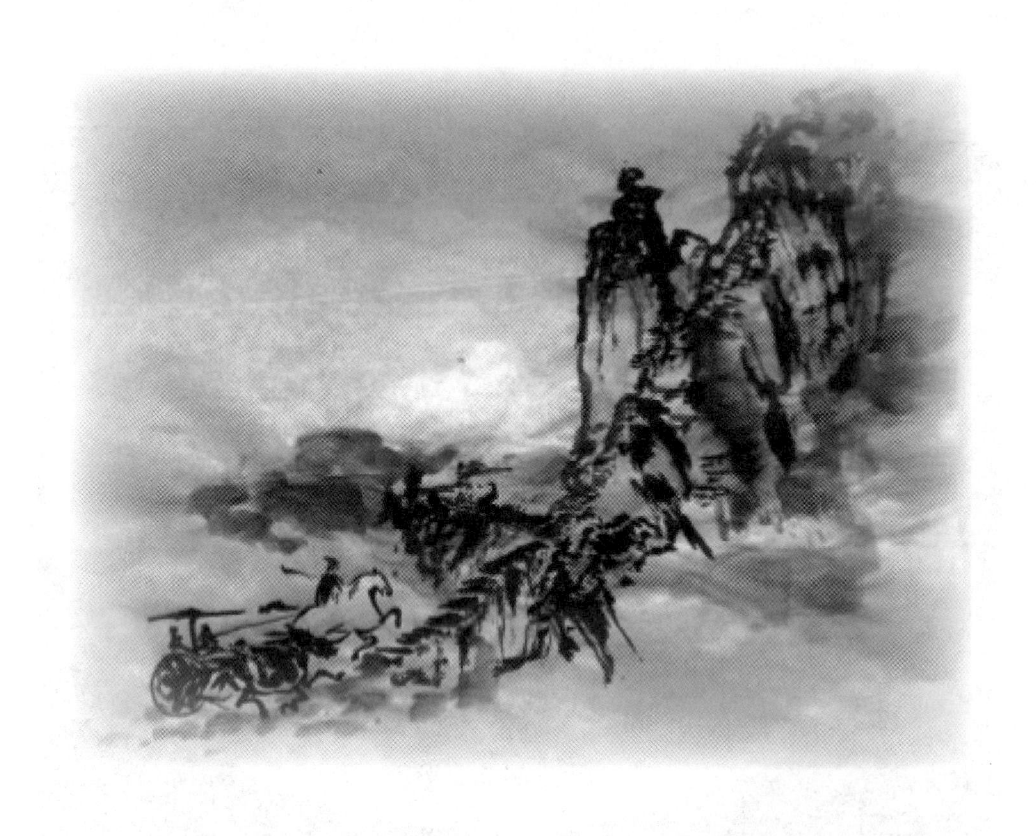

在我們的生命中，心智就好比拉著馬車（身體）的馬一般，車隨馬行，毫無自主能力。馬匹前進時，馬車就跟著前進；馬兒停止時，馬車就跟著停；當馬兒失控時，馬車也會跟著翻滾。

目錄

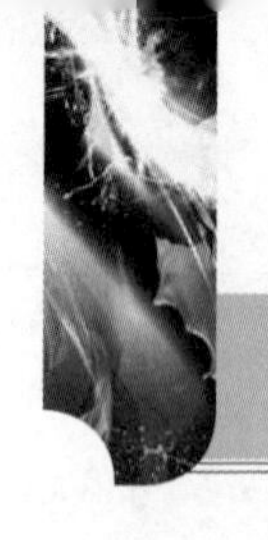

本書出版緣由

《無食物生活（Life Style Without Food）》一書從初版至今，已經有九個年頭了。在此期間，每當進行講座或是與朋友見面時，我都在談論著包括斷食、適當的營養、自我開發、自性與生命等等相關主題。兩年後，我為本書增訂了新的資料，所以才會有這次再版的風貌。

二〇一四年夏天，我在中國與人們談論相關話題時，進一步體認到新內容的出版會是件多麼重要的事，我感受出當地人對於此類話題很感興趣，並真誠地想要從我這裡獲取進一步的知識。

我碰到的許多人都會詢問我相似的問題，這讓我的想法逐步成形，並確認了應該要在本書內容中增添一些新的細節、資訊以及更清楚的解釋。本書是為了將食氣、不食、斷食、適當營養、自我開發、自性（意識）與生命等資訊，提供給那些有興趣的讀者們。

過去幾年中，我注意人們到在這個議題上有著很大的知識缺口，同時也有許多早已成形的主流信念。信念就是自我設限，當人們被信念所奴役時，信念就會成為阻擋內在力量彰顯的障礙。掙脫信念的過程，就是人類通往自在的過程，自由者不受信念的制約。

我希望藉由本書資料可以幫助讀者掙脫既有信念的束縛，當我們將本書用於造福自我與他人時，這樣的生命超越就會發生。

重要的是要知道，自我是宇宙最重要的存在，因此要好好照顧自己一這意味著尊重自性，才是真實地『愛』自我。

同時，不要拿自己與他人相比，才不會因此受苦或產生嗔心。每個人都是不同的宇宙，將自己與他人相比是無用的。

你並沒有更好，也沒有更壞，你只是不同於他人並且正在經驗著自以為是「自我人生」的生命情境。

「更好」、「更壞」、「好」、「壞」—這些字眼，不過是人類信念制約的某種表述方式。受制於這些信念會窄化你的視野，並造成你對於了解人類、學習與經驗生命的限制。

免除擔心與恐懼，讓你內在的喜悅，藉由身體流露出來，因為這是你創造生命的方式，也是自我可以自在地彰顯『愛』的方法。

此後，你無須再去尋求任何外在幫助，這是讓你與他人得以自在分享喜悅與愛、並成為一個自由者的方法。你分享得越多，收獲也越多。人們將會藉由奉行這樣的生活模式，而得到自由，這世界也將因此成為天堂。

自由者很難被有心人愚弄或操縱，自由者沒有上帝、統治者或是嚮導，他們知曉並且運用他們天生的『內在力量』，憑藉自性；他們自覺地創造出自我生命。我夢想著這種人類族群的出現，我知道未來人類將會轉為這種族群，這也是為何我會藉由本書來分享所有知識與資訊的原因—我希望能讓人類重新回到地球生活的『原生狀態』。

本書內容整合自兩本書籍：一本是二〇〇五年出版的《無食物生活》以及二〇一四年出版的《無食物生活—補遺》。除了刪除錯誤、贅句、並增加一些新的段落之外，本書內容與上述二書的合訂本並無二致。

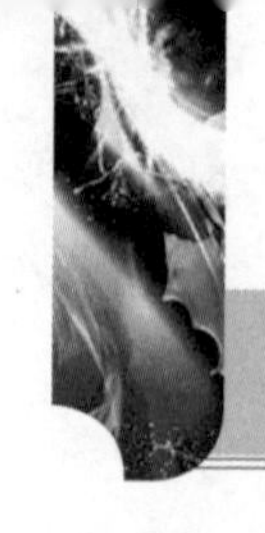

這只是本訊息書而已

所謂訊息就是被你感官接收到的所有數據，好比我們在閱讀時所看到的內容或是參加演講時所聽到的資訊——都是訊息。

本書只是將訊息提供給各位讀者而已，要知道，不管訊息出自何處，都可能會有(片段或全面)真實與錯誤的可能性。它們也許來自於「偉大的精神導師」、「成道上師」、一本書、網際網路、電視或是其它來源，不論如何，這些訊息都不可能成為知識。

所謂的知識就是將所吸收的訊息轉化為親身的經驗。訊息本身並非知識，你可以使用各方訊息來建構自我的知識，但唯有在查核與經驗過這些訊息之後，你才可以說:「我懂了！」。到時候你才會相信之前的自己其實並不懂。

信念與懷疑之間，有著某種密不可分的關係。事實上信念與懷疑是一體的兩面，當你在信以為真的同時你其實也在懷疑，當你對某人某事產生懷疑時其實你也在相信。同樣地，當你相信時你也許會持續地質疑與檢核，直到獲得知識為止。當訊息被轉為知識之後你就不會再有問題——你就是知道了。

所以，不要盲目地相信本書或其他書籍，最好是透過你自己來尋找答案。你可以自由地利用本書提供的所有訊息。比方說，你可以經由體驗來建立自己的知識庫。但如果你只是盲目地相信本書內容的話，是有可能因此受苦的。

當你誤將所有訊息都視為可信賴的知識時，你就成了訊息的奴隸。在團體中相信權威（上師、大師、老師、專家）是很容易被人操控的。這也是宗教、派別、黨派與其他組織得以建立並且繁榮昌盛的辦法——控制人們與他們的生活方式。也就是說，為了自己著想，我會建議你在面對所有外來資訊以及來自「靈性大師」、「公眾權威」、主流媒體等訊息時，僅僅將它們視為一般訊息來處理。你要自己去檢核與體驗收到的資料，而不是受人左右——如果不這樣的話，你永遠都不可能懂，只能盲目地相信。

所以，讓我再強調一次——這只不過是本訊息書而已。

所有訊息都是：
↑ 全然正確
或
↓ 全然錯誤
或
↑↓ 半對半錯

每個微細的訊息都具有以上的特徵，不論它的來源是我、總統、酗酒者、最高領導權威、無可救藥的惡棍、國王、馴獸員、惡魔、天使或是外星人——它們仍然只是訊息，並且不脫上表所述的三種特徵。你要時時對此有所警惕，只有處於警覺狀態中，我們才不容易被誤導。

當人們告訴你一些事情的時候，尤其當人們想要說服你相信某些事情的時候，只要問他們這個問題：「這是你的知識？你的信念？或只是你所收到的訊息？」

訊息不是你的知識，知識也不能經由智能傳遞。透過聆聽、閱讀或觀看，你得到的只是訊息，此外無他。

你透過經驗建立知識，你也可以記憶 / 回溯（從本能中喚起）這些知識或經由直覺來接收它們。訊息可以很容易地傳遞給他人，知識則只能由你自己為自己建立。

所以這本書只是寫給你的訊息，不是知識。至於內容是真是假你也許可以自己檢測看看。

此外，真假往往是相對的，因為正確與否往往取決於情境。比方說，二加二可以等於四，也可以等於三十，或因為數字系統的不同可能會出現其他答案。對於某系統來說正確的答案，到了另一個系統可能就會成為錯誤的答案——這也就是說真相與假相是相對而非絕對的。

這就是為什麼我會不斷地重複：不要全然相信本書內容。還有，當您相信其他訊息時，內在也要有所警惕。你要帶著覺知去聽、去讀、去看，你所收到的訊息可能同時既是真的又是假的。藉由自身的經驗你會找到屬於你的答案。

藉著訊息你可以建立起自己的知識體系。當你能夠駕馭這些訊息讓它們來為你服務時，就能經驗並得到這些知識——這就是自我知識的建立方法。但，這也只是自我知識而已，對於他人而言你的知識不過只是訊息，因為你無法將自己的知識透過智能移轉給他人。

知識是建立在記憶裡的結構或是取自於直覺中的資料，直覺則是知識的來源。

你明白這些敘述之間的差異嗎？

一、我知道

二、我懷疑

三、我相信

四、我有訊息

相信≈疑惑＝欠缺知識。

我相信	=	我不知道，但我想應該是。
我懷疑	=	我不知道，但我想應該不是。
你應該相信	=	你不應該知道。

同時讓我請問你：你認識或是相信上帝嗎？為什麼？

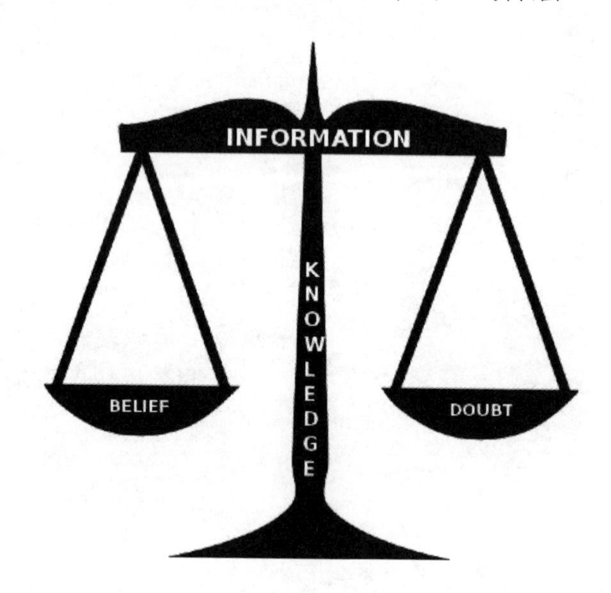

Information:	資訊
Doubt:	懷疑
Knowledge:	知識
Belief:	信念

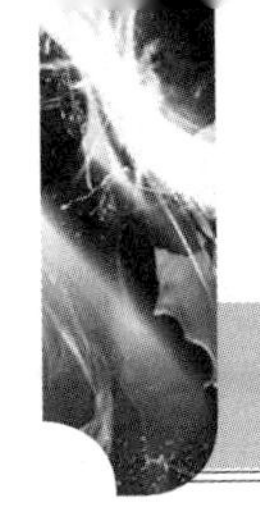

定義

有效溝通就是可以適當地理解某人在對你談 / 寫些什麼。人們可能會引用同樣的文字來談論不同的概念。好比「神」這個字，就是這樣的例子，它的意涵會給人們帶來最多的想像。如果你問一百個人他們如何定義「神」這個字，你會得到數十種不同的定義。許多定義之間甚至有著很大的出入。想像一下，當這些人彼此在談論神的時候，可能會造成多大的誤解。因此，在群體中即使面對著同樣話題時，每個人談論的也可能是不同的事情。

除非我先與對話者釐清這個字的意義，或這個字在文意表達中並沒有那麼重要時，我才會使用「神」這個字眼。

請注意，以下是本書所用的幾個名詞解釋。

我的定義如下：

大師 (master)

在某特定領域或主題具有充分練習與知識的高段專業者。好比製鞋大師、水電大師、氣功大師、精神大師與科學大師。

老師 (teacher)

某個主題的信息提供人；訊息給予者。

情緒 (emotion)

身體能量因為想像力或外來刺激而出現的可見升起狀態，情緒是本能內建的程式，因此可以被植入、修改或刪除。情緒承襲於人類所生存的社會，是從受孕的那一刻開始就自動設定格式化的結果。

感覺 (feeling)

對於某種主題產生可以觀察到的態度（好比，一個人對某個動物的態度），它可以喚起某種情緒。

有些人也許會對你感到冷漠，或者你也許會對某些人產生某種感覺—好比你『愛』他們—這種感受會喚起你的情緒，讓你的外在可以用諸如「歡笑」之類的反應將它們表達出來。

『愛』（Love）（用大寫L開頭的愛）

是種無條件地給予，散發出光與溫暖，維持『生命（Life）』，純粹精神性，和平與安穩。

它既不是情緒也不是情感，當『生命』被創造出來時，『愛』就出現了。當人們處於『愛』的影響下可以觸發內在狂喜的情緒以及類似愛與喜悅的感受。

換句話說，當你創造『生命』的時候，你與周遭的人都會感受到『愛』，這是一種無法在智能上解釋也無法捉摸的東西。

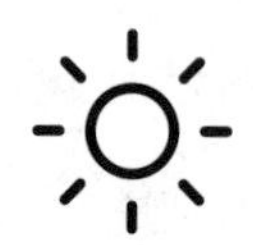

黃色太陽是愛的象徵。

要了解這一點——太陽不在乎你，它並不知道你在做些什麼，不管你在褻瀆它還是向它祈禱，它都不會受到打擾。太陽甚至不知道你存在。然而，太陽給予你溫暖、光明、食物與能量——生命中一切必備的事物。如果沒有太陽的存在，地球就不會有生命，你的身體也不會存在。

雖然給了你所有，太陽卻對你毫無交換的期待。太陽無條件地『愛』著一切周遭事物，無論人們有著怎樣的行為。當你處在『愛』中的時候也是一樣——你正在創造『生命』。你散發出來的『愛』可以被感受到——這也就是讓自己成為太陽的方法。

愛 (love)（以小 l 開頭的愛）

是有條件的、情緒性的吸引力、執著和影響力。它會引發能量去追尋深刻的肉身體驗。它具有變動性。這種愛是一種植入本能的程式（自動機制）。多數人們會熟悉愛，是因為他們愛過，而且被愛過。

紅色的心是愛的象徵。

當你在網路的社交網站上使用這符號時，請注意你打算談些什麼，你要談的是『愛（Love）』還是愛 (love) ？請選擇正確的符號。你可以對某人產生『愛』卻沒有愛 (love)。這就是太陽正在做的事情——太陽『愛』你，雖然你對它並不具吸引力。太陽並不渴求你，與你之間也沒有情緒上的連結。

個體（being）

由心智和身體組成的一種生命形式。

人類（man）

人身、靈魂和心智所組成的存在個體。我在本書中使用「人類 (Man)」這個字彙，而不是「個人 (Person)」。個人 (Person) 並不是人類 (Man)。「傳統上，「man」這個字除了代表成年男性，也用於泛稱人類，無關性別。歷史上有個解釋：在古英語中關於人類 (man) 的主要觀念就是「個人 (A human being)」——摘自 oxforddictionaries.com.

靈體

一、由非物質身體與心智所組成的存在。

二、身體無形無感的部分。

個人 (Person)

經由想像所創造，並只存在於某種媒介物（好比石頭、木頭、紙張、塑料、光碟與記憶卡）中的一種虛擬描述。好比身份證或護照上對於個人的描述及特徵。個人並不是存在的個體，也不具肉身。

食氣 (inedia)

食氣是一種心智狀態，透過身體表現出來。處於食氣狀態時，身體不需要借助食物或飲料就能自然地正常運作。食氣現象是『原生狀態者（man in natural state）』的常態，這種現象現在在地球上已經很少出現了。一個處於食氣狀態中的人，我們稱他為食氣者。

食氣者 (inediate)

不需要借助食物、飲水就可以讓身體功能正常運作的人。食氣者的心智和身體處於完美的境界。這個名詞源自於古老基督教文獻，用來指稱數年沒有飲水進食的聖人。目前，食氣者這個詞不僅可用於基督教聖徒，也用來描述任何一個不吃不喝的人——與個人宗教信仰無關。

不食 / 辟穀 (non-eating)

不食是一種透過身體表現出來的心智狀態。在不食狀態中身體自然不需要進食，但是它可能還是需要喝水。處於不食狀態中的人被稱之為不食者。

不食者 (non-eater)

不食者不需要食物也可以讓身體發揮正常作用，但他們可能會需要飲水。不食者的心智和身體處於完美的運作狀態中。

流體食物者 (liquidarian)

流體食物者是只以飲料——好比果汁、花草茶或牛奶為食的人。流質食物飲食法就是液體飲食法。

斷食 (fast / fasting)

斷食意味著為了信仰或傳統的要求、或是為了療癒身體而避免進食或飲食（乾斷食）一段時間。斷食是地球上用來消除疾病最有效的方法之一。一直以來，斷食都被視為是種醫療手段。

飲食法 (diet)

飲食法是指某種特定的食物選擇。人們基於信仰或是想要保持良好的體態而選擇某種飲食方式。在成千上萬種飲食法中，沒有最完美的選擇。每種飲食法在幫助某些人的同時，也會傷害到某些人。

呼吸主義（breatharianism）

呼吸主義是一種只靠呼吸維生的概念。呼吸空氣就足以維持身體的正常運作。因此，空氣是「呼吸者（breath-arian）」唯一需要的食物。

在二十世紀的五〇或六〇年代，經由希爾頓哈特瑪 (Hilton Hotema) 的推廣，以及隨後威利布魯克 (Wiley Brooks) 對於建立與維持人體物質的強調，才讓這個術語開始廣為流傳起來。

呼吸者（breatharian）

每個需要依賴呼吸來過日子的人都是呼吸者。空氣是人類的食物。

所有人類都是呼吸者。作為呼吸者與是否吃飯無關，即使你每天吃下大量的食物，你還是個呼吸者，如果不相信的話，請停止呼吸二十分鐘並告訴我結果。食氣者和斷食者也是呼吸者，因為它們仍然需要呼吸。希爾頓哈特瑪堅信，人類是天生的呼吸者——也就是說，人體僅憑空氣就可以過活。因此，人類並不需要食物，所謂的食物不過只是毒藥和有害物質罷了。目前，呼吸者一詞經常被人們所誤用與誤解，他們經常將「呼吸者」誤用於「食氣者」或「斷食者」身上。

以『光』維生（living on Light）

以光維生是一種概念，由一些具有靈性傾向的不食者所提出，指的是不需要食物只需要藉助光就可以活著的個人能力。這種『光』並不可見，但它是某種近似能量的物質。『光』和普拉納（prana）通常被視為是相同的東西。因此，我們也可以說「以普拉納維生」和「以『光』維生」是相同的意思。

你可能會被這些術語搞得頭昏腦脹——斷食、呼吸主義、食氣。這些術語有什麼區別？請容我解釋這些術語的本質。

> 不食就跟「不」、「食」這兩個字所強調的意思一樣，
> 也就是一種不吃的狀態。它與飲水或呼吸無關。
>
> 食氣強調不吃不喝，與呼吸無關。
>
> 呼吸主義強調以呼吸作為人體生命的源泉，與飲食無關。

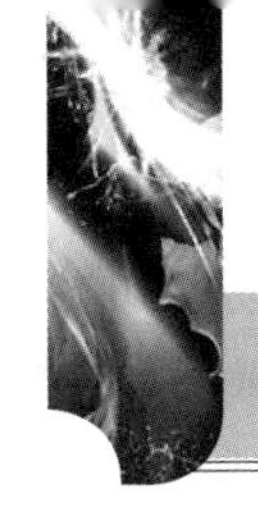

寫在進入主題之前

潮流

二〇〇一年初，我注意到斷食、「以普拉納維生」和「以『光』維生」這些呼吸主義，在波蘭形成為一股時尚潮流（後來也褪了流行）。我相信這風潮主要是由大眾媒體炒作出來的。可以想像，類似的流行時不時地也會在地球上的不同角落發生，所以我對波蘭的觀察，在其他地方也可能相似。

最好別讓自己成為「盲目奔跑羊群」中的一員，「盲目奔跑」會使人陷入死胡同裡，而且造成的傷害可能會比好處更多。這問題主要來自於錯誤的認知以及知識的不足。

儘管某些人和大眾媒體正在行銷食氣主題，但食氣是生命意識領域擴展趨向完美過程所中衍生出來的主要副產品之一。如果沒有靈性層次的考量，僅把不吃飯作為主要目標並試圖使身體適應沒有食物的生活，將會給你帶來痛苦。

我寫這本書的原因之一，是要提供適當與實際的訊息：這件事與什麼有關？哪一種做法更好？什麼不應該被忽略？應該考慮什麼？等等。如此才能將你的注意力集中在，不食可能會讓你跳進一個未知領域的這個事實上。過程可能是有危險的，你可能會失去你的物質身體。

值得記住的是，食氣與意識的自我發展有關，即使對食氣完全沒興趣也沒有覺知的人，也可以獲得不用進食的生活能力。

我從得到的數據結論出——那些流行食氣和不食練習的族群正在地球的某些地方出現，同時也在某些地方消失。然而，有個常見特徵是——許多人們就像羊群一樣，會出於本能地人云亦云。他們對於這個議題了解得還不夠深刻，只是聽聞某人的說法就跳進了深淵。就戰士而言，蠻勇不失為一種好方法，但它也可能導致肉體的傷害與受苦。

我有個觀察結論是：人們在嘗試所謂「二十一日斷食程序法」時，最可能會出問題。斷食者相信這是成為食氣者的一種有效方法，但我從沒碰過或聽過有人是因為這種斷食程序而成為食氣者的。

相反的，很多試圖透過這種方法成為不食者的人，由於肉體的疼痛與精神的痛苦，曾來詢問過我的建議。

我還注意到有些帶來負面影響的不食活動——由網上某些知名不食領導者所發起，持續數日到數週的小組聚會。我知道這些人組織這種活動的主要目的是為了賺錢，這些領導者的知識並不足以有效地幫助那些渴望不食的人。

懷抱希望的人們會向這些不食領導者求助，給他們許多錢，但在會後這些人的問題還是沒有解決，他們的希望也無法實現。我認為這種掠奪別人希望的領導者是不誠實的。

警告

我主要的目的是以「無食物生活」為主題，並且將訊息提供給對於這種議題感興趣的人們，告訴這些人如何讓身體在適應無食物狀態時也可以保持身體適當運作的方法，此外，我也會提供關於斷食 / 不食過程與身體功能相關的某些資料。

我寫這本書是為了實現部分上述目標。然而，請各位不要將這些訊息看作是讓身體適應不吃飯的指導手冊。我編寫這本書只是為了提供訊息，讓自己完全適應不吃飯的生活是個複雜的過程，當事人通常需要處於更廣大的意識領域中，你最好請教較有經驗者，也可以考慮從更有經驗的人那裡尋求指引。但要注意一個事實是，這些人並不能給你任何保證，或是讓你成為一名食氣者。

請注意在這過程中每個人都會出現不同的個別經驗，這就是為什麼每個人都需要找出屬於自己的特定方法。值得記住的是，那些可以讓自己身體適應食氣生活所能使用的方法，就像曾經歷練過這些方法的人一樣多。

一般常識——請好好注意這個標題。如果你遵循常識，就不會經驗到失去身體健康的危險。

地球人不應該強迫自己以實現食氣生活。食氣生活通常是個人意識領域擴展所衍生出的副產品。

當你發現身體出現狀況時，請回到「正常」吃飯的生活。

這是學習更多知識的時候，而不是繼續留在會為你帶來不確定風險場域的時刻。我猜也許你將食氣生活視為跨越某種領域的挑戰，但讓我問你，那又如何？就算你從遠處能看見它，你也可能無法抵達。即使你是個天生的戰士，還是有被毀滅的可能。所以，請讓常識引導你。

成為本書的共同作者

對我來說，寫一本關於不食的書是個永無終點的旅程。每當我想到已完成的部分時，就會有更多的資訊跑進我的腦海裡，總有些可以讓本書更為全面的內容可以添加上去。

我的目標是藉由本書將這個話題全面整合起來。我個人在這議題上已具有很多知識，同時我也在找尋新的事物，但這還是無法涵蓋全部。你在這個主題上所擁有的知識是個珍貴的資源。因此我邀請你一起來擴大本書所收集的有用資訊。

如果你正在過著無食物生活，或者正在進行長期斷食的話，請描述你的實驗、經驗與觀察，寫下你自己的過程，你如何準備讓自己的身體度過沒有食物的生活，你如何達成斷食目標，以及你為什麼要這樣做。

另外，請寫下你所遇到的障礙，以及你用來克服這些問題的解決方案。

如果你不是不食者，也請寫信給我。從你那邊過來的每個評論或建議，對我來說都是珍貴的資訊。好比你覺得本書少了些什麼？什麼應該修正？或者哪些是你不喜歡的內容等等？

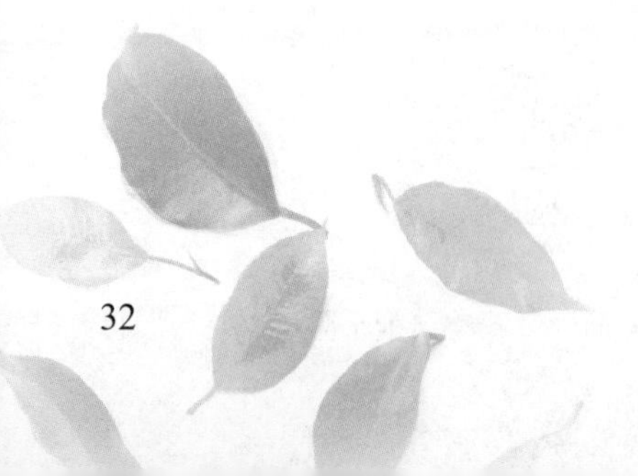

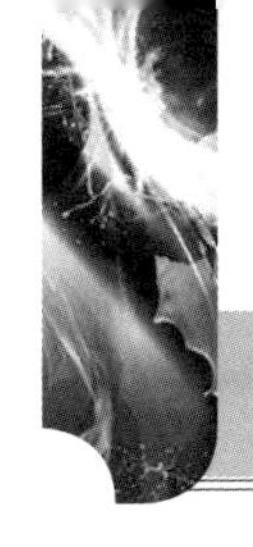

簡介

「原生狀態者」是具有無限能力的個體。人類可能會受限於自己的信仰，信仰形成難以跨越的障礙，如果想要將人類原有的無限能力解放出來的話，我們必需要先移除這些障礙。

控制者知道「原生狀態者」是沒有任何界線的，如果有人想要操控他人的話，可以藉由遊說人們尊奉某些信仰以達此目的，人類可以為了保護與實現自我信念做出很多行為，甚至不惜一死。許多歷史經驗都告訴我們，人類可以如何盲目地被自我信仰所迷惑。

你可以舉出幾個相關的案例嗎？

信念是建立在人類本能中的一種程式，智能的解釋可能會產生懷疑，但很少可以因此移除信念。人們常常知道自己的某些行為是沒有意義的，但還是很難讓自己從這種行為中跳脫出來。

為了能夠深刻地理解為什麼「原生狀態者」可以創造出奇蹟，我們需要全面了解什麼是人類，以及人與人之間彼此如何產生交互作用。

由於人並非是孤立的個體，我們必須要知道什麼是構成人的基礎。因此，讓我們從起頭——自性 (Consciousness) 開始談起。

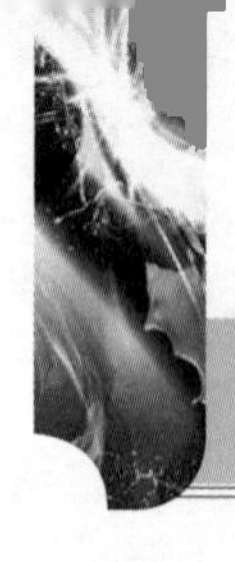

自性 *(The Consciousness)*

自性——以「意識（C onsciousness）」這個英文字的第一個字母C大寫來表示。

請想像一種不會受限於時間、空間或沒有任何限制的某種事物。事實上，我們的智能並不可能去想像自性，因為任何這樣的嘗試都會創造出界線。但是在這裡為了要有視覺效果，請想像某種物件，它不具有任何時空、感受、知識、能力，或者任何其他你可以想像得到的東西。

自性並不具有，但它可以創造出所有的：
起因；
光明；
象限；
空間；
時間；
權力；
能量；
生活；
知識；
界線；
感受；
能力；
起源；
運動；
你可以想像或難以想像的事物；

另一種可以用智能來解釋自性的名詞是──「空」，因為自性本空。

自性是全知全能的、無所不在的、包含萬有的。自性是所有起因的起因，它包含一切──所有事物、所有靈魂、所有思考程序以及所有生命根源，甚至有更多事物在存在之初自性已顯。自性是你可以或無法想像的萬事萬物。

還有一些其他的詞彙，被用於描述或比喻自性，比方像：上帝、道、空性、絕對、宇宙意識、起因、法則、宇宙自性。根據這些詞彙使用者對於自性的不同了解與解釋，也許有些其他定義會與我上述說法有所出入，當你不確定別人是怎麼定義這名詞的時候，要請他們說明。

如果讓我來描述自性的時候，我通常會畫一個點，也就是〇點（什麼都沒有）。從〇這個點開始會產生三個向度可能的線性發展，一直通往正負無限大。當然這只不過是種圖像的表現法，自性是不可能畫得出來的。讓我們預設一個前提，下面的圖譜代表著無限的可能，沒有界線。這種自性的表現法可以讓我的說明比較容易被理解。以下是智能與自性的圖譜。

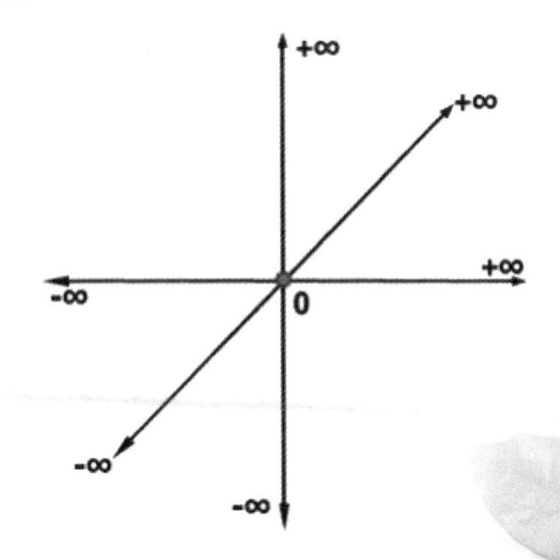

我已經說過自性是不可能被智能理解的，讓我們做個比較說明，有台機器想要理解將它們打造出來的工程師。

這台機器甚至並沒有任何思考工具（心智）可供使用。我們的智能就像這台機器，而自性就是工程師。智能並不具備可以理解自性面貌的工具。

儘管如此，我們還是有可能也值得讓智能對自性有更多瞭解。如此，智能會對自性具有更深刻的領會。

所以什麼是自性呢？

我們可以用不同的方法來描述自性，每一種對於自性的描述其實都不真確，它只是在我們想像之中的某種形象描繪，當你離開智能進入直覺；或是超出直覺的範圍時，你就可以「感知」到自性。然而，當你回到智能後，你會知道你並無法抓住或描述自性。

請想像你正以光速穿越一個完全空無的宇宙，在那裡連最微細的光粒子都不復存在。你已經旅行了十五億年之久卻什麼都看不到。你持續著無止境的旅程，那裡只有純粹的黑暗和空無。你無法定義時間或是空間，如果你被問到關於這個宇宙的時空時，你會說：它們並不存在，或它們是無窮無盡的。

現在請注意，這種無窮無盡的空間以及無窮無盡的空無，只不過是一張圖像而已，它只是自性所顯現的一張圖像。在我們的想像圖中究竟涵蓋了多少時空？沒有，完全沒有。想像圖與時空之間其實毫無瓜葛，因為它不過只是張圖像，也就是幻影。

因此，所謂無窮時空的宇宙只是某種影像，或者你可以說，只是由我們自性所創造出來的一種幻影。它只存在於想像之中，其中，既沒有時也沒有空。

很有趣，不是嗎？一方面，它是巨大而無限的，另一方面，它什麼都沒有。這就是為何「空性」會成為最接近「自性」的說法。

這也是智能可以解釋自性的極限描述。自性並沒有邊界，也不會佔據任何空間。它既是萬有，同時也是空。

我們可以同時用以下兩種方式來描述自性：
它是涵蓋一切事物、光明、能量、生命、時間以及所有其他的無窮宇宙
以及
空

為了要理解自性而思考自性，這叫做因地不真；同時也會產生假象。自性超越思想，因為它涵蓋了所有一切。只有自性真實的存在，除了自性之外，其他所有事物都只是它的幻影。

如果你我二人一同討論自性時，我以智能來描述它同時也以直覺來傳達它，你將還是無法了解自性是什麼。我的解釋以及我本人只不過是自性幻影中的一片極小的碎片。

一個幻影或是微觀的思想要如何描述它的創造者呢？

讓我們繼續，想像你還是在無垠的宇宙中移動。現在你注意到了閃爍的光，也就是創造『生命』的結果。自性創造出『生命』以及數十億顆太陽所組成的整個銀河系。當一顆星球被創造出來的時候，你就會看到光——這就是『生命』創造的表現，也是自性如何在自我想像中創造出個體的方法。

每個個體，每顆星球/太陽，都只是來自於自性想像中的某一片段。每個片段都存在並創造出宇宙事物，好比行星、月亮、彗星、星塵、水以及元素。所有的存在與生命僅僅是自性的幻影。簡單地說，每個銀河系、太陽、黑洞、以及星球都是自性的片段，或者更簡單的說，它們同時也是自性——存在的只有自性。

就像宇宙中的每顆氫原子都可以說自己是氫，海中的每滴水也都可以說自己是大海。如果你忘掉空間與大小的幻象，每顆氫原子與每滴水滴都含括了整體的性質。

現在你是否能猜出為什麼我要以：「『我在（I AM）』就是自性——其他的所有事物都是『我在』的創造。」——作為本書格言了。顯然地，人類是自性的一小部分，如同那些太陽與原子一般。人類也就是自性——因為自性就是一切的存在。

現在你了解了嗎？不懂嗎？

很好，這是正常反應，其實我自己也不懂。

這是所謂的哲學，也就是無止盡地去想像與思考某些無法被智能理解的事物。

意識領域

自性沒有邊界，所以也沒有結束點。自性跟空性是一樣的，所以我們可以說它就是〇點。現在，想像從〇點開始浮現出一個球體，這個球體可以從〇點擴展到無限遠。

換句話說你可以想像將某種形式的邊界放入自性之中，自性被這個邊界包覆形成了球體。如果以視覺方法來解釋的話，我們可以說就像一個球形邊界被嵌入自性之中，或是自性的內部創造出了球狀邊界。我將這樣子的空間稱為「意識領域 (sphere of the Consciousness)」，這就是之前我說過的個體（比方一個人）位在意識領域之內的意思。

自性可以創造出無數的意識領域。地球上總共有五種意識領域：存在、生長、本能、智能、以及直覺。你可以從下方圖片中看到這五種意識領域：

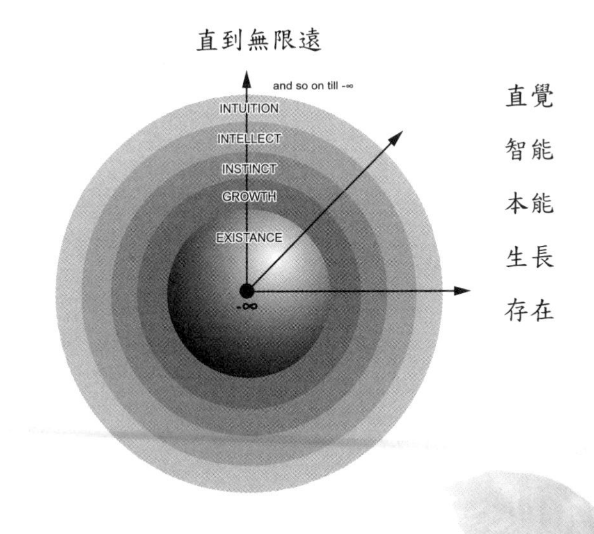

可以看得出來，這些球體都是由〇點開始擴展到正無限大。在此我並不會談論擴展到負無限小的狀態，我所討論的只是從〇點向生命、能量與心智方向（也就是自性所造創造出來的生命形態）的擴展。

記住，當自性從〇點、空無、生命的創造，開始向外擴展時，你所見到的就是『光』，你所感受到的就是『愛』。

將自性意識限制於球體之內，會使得其中的個體也受到限制（造成一種不完美），處於較大意識領域的個體會比處於較小意識領域的個體擁有更多的能力。

礦物（代表「存在」領域）的能力比植物（代表「生長」領域）的能力差。 以同樣的方式相較，動物（代表「本能」領域）可以比植物做更多的事，但它的能力比人類（代表「智能」領域）要差。所以，我們可以想像，「直覺」領域之中的個體會比人類強大。

同時，上面的圖片也顯示了進化的過程（生長），進化是由個體存在的意識領域向外推展形成。一棵植物（在演化過程中）遠比一顆石頭或水晶更為進化。一個動物（存在於比較大的意識領域中）會比植物更為進化。人類在這個進化當中又走得更遠。

在這個過程中，因為個體所存在的意識領域不斷擴展，所以每個個體終其一生都在發展（進化）自我。（個體所在的）意識領域擴展得愈多，這個個體可以做到的、可以想像到與理解到的事情也越多。

一個人的智能發展，有一部分可以用智商（IQ）來評估，以此為例，從人類歷史中我們可以得到一個結論，人類的理解力、解釋力、想像力、創造力，尋求解決方案等能力，都在隨著歷史的推進而提升。

所以我們可以說，地球人的智能（意識領域）正在擴展之中。

另一方面，地球人只活躍於智能的層級中，在這個領域裡幾乎沒有他們辦不到的事情。

每個領域都有它的界線，如果人類持續待在智能這個領域中，沒有更多的發展（也就是說如果他們無法超越並進入直覺領域的話），人類就無法了解智能領域之外的其他存在。

在某種特定的意識領域中，個體會創造並使用適合的身體以在特定的狀況下生存。在某些例子中，與動物相比，人類具有更高的感知力並且有著構造更為精巧的身體。同時人類的身體含有較少的礦物質和較多的水分。與植物體相比，人類的身體的礦物質較少。與以上三者相較，石頭具有最堅硬的實體，因為它幾乎只有礦物質。

存在於直覺領域的個體具有比人類更微細的身體。目前多數人並無法看見直覺領域中的個體，所以這個領域的存在者會被認為是非物質性個體。

意識領域之間顯然並沒有明確的界線，意識領域的數量也沒有限制，這意味著進化是無法跳躍的，個體進化（意識領域的擴展）會在平穩的狀態下發生。對於人類而言，進化就是將意識層次由智能往直覺領域擴展的旅程。

進化就是這樣，這過程不好也不壞，只有各種意識領域與在其中經驗『生命』的無數可能。每個個體都具備自性的本質（根源），每個個體都是某個特定意識領域的不完美經驗。自性本身就是經驗，所以我們可以說，進化是自性所玩的一場遊戲。

自性在各方面都沒有邊界，然而，無所不能的自性，可以被任何方式來自我設限。意識領域其實就是自性的自我設限。

每個意識領域都代表了一種限制，每個個體都會受限於某種特定的意識領域內。人類在使用本能、智能與直覺的時候，也會受到限制——通常是直覺領域的限制。

人類有更多發展成長的潛在能力。所謂「靈性開發」其實就是意識領域的擴展。當個體在他所在的意識領域擴展越多時，「靈性發展」也會越多。

當我解釋意識領域圖譜時，我寫下：「同時，上圖顯示的是被稱之為進化（成長）的過程。」我所指的進化其實就是生命創造的發展過程。生命與形式、運動、能量以及時間空間擴展的發展有關。換句話說，當意識領域愈大的時候，裡面就會產生愈強烈的運動、愈高頻的震動以及更大的放射能量，同時它也會顯得更亮。

在此舉些例子：

植物，與礦物相比有較高的震動，有較多的運動。

動物，與植物相比明顯的顯得繁忙也更有活力。

人類，與動物相比有更多的能量，也有更高頻的震動。

因此人類通常會活得比較久，只要人類沒有誤用自己的身體的話，其實可以活得與地球一樣長壽。

許多被稱為靈體的不可見個體，是振動頻率比人類更高的個體。靈體的震動處於非常高頻的狀態，所以他們的身體通常不具物質性也無法被多數人所見，他們具有較多能量，也可以更快速的移動。

因此生命的進展過程是：礦物→植物→動物→人→不可見個體，這顯示出個體的震動愈高，也就愈「開化」。

在此解釋了「生命發展」一詞所描述的意識領域擴展方向，這是個體進化的機制。這種方向也可以稱為擴大或擴展。自性創造物質，從乙太和基本粒子開始，接下來是原子、行星、星系和宇宙。這說法支持了宇宙大爆炸的假設，並且與事實狀態一致。

意識領域的另一個擴張方向與第一個方向相反，它可以用「縮小」來描述。 在這種情況下，意識領域正在往全能與無垠——不具維度、無限小、不存在與完全空無——的意識方向擴展。

在這個過程中，演化開倒車，星系變成黑洞，振動減速到完全停止，能量減少到絕對零，黑暗墜落，一切都消失，成為空無。

一開始很難理解，回歸自性（也稱為爆炸和內爆）的兩個過程，其實都是將意識領域擴張到無限遠。但當你瞭解自性可以同時被想像為無限大與無限小的時候，你會更容易理解，意識領域的擴張或收縮，會將我們導引到不受限制的全然自性之中。

在人為活動中，我們可以看到這兩種相反的方向。一方面，人類研究開發技術，創造新的生活領域，甚至進入宇宙旅行。另一方面，人們坐在沉默和黑暗之中，以進入冥想狀態，試圖回歸『我在』——自性。

我在（IAM）

『我在』是不能用智能來理解的，它是種虛幻的（虛構的）自性。

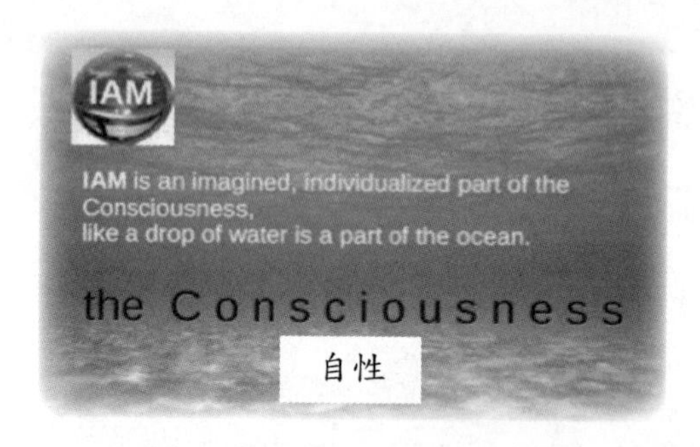

『我在』；是自性想像出來的某種個體，就像滴水之於汪洋一般。

『我在』是與自性同在於它（IT）之中的某種個體，就像滴水之於汪洋一般。『我在』與自性是同一回事，但人們對它們卻有著不同的看法，他們被視為不同的名詞，在智能上也有不同解釋。

『我在』的屬性也就是自性的屬性。『我在』存在於自性之中，同時也是自性中的虛構物。如果沒有自性，『我在』不會存在；如果沒有『我在』，自性也不會存在。同樣的道理，你可以想像如果沒有海洋時，水滴不會存在；如果沒有水滴時，海洋也不會存在。

『我在』是每個個體的源泉、精華、主要原因和創造者。每個個體都存在於『我在』之中，因為個體是在『我在』中所創建。

個體可能會感受到『我在』在他/她/它之內的存在，或者可能感受到他/她/它在『我在』之中——這無所謂，因為『我在』並不受象限所限制。『我在』是自性的一個粒子，它與自性有著相同的特徵，但『我在』「認為」它並非自性，它認為自己具有個體性同時也與自性分離。

這就是所謂的『生命』樂趣開始之處。『我在』可以被當成是某種「真實的事物」，它從自性而生，並與自性分離。自性是「空」——

可被視為某種不真的東西。

我將『我在』以大寫字母「I」、「A」和「M」串寫為「IAM」，以便與「I AM」和具有主詞「我(I)」與動詞「是（am）」的「我是（I am）」兩字區隔開來。

更簡單地說明，我們可以想像『我在』與自性的關係，就像氫原子與宇宙中的所有氫氣一般，或者就像是滴水之於汪洋一般，或者就像一粒沙子，與大地砂土的關聯性一般。宇宙中的所有的氫原子都可以說它是宇宙中的氫，每滴水都可以說它就是海洋裡的水。

你可能會認為不同的『我在』——也就是自性粒子、分子或水滴之間，有著尺寸差異。畢竟，與宇宙中的所有氫氣相比，原子所佔據的空間實在是少得很。同樣地，一滴水比海洋要小很多很多倍。試著回想一下前面我對自性的說明，它並不受限於維度、空間，尺寸或時間。這意味著自性可以大如宇宙須彌，同時也可以微小如芥子般的無物——○點。『我在』與自性具有相同特徵，因此『我在』和自性其實是同一回事。為了能夠讓大家之後更容易想像與解釋，我將『我在』定義為自性粒子，它與自性具有相同的特質。你可以簡單地想像，『我在』之於自性，就像滴水之於汪洋、空氣分子之於大氣、或一粒沙子之於大地塵土。你可能會想知道為什麼我堅持要理解『我在』，其實是因為『我在』是每個個體的基礎，『我在』是一切的創造者，它的創造內容也包含每個個體。

『我在』創造了心智，心智創造了生命、能量、物質（宇宙）和生物。人也是由『我在』所創造的個體。

靜觀我在

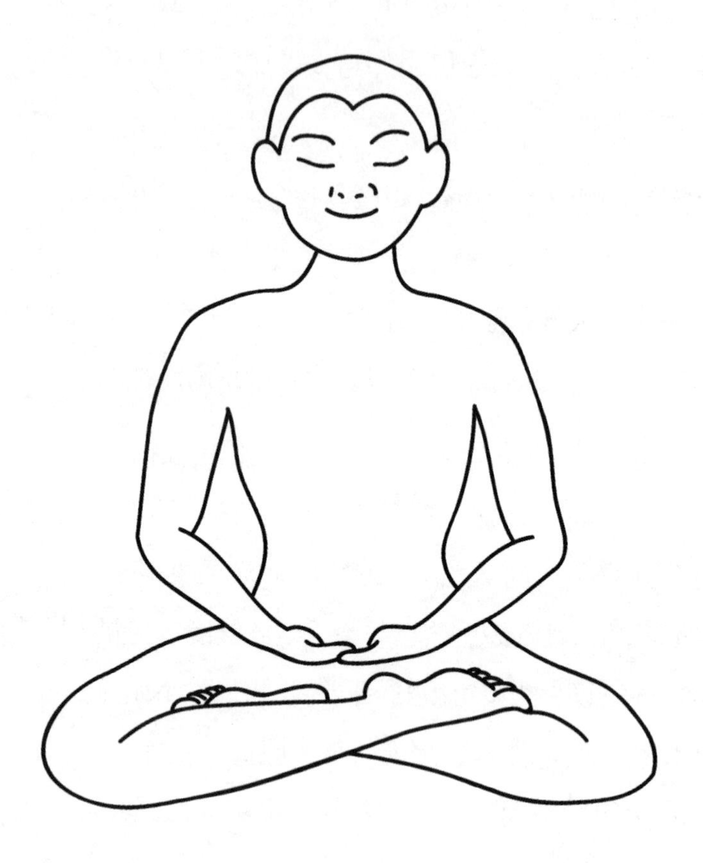

以一種放鬆的姿勢坐下或躺下。停止思考並讓自己的注意力遠離感官刺激，當想法出現時，不去跟隨，將自我與思想分離，任它自由生滅。

專注於『我在』——也就是你的本質。引導自己的注意力遠離想法、心智、身體或其他任何事物。只將重點放在『我在』——無論你如何想像它。不要對『我在』進行思考，因為『我在』超越了心智的創造力，也超越了任何時間空間。相反地，我們的心智包含在『我在』之內，因此『我在』無法通過思想來創造。

然而，身體與心智都可以藉由心智來感受『我在』的存在。專注於這種感覺，調整頻率以準備『我在』的出現。在完全放鬆的情境中繼續保持著或坐或躺的狀態，注意力保持在『我在』之上。

當『我在』開始出現時，您會感受到一種難以言喻的喜悅與愛。此刻，你會感受到自我的『內在力量』起源於『我在』。

那就是『內在的喜悅』，『內在的喜悅是自然的，你無法創造它。當『我在』——也就是你身體與心智的生命源頭，經由心智傳達到肉體時所產生的覺受，就是內在喜悅。

「醒時我靜觀『自我（自我意識、個性、心智、思想、見證）』，突然間它們的本質自現——它們是『我在』去執行 / 經驗存在層次的載具... 它如此清楚！突然，所有的一切破碎和崩解為『我在』的碎片，成為『我在』，然後是寂定... 什麼都沒有... 片刻 / 永恆... 所以我『知道』... 一切都是由『生生（IS Life）』/『我在』所創造與維持的。然後在更深的寂定中，萬有 /『我在』從空無中展現出來。」

阿馬拉（Amara）

最有力的話語

最有力的話語，同時也是咒語，是這樣說的：「**我就是自己生命的主宰創造者。**」

為了自己好，請在醒來時睜開眼睛前，在自己腦中重複這句話多次。當你起床後可以大聲說出這個咒語，更好的方法是，用你的全部的聲量把它唱出來。您也可以在其他情況下將它唱出來，比方淋浴時、慢跑時、在公園或海灘上漫步時。

我是自己生命的主宰創造者

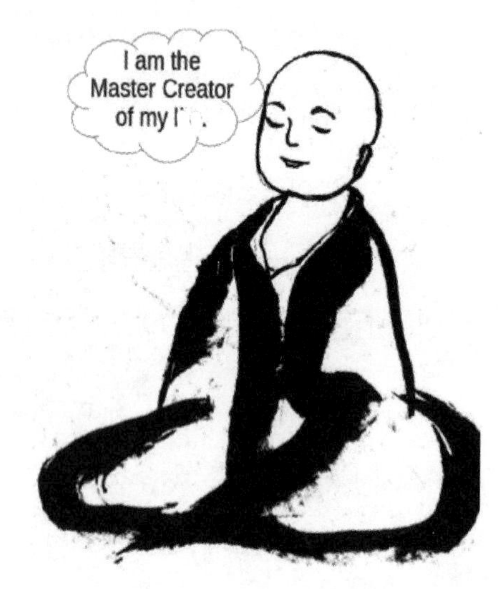

當你說出這個咒語時，你陳述的是關於自我的事實。在實相中，在你自我的本質中——你就是最有經驗的專家、創造生命的大師。因此，鼓起勇氣說出這句話來承認這個事實。

重複述說這句簡單的咒語，你可以大幅改變並改善你與他人的生活。你將非常清楚自己如何創造了自己的人生，以及內在力量是如何大到可將你的生命帶往你希望探索的道路上。

這個簡單的咒語，可以將人們由被奴役的無意識狀態以及盲目的社群羔羊狀態，轉變為以覺知來行動且具有充分自我意識的自由之狼。

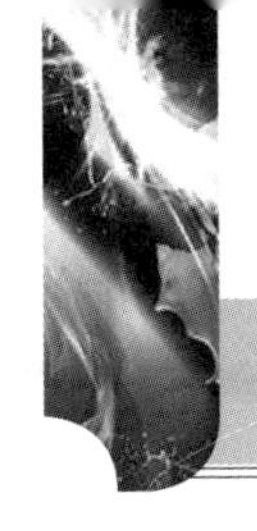

心智

心智是由『我在』創建的。心智的目的是去創造這場名為『生命』的遊戲。『我在』創造出心智，好讓『我在』什麼都不必做。

『我在』只是坐著觀看著這場遊戲。

該注意的是，萬事萬物——所有宇宙、所有事物、你的身體與情緒——都是由心智所造的這個事實。

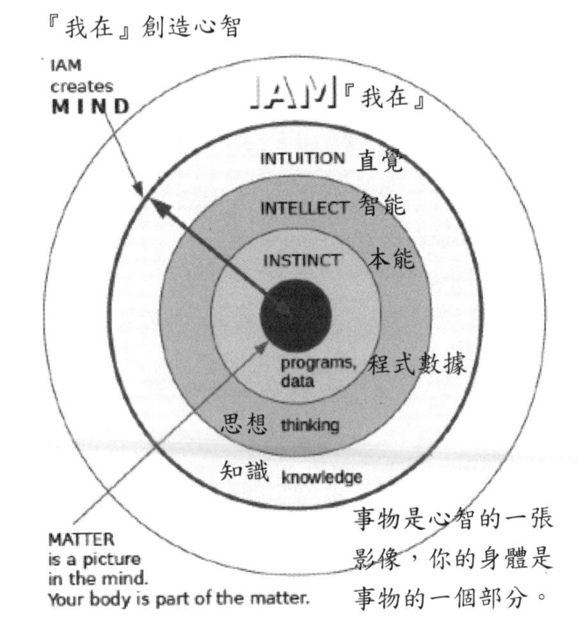

所有這一切都只是個幻影，就像在你的心智中所創造出來的影像一樣。所有這些都不是真實的，這就是為什麼它會被稱之為幻覺的原因，因為這一切都是由心智所想像的。當心智開關被關掉時，生命及所有包含在其中的東西也會隨之消失。

你的心智創造出自我幻覺，幻覺在玩一場名為「你的生命」的遊戲，你的宇宙和身體是這個遊戲的一部分。你不是你的心智、你不是你的身體、你不是你的生命。

心智包括三個部分：直覺、智力和本能。

本能

本能是心智的一部分，由數據和程式所組成。

一個程式就是依照自我被創造（編寫）出來的方式去執行自我運作的機制。程式不會思考，沒有任何情緒，也不會執行它在任務以外的任何動作。

本能是各種程式與數據的巨大收集器，本能不思考、不刻意、不分析、不評斷，也不創造。本能不經思考的進行著程式運作與資料收集。

這些資料是：

透過感知（有意或無意）並保存在記憶中（其中大部分會被遺忘）的所有東西、所有情境，比方像：

・情況（如他者的行為）；

・因素（如溫度、顏色、聲級與空間）；

・程式產生的結果。

事實上，所有人的體內都有程式，大量內建於本能之中，人體就是靠這些程式來運作的——我們的身體就是程式運作產生的直接結果。

換句話說，你生命中的物質世界，包括你的身體，都是由你的本能所創造的，身體是你本能表現在外的一張影像或是一段影片。

這裡有些與本能程式運作相關的例子：

人類可以感受，也可以解釋自己的感受，所以他們會感到飢餓、口渴或飽足；

心跳頻率、瞳孔大小、汗水量以及許多其他自動控制系統；

反射動作；

人類的情緒反應就是本能程式對輸入數據產生的反應。例如，當你聽到或看到某些東西時，你可能會感到幸福、悲傷、難過、歡喜或焦慮——這些都是外部因素（即數據）對人類某特定領域程式產生影響所造成的結果。

另一個例子：你一個人待在家裡，當時並沒有什麼特別心情，意外的是居然有個人來敲門。開門後，你看到了心愛的人，他吻了你並對你甜言蜜語。此時你有什麼情緒出現？

再看看跟上述不同的情境：你原本在太平無事的狀態中，當你一進入某個房間時，有人對你咆哮並且侮辱你。你現在是什麼情緒？

除非我們有足夠的定力，不然第一種情境與第二種情境會出現完全不同的情緒。簡單的說：在這種狀況下，當特定數據被輸入時，本能程式也會產生特定的反應。

能夠控制自己的情緒，並讓自己依照自我意願來經驗它們，會是靈性成長道路中值得標記的某個里程碑（或是成就）。當你能夠控制自己情緒時，就可以時時刻刻地感到快樂。你可以讓自己持續保持在這種狀態中，直到你決定要喚起某些其他情緒為止——好比悲傷。

如果你現在還做不到的話，就可能會因為不同的因緣（好比其他人針對你的行為）攪亂自我的情緒大海，宛如大風肆虐樹葉一般。

我建議你一定要搞懂本能是什麼，最重要的是，要記得本能是程序與數據的收集器。它包含了所有的情緒以及情感。

本能好比是電腦中的軟體，當我們將電腦打開時，電腦就會根據軟體編程精確地執行它的功能。至於硬體（被稱之為電腦的機器）是無法在沒有軟體的狀態下正常運作的。你可以將電腦比擬為人類，身體是硬體；本能是軟體。人類的身體在沒有本能的情況下是無法作用的。

電腦軟體不會思考，它只能提供指令，精確地遵循程式與數據行事，當軟體執行有害的指令時，就會破壞電腦功能，甚至可能引起當機。我們將這種具有傷害電腦能力的程式稱之為病毒。

人類本能的運作方式與電腦完全相同。即使會傷害身體或導致死亡，它仍會遵循內建的指令（程序＋數據）。有害的身體功能被稱之為疾病，有害的身體指令被稱之為病毒。

無論本能的活動對人有害與否，它就像電腦一樣會遵循程式與數據行事，即使這種活動會導致機器——也就是身體的受損也一樣。

秘密

你可能想要知道為什麼我在本能說明上花了這麼長的時間，而不是談食氣、不食等議題。讓我透露個秘密給你，當你搞懂這一點時，你就有辦法成為一名食氣者或是不食者，知道這個秘密之後，你就可以與你的身體共同創造「奇蹟」。

本能掌握著與飲食、消化和排泄有關的的程式與數據，在正常情況下，按照標準程式，人體必須要能夠定時定量地攝入適當物質，這樣身體功能才能正常運作，保持健康。

當這些程式還沒有被修改之前，你的身體是無法在食氣狀態中保持正常運作的。你必須吃飯，以免傷害你的身體。如果你強迫自己的身體斷食，你可能會傷害它。太過勉強時，你會殺死它。

食氣與斷食的秘密，就是適當地修正這些本能程式。比方說，你可以修改負責進食、消化和排泄的程式，讓身體在不需要食物的狀況下也能正常運作。本能在這些已修正程式的影響下，無論你今後是否給予身體任何食物，都不會影響身體的正常功能。本能的程式和數據如果沒有修改時，是不可能達到食氣和不食狀態的。

我們應該如何才能修正這些程式呢？我將在本書後面討論這個話題。然而，為了掌握這個概念，人們需要先能夠充分理解這裡所提出的關於自性、『我在』、心智、本能、智力、直覺與人類的訊息。

自性創造出『我在』，『我在』創造心智，心智再創造出其他，這就是『生命（Life）』。

智能

智能（大腦思考）是心智創造的一個部分，智能的運作方式如下：首先它會創造出一個問題，然後它會依不同的順序來進行設計、計算、分析、測試、規劃、解決等等工作。直到最後一個答案（解決方案）被創造出來，這個答案又可以包含（產生）下一個問題。

從問題出現的那一刻起直到找出答案為止，中間會經過「時間」。

時間只存在於智能之中，智能無法超越時間而存在，智能創造出時間才讓自己得以存在並保持運作。智能之外並無時間，因此我們可以說時間是被智能創造出來的幻象，空間也是。

智能將世界視為並打造成兩極化的狀態——其中每樣事物都有對立的兩極，正反同時存在。例如：光明與黑暗、冷和熱、容易與困難、希望和懷疑、男人與女人、初始與完成、愛與仇恨。

智能創造出一些東西，其中包括：

回答問題；

在想像中建立以前不存在的東西；

修改從記憶或感官中獲取的數據內容（也就是以本能資料為基礎）。

智能與本能不同的地方在於，智能並不會累積它無法記住的資料，它只會思考（重新安排與創造數據）。

智能是心智的一部分，它是本能用來進行意識程序的工具，尋找解決方案與進行創造。生命是在智能中創造出來的，你的決定也是在那裡創造出來的。你在智能中將問題帶入生活，也用智能解決問題。智能可以進行邏輯思考、與人溝通、探索、學習、解決任務和回答問題，但並非所有人都具備這些能力。

如果你不能應用智能，你會表現得像個沒有思維力的動物，你的身體只會遵循本能程式，不會根據智能的決定行事。

這是可能發生在人類身上的事情，尤其是那些智力低下的人，他們的身體更受制於本能而不是智能。你可能已在人類族群中看過這種行為模式。智能越低，身體越會受到本能的的支配，這會導致人類行為簡化，並出現越來越多只追求基本需求與滿足渴望的本能性行為模式。

人類的智能是非常有用的工具。沒有智能這種工具的話，人們仍然會像動物一樣生活。他們的技術會僅止於鍛鍊肌肉力量與加強運動速度，或許也可能進一步開發至使用木塊、石頭和砂的水平。

然而，智能的使用可能會為人帶來痛苦。有些例子包括使用智能來摧毀自然和製造工具殺人。有些人為了要奴役和統治也會用他們的智能去操控他人。

人們可以無知地使用假信息來發展自己的智能世界。這樣的人會創造問題，他們無意識地改寫了自我本能中的程式，並進一步因為自己的願望而受苦。如果你不想受苦，不要盲目地相信所有的訊息。所有書寫的、口說和看到的不過只是訊息。它們可真可假，如果你只是相信而沒有思考的話，就是在自尋苦惱。

請善用你所掌控的智能。它必須為你服務，因為它是你的工具。它必須能為你解決問題，這樣你才能有效地了解和學習，智能必須為你提供有效的視覺成像（visualizations）服務，這樣你才能夠修改本能程式以求更好。智能必須服從於你。

有時你需要懂得如何將智能開關關掉，這會是個非常有用的能力。這種能力為你帶來的幫助像是：隨意入睡、切斷對於環境刺激的注意力並進入冥想，它也可以讓你聽見自己的直覺，或因此出現完美的溝通與接收信息接能力，也就是心靈感應。

直覺

直覺是心智的一部分，它知道一切而無須懷疑、思考、創造或搜索。直覺不會產生問題，即使出了問題，答案也會同時出現。實際上，並沒有所謂的「直覺瞬間」這種事，因為時間（以及其他幻象）並不存在於直覺之內。

直覺中並沒有時間、空間與兩儀世界。這些都是被智能所創造出來，並植入本能中不斷運作的程式。

智能無法理解直覺，因為智能是意識領域內較小的範圍。因此，智能並無法解釋直覺如何運作。

直覺包含智能（想想意識領域那張圖），所以前者可以理解後者。類似的，智能包含並可以理解本能，本能卻辦不到。

這解釋了為什麼作為地球智能代表的人類，能夠理解和解釋動物的身體或行為功能。同時也解釋了為何動物不能理解人類。好比說，動物無法解決數學問題或解釋抽象事物。動物做不到的原因是由於本能的意識領域小於智能的意識領域範圍。

現在你可能可以得出一個結論——人類（主要專注於智能發展）無法瞭解比他們開化程度更高的靈性個體（主要專注於直覺發展）。確實，人類無法瞭解靈性個體，但靈性個體可以了解人類，就像人類對動物瞭解的一樣多。

因此，如果有人想要將某種來自直覺領域的事物（一般稱之為：靈性事物）解釋給其他人聽時，他們只能以哲學化的方式來談論。這種不完全的轉述，就像一頭牛試圖要跟另一頭牛解釋人類的大腦一般。

在這種狀況下若想繼續試圖解釋直覺的話，我會補充說，直覺也可以作為人類與『我在』之間的管道或橋梁。

談到人的時候，我也會用直覺、智能和本能這種表述方法，作為心智結構的定義（就像之前所說的一樣）。因此，「智能」是一個意識領域，也是上述對於心智功能描述的某一部分。

每一個個體，包括人在內，其內在本質就是被侷限在某一特定意識領域中的自性。

直覺是心智的某個部分，也是你的工具。它是個可以被用於傳播與接收訊息的有力工具。當你能夠全然運用直覺的時候，你就不再需要透過智能來尋找資料。學校也會因此變得多餘，什麼事情都瞞不過你，因為你知道何時何地該考慮些什麼。你只需要將注意力轉向任何人或事物，就可以立刻知道關於他們的一切。你的學習速度如此之快，以致於問題根本就不可能有成形的機會。如果你是用直覺來學習身體應該如何不靠食物維生，這本書對你來說將是無用的。你在一秒之內，就能夠知道關於這個主題的所有訊息，而且還會知道得更多。

當你用直覺與其他個體聯絡時候，你使用的是一種被稱為心電感應的溝通方法。在這種狀況之下，通信技術完全無用。最複雜、最快的電話或網路系統成了劣等工具，你甚至不需要依賴它們。相較於長時間與人交談，你只需要一秒鐘就可以說出、聽出所有的事情。甚且，你將感受到與你對談的人所做的每件事，你也會經驗同樣的情緒。

當人們想要立刻知道某些事情，或者是智能無法理解的事、或是需要花費太多時間與能量的事情時（好比旅行、探險、詢問或者是研究等等），他們會使用直覺。

換個角度來看，使用直覺會讓人們覺得生命變得不再那麼有趣了。

只要你想要，就可以知道每個議題或是每個人的所有事情，這樣有什麼趣味呢？世界對你而言沒有秘密；沒有什麼需要探尋或是研究的。

當你知道哪一張彩票會被抽出的時候，你要怎麼樣玩樂透呢？

當你具有預知力，知道誰會送你東西以及會給你什麼東西的時候，你如何能享受當下呢？

當你知道這話應該要向誰說，以及之後的談話內容時，你如何能參與人際對話呢？

心智功能

直覺只是知道（KNOWS），它並不思考也不行動。
智能只是思考（THINKS），它並不知道也不行動。
本能只是行動（ACTS），它並不知道也不思考。
若要能完全理解某事，以上三種心智功能全都需要被用上。

心智與大腦

順便說一下，不要將心智與大腦混淆，因為它們是兩種完全不同的東西。你已經知道心智是由『我在』所創建的一種非物質裝置。它並不在身體內，你的身體反而是心智內的一種影像。

大腦是人類身體的頭部器官，它是人類神經系統中光電信號的控制中心。

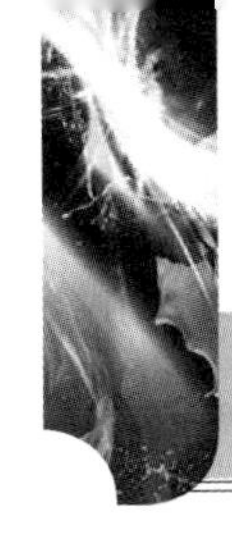

生命是什麼？

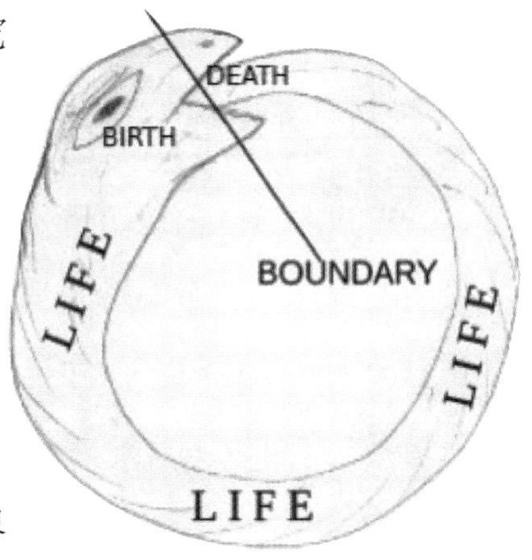

Life: 生命
Birth: 出生
Death: 死亡
Boundary: 邊界

生命是一種從生到死的轉化過程，它的起始點是出生，結束點是死亡。

出生由於死亡而存在；死亡由於出生而存在。生與死是密不可分的事情，但它兩看來卻像是不同的面向、不同的維度、不同的世界。

有生就有死；有死就有生。生死的界線就是由一個狀態轉化到另外一個狀態，但生命並沒有就此打住，一個個體必須死亡，另一個個體才能夠出生。

吃著自己尾巴的蛇可以類化為生命的象徵符號，我們要感謝這一條蛇還活著，如果這條蛇停止了進食（殺戮或者是創造死亡），它的身體就無法被建構（重生或創造生命），它會死於飢餓。

當死與生保持在一種平衡狀態之中，生命就不會結束。所以我們會說生命是永恆的。

出生由太陽呈現，因為它散發並創造物質。

死亡由黑洞呈現，因為它吞噬與殺死物質。

在宇宙中，物質是由太陽（恆星）所造成，並被黑洞所消滅。物質生活在太陽與黑洞之間。

個體選擇他們自己的居所，這定義了他們活動的方向。他們會向著太陽（光）移動並創造物質，或是向著黑洞（黑暗）前進並殺死物質。

光的力量會創造給予生命並照耀大地，黑暗的力量會造成毀滅、殺戮與吞食。前者與後者都一樣被我們所需要，當光明力量與黑暗力量處於平衡狀態時，生命存在。當其中的一股力量勝過另一股力量的時候，生命就會走向結束。

太陽和黑洞連接著兩個維度。

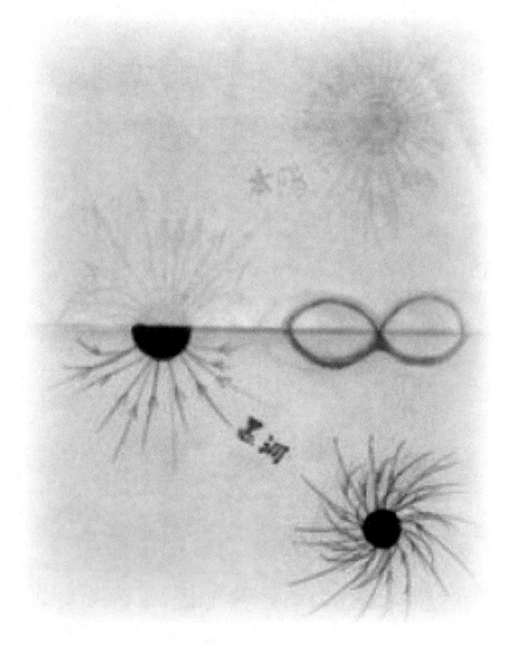

從某一維度來看，我們會看見太陽（出生）；從另一維度來，我們會看到黑洞（死亡）。一個維度上的黑洞和另一個維度上的太陽，其實是同樣的事情—同時在進行殺戮和創造。

黑洞必須消滅或殺死物質，太陽才能夠生育或創造物質。

死亡創造新生所需的物質；新生創造死亡所需的物質。

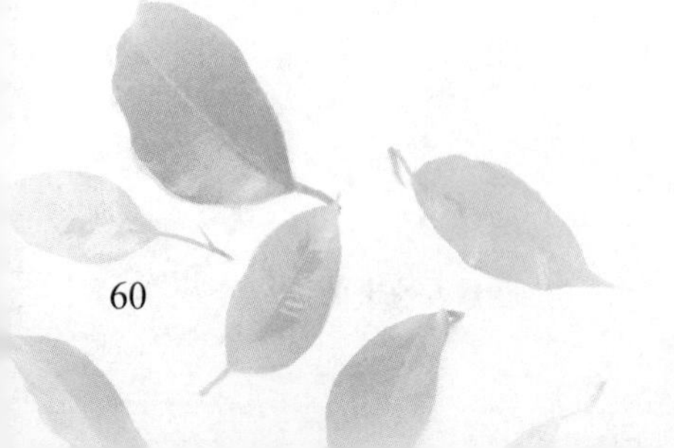

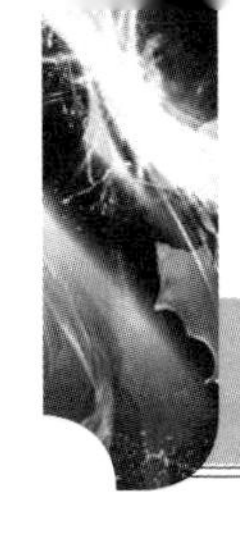

關於魚的寓言

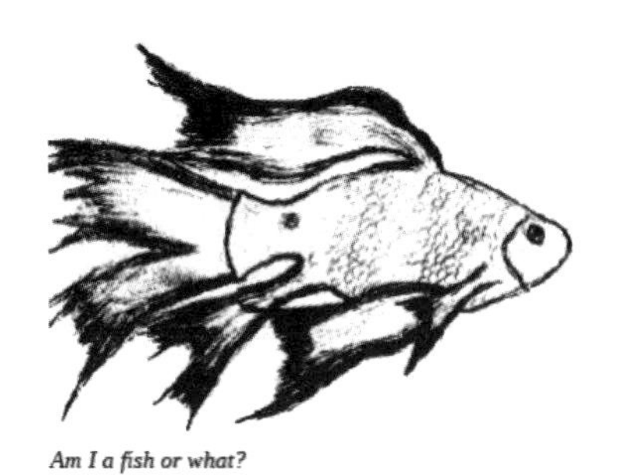

Am I a fish or what?

我是一條魚還是什麼？

首先，我要說個寓言或（從不同的角度來看）一個真實的故事，**我會用這故事作為之後解釋人類是什麼的開場白。**

曾經我有一條魚。我決定要去體驗一條魚的生活。當魚是怎麼回事？魚做些什麼，為什麼？魚有什麼感覺？它可以成為一條不食魚嗎？一條魚會有怎樣的情緒？

我對這些問題的答案有興趣，感到好奇並想玩玩，所以我去探索這件事。

頭幾個月，我每天花幾個小時的時間跟魚在一起，並在不同的情況下觀察它，這讓我發現了很多事情，我學到了很多關於魚的知識，甚至已具備了可以成為專家出書來談論魚兒怎麼過日子的能力。我觀察魚的一切外相，在過去那曾是人們告訴過我的經驗。然而，只有現在，當我親眼看到它，我可以說，我知道了。

後來我已無法繼續從觀察中學到更多知識，像這樣的觀察並無法解答我很多的問題，比方說：魚如何看待世界？魚如何感覺水與皮膚的接觸？它的身體器官如何對水溫變化做出反應？魚如何根據移動速度感受摩擦？單靠觀察不能讓我回答這些問題，其他人曾經告訴過我魚的感覺，但對我來說，這只是他們在魚體內的經驗信息。如果我自己不成為一條魚的話，我永遠都不會知道，因為知識的道路需要經驗。

我決定體驗魚的生活，為了這一點，我進入了一條魚的體內。以身體來說，我是一條魚。我可以體會到自己皮膚上的所有的感受，這解答了過去我所不知道但一直感到好奇的問題。我可以親身感受人們試圖向我解釋的所有事情。現在我終於知道成為一條魚是什麼感覺了。

其實當時我並不完全懂得當一條魚是怎麼回事。我在魚的身體中，這是事實，但是我知道我並不是條魚。我已經擁有一切觀察得到的知識和透過身體感受產生的經驗，但我並沒有學到魚的情緒，也就是魚類生命的本質。當梭魚接近這條魚要吃掉它的時候，它是什麼感覺？當另一條魚吃掉了魚寶寶時，魚媽媽又是什麼感覺？

我如何能體驗到魚的情感和精神生活的全部？只是存在於魚的體內其實仍然不夠，因為我知道我不是魚，而且這只是場我在玩的遊戲。當我在玩的狀態下，我知道這只是場遊戲。

其他人告訴我關於魚的精神領域和情感生活的故事，但同樣，對我而言這只是訊息。我決定體驗一下，為了要瞭解，而不只是擁有訊息。我選擇再次進入魚的身體和心靈之中，並忘記我不是條魚，忘了我只是在玩。

我做到了這一切，活完了魚的一生，忘了我並不是條魚。只有在這樣做之後，我的魚生命經驗才得以完整。所有的這些過程—觀察、感覺身體和感受情緒，構成了我完整的魚體驗。只有完成這些程序，我才能說我懂了魚的生命。

就像過去人們會對我解釋一般，現在我也可以解釋給其他人聽。不過，我知道沒有這種經驗的人是不會理解的。甚至有人會說我所說的並不是真的，他們會要我提供證據。我該如何證明我所經驗的一切？他們沒有這樣的體驗，他們沒有讓自己對這種經驗敞開心房，他們只想看看和聽聽我的說法就好。

我知道他們不能理解我，所以我並不打算說服他們或證明些什麼。如果他們準備這樣做的話，我能給他們的也只是他們自己可以經驗的訊息。

你是否了解在這個寓言中我描述了人類——他們是什麼以及他們在這裡做什麼？ 你知道自己就是一條魚，是『我在』所創造的遊戲中的一個角色嗎？

此生做為人類，在某種程度上你已經知道人類在做什麼，感覺些什麼。

先定義出在這輩子裡想要體會的某種經驗之後，人類會選擇形式（身體）和環境（空間位置、生活方式等等）來進行他們的生命體驗。人類不知道其實他們並不是這場遊戲中的人物角色，也不知道他們只是藉由角色的心智與身體來體驗（或者可以說來玩樂）這場人生之旅。

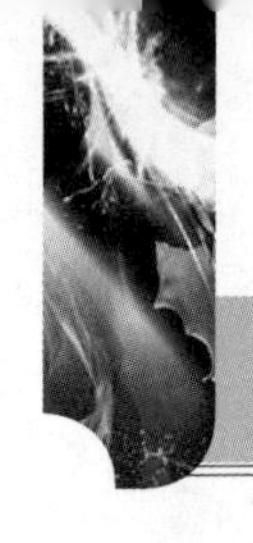

人類是什麼？

下方是一張簡單的說明圖，描述人類的組構。地球之外的許多其他存在個體，多少看來也與此圖有些類似。

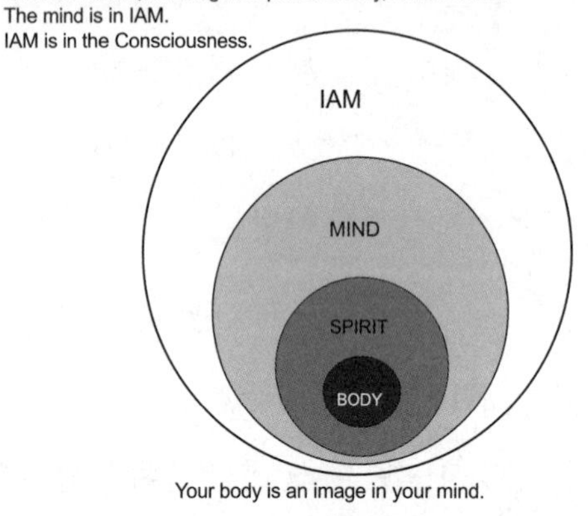

所有物質，包含靈體與物質體，都在心智之內，心智在『我在』之內，『我在』在自性之內。

Body：身體。Spirit：靈魂。Mind：心智。IAM：「我在」。

你的身體是心智的一張想像圖。

『我在』是中心、根本、第一因、本質，同時也是其他所有人類成分的創造者。『我在』是在想像中從自性獨立出來的某個部分。同時，『我在』之內具有所有的人類組成成分——因為所有元素都只存在於『我在』之中。由於『我在』是自性的一個想像片段，所以它具有自性的所有特質，例如，『我在』是全能的、無所不知的。因此，您可能會問自己，既然『我在』是完美的，全知全能的，那它還能有什麼好期待的？智能當然無法理解它，我們只能以哲學的方式來陳述它，就像我現在所做的一樣。

『我在』在期待些什麼？答案很簡單：『我在』正在看著 / 玩著它創造出來的遊戲。『我在』所創造出的心智正在進行一場名為『生命』的遊戲。因為『我在』是全知全能的，它毫無所求，因此，舉例來說，

它可以選擇去看 / 去玩一場遊戲。

這場遊戲名為「生命」或「經驗」，為了讓這場遊戲非常成功，它應該要很逼真。事件和情境看起來越不含糊，這場遊戲就越好玩。『我在』可以藉由設定邊界條件來製造情境，也就是創造出一個合適的意識領域做為遊戲的條件。

在這場名為「體驗地球人類『生命』」的遊戲中，『我在』創造了以下適用於經驗的工具：

一、心智—包括直覺、智能和本能；

二、被稱為「身體」 的某種複雜結構，事實上它是由物質（物理）身和一種被稱為「靈魂」的不可見成分組合而成；

三、用於體驗的環境和條件（例如生活在一個地球小鎮中）。

四、命運，也就是遊戲結束，人生的盡頭。

當創造出所有必要的元素後，『我在』就開始進行這場被稱之為：「從不完美到完美之間的進化」或「靈魂自我進化」的遊戲。這是場非常有趣的遊戲，遊戲者並不瞭解自我本具的完美本質，誤認自己是不完美的個體，所以在遊戲過程中努力去追求完美。

讀過關於魚的故事後，你會對人類有所認識，他們是什麼、由什麼所組成、如何運作以及做些什麼。你可以想像任何其他個體來取代魚的角色。所以，你並不是人類，不是身體，也不是身體加上心靈——這些都是你用來遊戲的工具。在本質上，你就是『我在』，就是自性。

特別的是，我使用了其他字彙來描述人類是什麼，因為對你而言，這是重要的訊息。越深入了解什麼是人類、人類的組成與如何運作，你越可能有意識地去開創生命。你已經意識到在自性之外別無它法。每樣事物、每個地方與永恆都在自性之中。『我在』是被想像出來的部分，具有與自性相同的特徵。簡單的說，讓我們接受一切都是在『我在』之內所創建的，所有的存在，都在『我在』中。

『我在』創造了心智。心智涵蓋直覺、智能和本能。心智包含所有事物和整個宇宙，因為這些東西就跟其他事物一樣是想像出來的，是心智所創造出的幻影。人類身體也是心智幻影的某個部分。

你可以從上圖中得出結論——人類身體是心智中的一張圖像。人類心智是『我在』的產物。影像不過只是影像，並不具有實質的基礎，因此它是種幻象。結論其實很簡單，一般被視為「真實」的物質，包括人的身體，只是你心智的想像、只是個幻象。

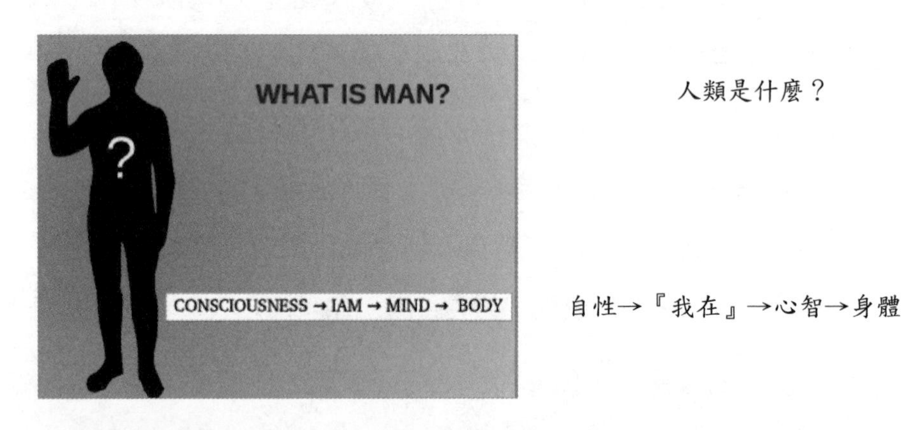

人類是什麼？

自性→『我在』→心智→身體

那麼人類是什麼？人類是由自性浮現出的『我在』所製造出的一種心智生物。自性→『我在』→心智→身體。

由能量觀點來看，根據我們在「生命是什麼？」一節中的說明；人類會同時呈現出創造與殺戮兩種面向。

進食和排泄是支持生命的程序。人類為了生活而進食與排泄，這就是殺戮和創造。**宇宙中的任何其他生命形式也是一樣的，也是將某種形式的物質轉化為另一種形式的物質。**

下圖顯示了人類在食物鏈中的位置以及對於飲食的依賴性。

圖中出現的所有生命形式（次原子粒、原子、分子、礦物質、植物、動物與人類）同時都在拿取與創造、殺戮與給予生命、吸收與釋放。

Immaterial Being: 非物質化個體　Man: 人類　Pre-Matter: 前置物質

Subatomic Particle → Atom → Molecule → Plant → Animal → Man:

次原子粒→原子→分子→植物→動物→人類

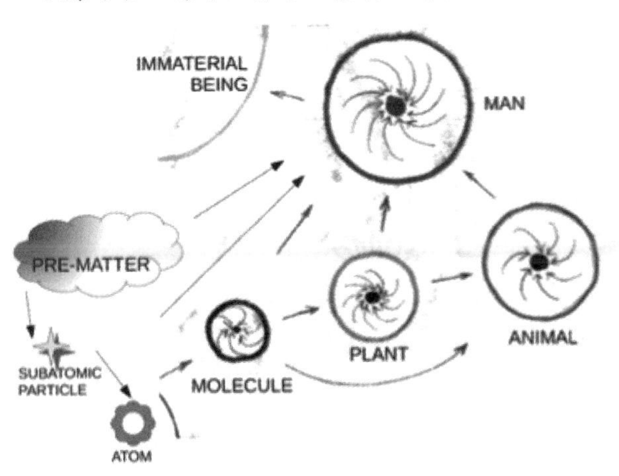

如上圖所示，人類可以吸收（消耗）動物、植物、礦物質、分子、原子、次原子粒子。人類也可以使用前置物質（pre-matter）例如普拉納（prana）、炁（qi）、乙太(ether)、元氣（vril）、訊息場或其他名字來創造能量與身體物質。

我們在萬事萬物中都可以發現黑洞和太陽，黑洞代表吸收的一切事物，好比進食；太陽代表一切被釋放的事物，好比排泄。

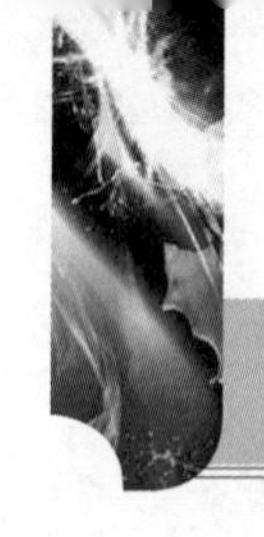

光（*The Light*）

我用第一個字母大寫的『光(Light)』來指稱「靈性之光」，以有別於一般人所說的光（light —第一字母小寫）。

你知道以下這些說法來自何處，以及它們的意義嗎？——「以『光』維生」、「以『光』為食」、「食『光』」等等。到底什麼是『光』？

這種光並非人眼所能見，它不會從燈泡、太陽、火或高溫中放射出來。這種光只能透過你的非物質視覺能力、你的靈性之眼、你的第六感或者——無論你怎麼稱呼它——去感受。

現在請想像，自己正在觀察自性在做些什麼，你可以看到自性如何創造生命。請想像當你在一片全然的黑暗與空無之中漂浮時，突然間你看到一種無法形容之美的光爆，足堪與宇宙初生的大爆炸相比擬—那就是『光』。同時你深深地經驗到一種和平的喜悅——這也就是『愛（Love）』。

你所看到與感受到的都是自性在生命創造過程中的副產品。當自性創造生命時，你可以看到『光』並感受到『愛』。

『光』與『愛』是自性創造生命過程中的副產品，不論你看到的『光』或者你感受的『愛』是什麼，這些『光』與『愛』其實是一樣的東西。

每個個體都是一種「自性創造『生命』」領域的展現，因此『光』與『愛』也是每個人的根源。所以，你可以說你永遠都是「以『光』與『愛』維生」。意識領域範圍越大，就越能夠展現出「光」與「愛」。

自性是每一個體的本質、根源、起點。個體的心智允許它展現多少，它就能表現出多少。 因此，個體所在的意識領域越大時，這個個體就會釋放出越亮的『光』，照亮四周的黑暗。

所以你早就在以『光』維生──實際上你一直都是。如果你的目標是讓自己以『光』維生的話，你只需要讓自己感受到你是在以『光』維生。

透過理智來理解它，其實並不夠。當你一旦感受到『光』的存在，你就會知道它，它也會成為你的實相，然後你就會知道你是自己生命的創造與主宰者。

現在，閉上眼睛，完全放鬆，花點時間去看去感覺完全的黑暗。然後讓自己看到『光』。一旦你看到它時，把注意力轉移到你的感覺上。你感覺到什麼？『愛』。告訴自己，並深深地感受著:『我在』就是自性、是『光』、『愛』、『生命』的源頭。

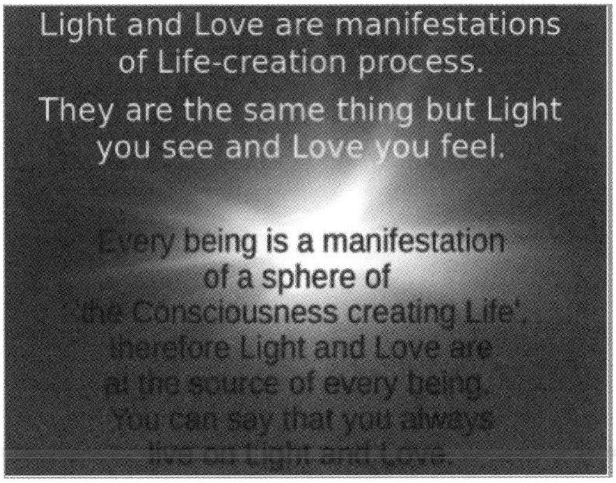

『光』與『愛』是生命創生程序的表現。
它們是同樣的東西，但『光』是你可見的；『愛』是你可感受到的。
每個個體都是一種「自性創造『生命』」領域的實現，『光』與『愛』是每個個體的根源，你可以說自己永遠都是以『光』與『愛』維生。

以下是另一個補充說明。

當生命被創造出的那一剎那，我們所看到的就是『光』。當自性創造出某些東西，好比一個原子、太陽或宇宙時，『光』就會被看見。宇宙大爆炸是一瞬巨大的閃光，當宇宙被創造出來時，它也在瞬間顯現。自性一直都在創造能量和物質。

當你閉上眼睛，封閉感官刺激，讓自己深深進入沒有思想的狀態。那就是你心智呈現被動態與進入冥想的時候。

當這種情況發生時，你看到的第一件事就是『光』。

閉著眼睛，黑暗圍繞著你，但你會看到明亮的光。它來自你，來自你的本質，也是你身心生命的創造者。你一直在創造它，這也是為什麼『光』永遠都在的原因。

人類與其他物種的內在都有這種『光』，它是「生命」的彰顯。物種生命不停地被創造出來，這也是為什麼每個個體都會閃耀著光芒的原因。

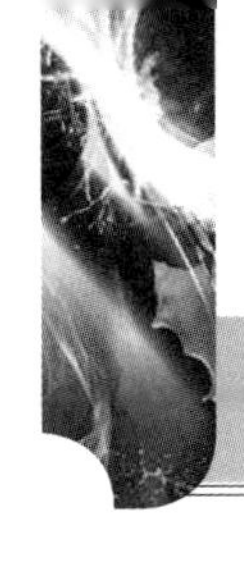

社會影響

在我第一度開始進行不食實驗時，我的妻子曾說：

「你所做的事情是違反自然的。」在回應之前，我突然意識到她的話裡有很多事實。為什麼？在我回答之前，請考慮以下三種情況。

一、當一個嬰兒生在具有飲食需要的社會中時，從出生起他就會需要進食。寶寶必須被餵食，如果太久沒有吃進食物的話，他的身體就會停止工作（死亡）。不給嬰兒任何食物就是反自然的舉動。

二、當一個嬰兒出生在具有飲食需求的社會裡，但是父母是食氣者的時候，寶寶需要的食物量會比上述狀況少得多。

三、當嬰兒出生在一個由食氣者組成的社會時，它將會從開始就拒絕進食，這個嬰兒將不會接受任何食物，給予嬰兒食物，將是違反自然的舉動。

你是否已經知道是什麼形成了這些差異？你可以猜到這與嬰兒的本能程式有關，而負責處理人類與物質關係的程式就是食物。

從懷孕開始，每個寶寶就開始承受社會暗示的影響。在子宮時期，母親會對寶寶的本能產生最大影響，接下來是父親和其他家庭成員，其次是母親花費最多時間相處的對象。如果他們都是「正常」飲食的人，我們就不用期望子宮內嬰兒的本能程式會不同於社會主流了。

因此，嬰兒出生後的生物本質也將是一樣的，這是他在子宮的整個過程中受到的影響結果。人類的飲食習慣在子宮期就已經被創造出來了。

出生後寶寶在成長過程中也會經歷類似的程序。在這個寶寶成年之前，寶寶的飲食習慣將取決於共同生活的社會團體。

一個新生的嬰兒的本能足以讓自我身心正常運作，這套運作程序成為他的天性。如果違抗這種天性，極端時會導致疾病甚至死亡。

所以結論很簡單：下回當你決定要出生在地球當個食氣者時，首先應該要選擇條件適合的父母與社會。

來自社會的影響並不僅限於父母和周遭接觸的人，人類也會受到教育、環境、顏色、聲音、溫度、食物消耗、遊戲等等影響。這些影響不斷地在更新著人類的本能。

你可能會想到，瞭解社會影響對於操控者而言是多麼有用的工具。只要知道某個社會對於某種特定刺激(輸入數據)的反應機制(輸出答案)，就可以很容易地去操控人群(尤其是他們的情緒)，讓他們的想法、說法與行為都符合操縱者的期待。只要準備計畫仔細周詳，操控者可以利用恐懼、渴望被愛、忌妒、同情、對於權力的渴望、想要懲罰與其他原因，引起人類的情緒反應，好讓人們符合他們的意圖，完全依照操控者的期望做事。

這種本能就是程式，操控者是程式設計者，操控者知道如何設計人類行為，在隱微的狀況下讓人類產生制式反應，甚至人們通常還會感謝操控者對他們所做的事。

選舉投票者通常就是很好的例子，你也可以看看廣告、電影、商品包裝、商店或辦公室的布置與政治家聲明等等。請聆聽並感受他們在你身上引動出什麼樣的情緒？你認為這只是巧合嗎？

你如果想得越多，做事的自覺力也就會越強，你越去注意社會影響力時，越會發現潛在的影響，同時也越能夠了解這種社會影響對於人類的思想、說話以及行為具有多大的影響力。

然後你才可以說你是自己思想的主人，而不是受到你本能內建模式的影響。你的行為會越來越獨立，你也會轉為更加獨立的自我。同時，你的情緒會跟著你的自覺而行，它不再是本能程式因應某種特定刺激(數據)產生的反應。

請瞭解，人們如果既不瞭解也無法控制在他們用來管理食物的本能程式，這樣是無法成為食氣者的。這些人仍然是自我本能程式的奴隸。

程式重組

本能是心智的部分，心智創造物質（也包含人體）。身體如何運作取決於本能。本能涵蓋身體與其他物質的關係——也包括食物。

人類的「正常進食」本能從頭到尾有套完整的程序，它在一般人的身上是怎樣運作的？——我認為這問題不需要解釋。

當對於本能有了這麼多的瞭解之後，你可以輕易得出一個結論——要成為一位食氣者(不進食者、呼吸者），首先要改寫與飲食相關的本能程式。對於一般地球居民而言，這種程式的功效如下：

如果人體消化系統在適時適量的狀況下進行物質（食物）輸送，

身體就會正常運作，但如果情況改變，比方像食物量減少太多，或是進食的時機不對，身體運作就會失調，在極端的狀況之下甚至會讓維生系統停止運作。

所以，為了使身體能夠不受食物影響，需要改寫本能程式。這樣的話，才能達到以下目的：

無論身體是否攝入食物、進食量是否正常或進食時機是否恰當，身體都可以正常運作。本能可以讓身體持續維持正常運作，這樣的人才可以被稱之為——食氣者。

當一個人還沒有決定是否要成為食氣者之前，他也許會有意願從飲食習慣的修正開始，他的身體本能程式也許會因此改變並產生如下結果：如果這個人只吃素，並且身體運作正常的話，這樣的人可以被稱之為一名素食者。

另一種人也許會決定要做出另一些改變，這個人改變了控制身體結構與功能的程式，以達到以下的結果：他只進食水果或飲用蔬菜汁，在適當的時候攝取適當的用量，在這種狀況下他的身體還是能正常運作，這樣的人可以被稱為液體飲食者。

我們該如何改變程式運作的功能？如何刪除我想要刪除的程式與資訊？如何打造出新的程式與資訊？

用來實現這種願望的方法就是視覺化、假設與建議。

要注意的是人類是具有無限潛力，但也受限於自身信念的物種。信念是人類無法穿越的障礙或限制。人的信念越多，限制也就越多—必須解放的也就越多。

如果你相信身體需要吃飯才能生存，你就必須吃飯。如果不吃飯時候，你就會摧毀自己的身體，當你有如是信念時，就可以放棄對於食氣或不食練習的渴望了。

那些相信身體功能是由物質消耗所建立與激發活力的人，是無法讓身體維持正常運作的。

這種相信身體必須進食才能生存的信念，是食氣渴望者無法跨越的障礙。人們需要先消除這個障礙。然後，再將與食物有關的本能程式重新編碼。就像我在前面「一個秘密」那一節中的說明一樣。

其他信念也是一樣。 每一個信念都會造成限制。你無法超越這些限制，因為這樣做的話你會因此而受苦。但是你能夠消除限制，這樣做會帶給你越來越多的行動自由。程式重組就是一種從本能消除信念，向自由開放的過程。

當你從信念中解放出來的時候，你也就離開了那些操縱你的人——大師、上師、精神監護人、顧問、牧師、老師等等，這些人都是你不想超越的障礙。他們也是你信仰的根源，當你決定變得更自由時，你會離開他們。也就是，你會消除這些障礙，你會停止相信他們。這種程式重組也會將你從對於操縱者的信仰中解放出來。

要注意的是本書作者也只是一名操縱者，之後你也應該離開他，不再繼續相信本書的內容資訊，這樣你才可能成長並走得更遠。

信念也會出現在宗教、哲學、不同系統與「主義」之中，它們含有適用於你個人生命的有效訊息，然而，當你盲目地相信它們的時候，你將會掉入無法跨越的限制之內。只有當限制移除後，你才能感到解脫。束縛移除後，你的心智也會變得更加清明、更加成長，這也是因為所在意識領域範圍的擴充。

重組本能程式或是移除信念，也許並沒有那麼容易。如果你只是做出：「我再也不相信了。」、「我要離開這間教堂。」或是「我要離開這位上師。」等等決定，其實並不足夠。

本能需要的是全方位的決定、影像與能量，才能被重新改寫，我在「視覺成像」章節中對此會有進一步說明。

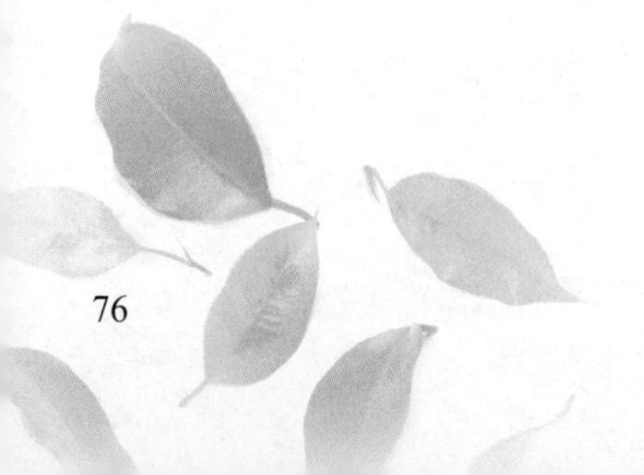

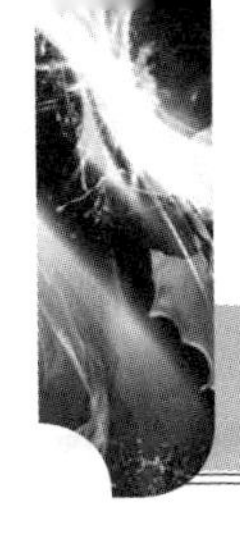

為身體充電

簡單地說，如果從機械、能量與化學三種層次來考量，我們可以說人體是以五種方式來組構與運作的，這五種方式分別是：

消化系統—消化食物；

呼吸系統—攝取空氣；

皮膚系統—日光與宇宙射線；

運動系統—電能；

生命意志—心智想像力；

換句話說，要讓身體功能正常運作，需要；

適當飲食，個人選擇適當的食物；

呼吸空氣以產生身體需要的蛋白質；

照在皮膚上及映入我們眼中的日光；

從事體能運動與能量練習以產生電能；

個人的生命意志可讓身體功能完美運作；

以上五種需求需要的數量多寡因人而異。當你花費更多的時間來從事心智練習時，你的食慾會比較小。同樣的狀況也會發生在當你進行能量訓練，或者當你花了很多時間待在陽光海灘時。人們在炎炎夏日的進食量會比多雲冬日少得多。

當身體所有者發展出保持身體完美的充分意志時，不僅食物和飲料變得不必要，而且呼吸、太陽輻射的影響和溫度也變得不那麼需要。

你已經知道什麼是人類。你可以很容易地推論出，因為人體只是心智中的一張想像畫面，所以人體也是由想像中的動作所驅動的。所有物質都只是想像畫面，人類的身體能量也一樣只是張畫面，它們都是同一種幻覺。

在現實中你可能認為看起來必非如此。人類吃下食物，使身體得以建構物質並產生能量。當然，在這樣的現實中事情真的是如此進行，但這現實也只是一種心智形象，一種幻覺。

當你將視野縮小並轉移到意識中的智能領域時，你也許看不見其他可能性。然而，當你站在智能領域之外向內觀看，這時你就可以看見什麼是幻象。你開始可以看見物質與能量的運作方式，並了解它們是什麼。

你知道什麼是人類，以及他們的功能。你也知道，人體能量來自個人的心智想像。你已經知道本能是什麼，你可能會想到人體對於能量，也就是食物的需要，是來自於個人信念。我之前曾討論過這個議題。

消化道

消化道轉化固體和液體物質，這些物質通常是食物、營養品或飼料。人們由於食物的色香味以及飽足感而感到滿足。飢餓和口渴的感受也會隨著某些東西下肚而消失。

科學對於消化物質如何建構與驅動人體有著如下的理解和解釋：消耗的食物被（例如酶）分解成更簡單的物質（主要是化合物，例如葡萄糖、氨基酸）。接下來，這些簡單物質成為身體合成（構建）所需的成分並被用來粹取生命能量（用在諸如運動、思考與身體保溫上），這裡得出的結論似乎很簡單，消化的食物為人體提供能量和建構物質。所以從能量觀點考量時，身體可以與汽車或機車進行比較，這些交通工具藉由燃料的燃燒來驅動整台機器。

有些人會懷疑只吃麵包或者只喝果汁是否真的可以支持人體，並且能夠成為（如煤或木材一樣的）可燃能源。為什麼不同的人，儘管吃下的食物成分和數量有很大的不同，身材和體重卻可能非常相似。即使這些人的日常生活（環境、工作和身體活動）非常相近，也會出現這種現象。

有個真實例子是，有位體重一百二十公斤的人每天只吃兩片麵包、兩杯咖啡。他有位同事，每天吃六塊麵包、兩根香腸、一公升的牛奶、三杯茶、餅乾、水果與其他食物等等，這兩位仁兄雖然有著相似的活動量，但在這麼明顯的食量差距下居然都維持著一樣的身材。

你可能可以給出更多像這樣的例子，如果想不出什麼案例時，只要看看周遭和並試著將人與人拿來比較就已經足夠了。這樣的例子清楚地說明食物的數量、組成、有多少生命能量和身體外觀之間其實並沒有絕對關聯。

為什麼會發生這樣的事？ 如果吃下更多食物會讓人產生更多的生命能量，那麼吃下更多食物的人應該感覺會更有活力。甚至還有所謂食物「能量值」——一定量的油脂會有這麼多卡洛里，與它相比，同等重量的牛奶含有較少熱量，蔗糖熱量則較高等等。為什麼吃下較高脂肪含量的甜食後，人們的感覺會比喝下等量的果汁或只喝水時更糟？為什麼在飽餐過後，人們無法感到能量滿滿，反而是懶散和虛弱？

從小我們就聽過這樣的說法：「吃多才能長高。」。不幸的是孩子們就被這句話與其他類似的有害建議給設定了，在之後的人生裡，這些灌輸進來的觀念會帶給他們更多的痛苦：疾病、老化以及早死。

順便一提，對孩子最嚴重的傷害就是強迫吃飯，盯著孩子吃光盤中的每樣東西，容易導致兒童在未來出現難以逆轉的身心結構變化。這種變化會影響人們的身心健康。

簡單地說，強迫兒童吃下超過他們身體真正需要的食物量，會對兒童身體造成傷害，這些傷害可能無法恢復。

讓你的孩子自己決定，不要擔心，你的孩子不會餓死，也不會過量進食（除非這樣的設定已經被植入）。你只需要保護他們免受諸如糖果、薯條和所有油炸、煎炸或燻烤這些有毒食物的危害，也不要讓他們喝動物牛奶以及相關製品。順便一提，你不能繼續在商店裡買牛奶了。這在過去是可行的，但在這個退化的文明中卻不可行。即使瓶子標籤上寫的是「牛奶」，從物理化學觀點來看，它也算不上是真正的牛奶。如果你真的想喝牛奶，你需要直接去找一頭母牛。

回到以上的問題，答案很簡單，也會令許多人感到驚訝。食物並不會給身體帶來任何能量，反而會引起相反的反應，它會迫使身體消耗能量來進行分解、中和並排出所有的東西。人體得用自身能量來轉化並排出進入消化道的東西。另一個答案也是讓人吃驚的。食物並不會製造人體細胞，它會影響（程式信息）身體構建方式以及它們的功能，但食物並不構建身體，身體也不會從食物中製造細胞。然而，身體會利用食物的信息與生命能量。這就是為什麼吃的食物應該是新鮮的，直接取自大自然並不經過任何人為加工的產品。

身體與食物消化之間的作用為何？在正常運作狀態下，身體會將食物完全排出體外。身體排出多餘的有害物，好比糞便、尿液、汗液、唾液、皮脂、血液、二氧化碳、毛髮、指甲和表皮。但是，如果身體處於運作不完善的狀況下，那麼它就會改變對待消化食物的方式。部分的消化食物會被儲存起來（以脂肪或肝糖形式），另一部分則被擱置一旁以備日後排出。在目前的文明中這成為一種普遍狀態，換句話說，幾乎找不到理想的健康人。

人體似乎是生產和去除環境污染廢物的機器。它藉由這樣的動作遵循著自然變化的規律。人們吃的越多，生命能量就越少，老化提早，體能也越早被耗盡（死亡）。每台機器都會磨損，人體這種電子生物機器自然也不例外。

接下來，我們吃進體內的食物又會如何？它們會被分解成不同的化合物，這些化合物會進入血液並在全身中循環，抵達細胞。這種方式創建出的每個化合物中都包含了訊息，這些訊息會影響細胞的工作，因為訊息是一種程式和數據。受到這些訊息影響的細胞，可以產生生命所需的物質，例如蛋白質、礦物質和水分。

飲食製造出的化學合成物質，就以這種方式到達細胞並扮演著催化劑的角色，以產生特定反應，這也就是人類外表與行為取決於他們所吃的東西的原因。到達細胞的物質扮演著對於生命或有益或無益的催化劑角色。細胞接收到的有害訊息越多時，就死得越早。

人體每天需要幾千種化合物才能正常運作。每種化合物都必須適量，並在恰當時間內送達，如果不是這樣的話，身體就會開始失調—這被稱之為疾病。疾病會造成身體更快的磨損（死亡）。

你認為所有攝入的食物都可以適時適量地被載運到全身嗎？實際上這是不可能辦到的，不是嗎。幸運的是，身體可以合成它們，但這得在沒有人為干預的狀況下。

「原生狀態者」並不需要任何食物，在遙遠的過去，當時地球上的人類比現在還更為文明，也比現代人活得更有自覺，他們並不需要食物，他們可以以嘗試與經驗食物為樂，就像現代人並不需要興奮劑而只是用它們來取樂自己一般。

那麼，為什麼人類會有牙齒、胃、腸—這可是一套複雜的消化和排泄系統？—這是為了讓人類能夠深刻地體驗物質。高達百分之九十的日常經驗與飲食有關。試想，如果人類沒有消化系統，他們會錯過在物質世界中盡情遊戲的所有可能。

消化道是神經系統的感知裝置，它允許你充分體驗外在事物，而不是身體物質。一旦你將外界事物攝入（吃入）體內，它就會在你的血液系統中循環，並讓你的身體充滿訊息。接著你會對它產生深刻的體認，就像你成為了這種物質一樣。

許多食氣者與不食者在一段時間後會重新恢復飲食。對其中的某些人來說，是因為他們無法讓身體保持正常運作。對於另一些人來說，原因是——無聊。他們覺得這樣過日子是沒有意義的，因為失去了百分之九十的生活可能經驗。他們仍然渴望體驗物質與所有相關事物，畢竟沒體驗過的事情實在不少。

呼吸

這個議題當然與肺有關，肺是為身體提供空氣並移除物質轉化過程中的氣態產物的器官。它還有另一項重要任務，就是為身體提供蛋白質。身體的蛋白質是由空氣產生，因為空氣含有構成蛋白質分子所需的氮、氧、碳、氫等元素。

市面上有所謂的呼吸練習，經由適當的呼吸訓練以讓身體充滿更多的生命能量，呼吸練習如果做得不錯時，會產生治療身心的力量。某些呼吸練習可以幫助禁食與不食過程。

炁（Qi）或普拉納（Prana）導引練習

以下描述如何能有效地攝入炁/普拉納的秘訣。你可以使用這種方法來激勵你的身體。這對禁食或正在不食過渡程序中的人們可能會非常有用。當你覺得生命力低下，並且不知道該如何強化它時，可以做此練習。

舒適地赤腳站在地上，雙腳打開，手臂自在地垂於兩側，或者您可能會希望將雙手放在大腿前方幾公分，此時感受能量如何自由地在全身運行。

接下來，眼睛微睜，吸入比平常更深的空氣，但不要勉強。當肺部充滿空氣時，停止吸氣。不要憋住喉嚨或鼻子。簡單地說，當肺部充滿氣體時停止吸氣並暫停呼吸。

現在，請想像一種無法看見與察覺的吸納狀態正在出現。想像一束來自太陽的「能量之流」（讓我們稱它為「炁／普拉納」）由你的頭頂，進入你的體內，留在你的肚臍下方的丹田內。

當你在想像「能量」（炁／普拉納）流入體內時，保持屏息狀態。一會兒，你會感到想打呵欠。你深深地打出呵欠，並讓淚水出來—這真的可以活化你的身體。

當你感到已經飽和或無法再持續屏住呼吸時，就可以自然釋出肺內的空氣，接著呼吸數次，直到你準備好再次輕鬆地重複這項運動。以不費力的方式來重複所有過程，練習時不要強迫自己不舒服的憋氣。

請記住以下練習順序：

一、吸氣；

二、保持呼吸，開始想像能量流入；

三、停止想像、吐氣與恢復正常呼吸。

你做的練習可以被稱為「炁/普拉納攝取」法。要知道「炁/普拉納」不是空氣，它沒有質量，不佔空間。 然而 「炁／普拉納」會跟隨你的想像、意志而運行。由於它會服從於你的想像和意願，所以可以藉由意識導引讓「炁／普拉納」引入體內的流動成真。你真的感受到了這個練習的效果，你會更有活力。

要知道「炁／普拉納」可以從太陽／天空或地球／地裡攝取，你的想像力會幫你決定如何將「炁 / 普拉納」導入體內。 當你選擇從太陽 / 天空中將「炁 / 普拉納」導引到體內時，你會在你的頭頂中央感受到它的流動；當你選擇由地球 / 地裡將「炁 / 普拉納」導引到體內時，你會感受到它流經你的腳腿。

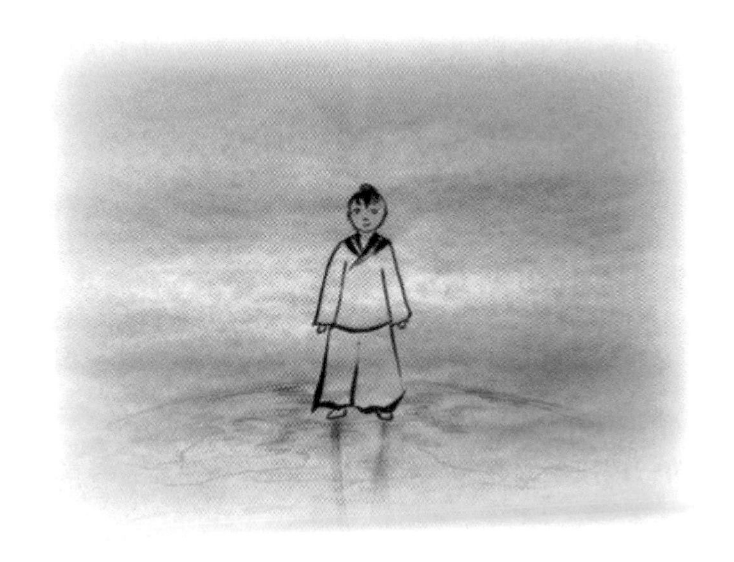

你也可以同時從太陽和地球中攝取「炁 / 普拉納」。這是用「炁 / 普拉納攝取」法來活化身體的最有效的方式。在這種情況下，你可以同時從頭頂中央上方與雙腳下方引導「炁 / 普拉納」進入體內的路徑。你必須清楚地感受到它，上下兩股「炁 / 普拉納」能量流，都會在你的丹田（第二脈輪）區或你選擇的任何其他區域中會流。

當你感到虛弱的時候，你可能會想將「炁 / 普拉納」能量累積在「太陽神經叢」裡。當你喉嚨痛的時候，可以直接將「炁 / 普拉納」導引到喉部，想像它治癒你的喉嚨。

你可以將「炁 / 普拉納」引導到身體的任何部位，以激發或治癒那個部位。你也可以將「炁 / 普拉納」引導到整個體內，讓它分佈全身，而不必集中在某一範圍。

如果你藉由接觸來治療他人時，可以引導「炁 / 普拉納」，並將它集中在你的全身或在自己的手上。然後，通過雙手將它轉移到另一個人身上，不要用自己的生命能量來治療別人。這種「炁 / 普拉納」的引導練習如果在像海岸、山峰、森林、日出時的沙漠或能量點等能量飽滿的地方進行時會特別有效。如果你從冉冉升起的太陽晨光中導入「炁 / 普拉納」時，會有更多的能量收穫。

在吸氣的高峰期將「炁 / 普拉納」導引入體內，是滋養身體的有效方法。有些人使用這種方法來供給身體活力。簡單的「炁 / 普拉納」導引練習，就可以提供給身體足夠的能量，以度過沒有食物的生活，並保持身體正常運作。空氣就是食物。

這個練習可以修改為不同的方式，以讓人感受更強烈的身體能量。比方說，當你將「炁 / 普拉納」導引進來時，可以慢慢的抬起手，以畫半弧的方式上移。呼氣時，可以以同樣的半弧方式降低雙手。

請注意，在這種充滿活力的運動中，想像炁如何流入身體遠比呼吸更重要。「炁 / 普拉納」既不是呼吸也不是空氣，但屏住呼吸可以更有效地將炁流引入體內。

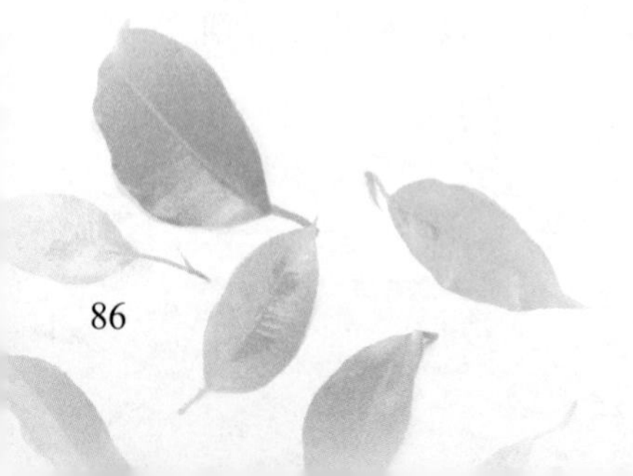

皮膚

人類的皮膚吸收來自太陽（陽光）的輻射，它也會呼吸。皮膚需要陽光來合成身體需要的某些物質，好比像維生素D。你的皮膚需要陽光，特別是紫外線。我們可以說陽光是人體的食物。當皮膚的日照不足時，免疫系統會變弱，身體會惡化。當日照量不足時，人的身體是不可能健康完美的。

氣體和液體可以透過皮膚進出身體。在這種情況下，皮膚的作用與腸道類似。多餘的物質經由皮膚自體內移除，因此它也可被視為是種排泄器官。透過皮膚排出的氣體、汗水、黏液和皮脂可能會含有身體毒素。

塗抹在皮膚上的化妝品（乳液、洗髮精、口紅、粉末與硝化甘油等）會被吸收進入體內，經由血液循環，並可能對身體造成毒害。這些化學物質有些可能會在體內長期殘留而導致疾病。因此，將任何化妝品塗上皮膚上之前，請注意這個事實。換句話說，如果你可以喝下一罐洗髮精而沒事，這種洗髮精就適合拿來洗頭。乳液也一樣，如果它本身不可食用，也不會適合皮膚。為了不讓化妝品毒害健康，請使用自然產品。紫外線防曬乳液對人體尤其有害。

照在皮膚上的陽光是人類最重要的食物之一。缺乏這種食物會弱化身體的自體免疫系統，身體將無法保護自己免受疾病的傷害。

可見的太陽光和不可見的宇宙射線照在皮膚上，它們對身體的正常運作至關重要。因此，人們待在自然界中應該不穿衣服，皮膚應該盡可能地見到太陽和天空。

儘量讓你的所有皮膚暴露在陽光下，每當你能夠徜徉在「自然的懷抱」中時，請裸身與赤腳走路。但請注意，陽光與其他食物一樣，不能服用太大的劑量。如果你的皮膚在陽光下暴露太久的話會被燙傷，尤其是淺色膚質的人。讓皮膚接觸日曬，第一天可以先從十分鐘開始，接下來每天可以逐步延長五分鐘。永遠不要讓皮膚變成粉紅色甚至更糟糕的紅色。這是有害的燙傷。

也要允許陽光自由地進入你眼睛的視網膜，不要使用任何太陽眼鏡，除非它太亮以至於讓人難以忍受。不要直視太陽，這可能會燒傷你的眼睛。稍後在「太陽凝視法」的章節中，對此會有更多描述。

在森林，山上和海邊赤腳走路。水質如果夠乾淨時就在自然水域中游泳。離開水時不要用毛巾擦拭，讓它自然風乾，這樣可以讓皮膚吸收流動空氣的能量。

太陽和宇宙射線，加上空氣中的風和水，是皮膚可以吸收的身體食糧。如果你的皮膚沒有充分接觸日光，而身體變得不適時，請不要懷疑，你的身體只是缺乏食物。

馬克·亞當斯（Mark Adams）在他的健康網站入口網頁（www.naturalnews.com/046638_ebola_immunity_antivirals.html）中寫道：

「維生素D是一種強大的免疫增強劑以及天然的病原撲殺劑。它讓身體增加了一種被稱為抗菌肽的蛋白質（迄今為止已被鑑定出約有兩百種）的產量。已知抗菌肽可以直接且快速地破壞細菌、真菌和病毒的細胞壁，並在保持肺部健康使它免於感染方面發揮關鍵作用。

到目前為止，維生素D的最佳形式是自然環境中製造出的維生素

Ｄ３，它是透過日光照在皮膚上產生的。一次二十分鐘，讓全身暴露於夏季陽光下，將觸發兩萬單位的維生素Ｄ３，並可以在四十八小時內，進入大多數人的體內循環系統中。」

運動

你需要運動以讓身體處於良好狀態之中。身體需要所有肌肉的運動，拉伸延展和放鬆可以讓肌肉產生電能，這是讓身體細胞能夠正常運作所必需的能量。當細胞欠缺充足電能時，所有身體器官的運作會減慢，隨後衰退。人體是種電子生物機器，讓自己動起來但不要誇張，不要強迫肌肉過度運動。

你可以用心跳速度來判別身體的運動量是否已經足夠。在自然環境中運動時，你應該讓心跳保持在一百三十下左右幾分鐘，然後休息一下。如果你每天運動至少三次，每次三至五分鐘，你就可以給予身體最少的運動量。根據訓練進展程度的不同，以上準則對你的身體負荷來說可能會太多或太少，所以要時不時地調整運動量。

對於斷食或渴望成為食氣與不食者的人來說，最重要的是要經常將身體暴露在陽光、風和水中，並且在自然界中運動。然後，身體會有效地進行清理和修復程序，病理症狀也會減輕。

不僅在溫暖和陽光燦爛的日子裡需要處於自然環境中。皮膚每天都需要來自天空的輻射和風的吹拂。如果外面很冷、有風、下雨時，就不用在室外逗留太久。即使只是赤腳裸身在零下二十度的雪地裡進行一分鐘的裸體運動，你的健康也將受益。

太陽和宇宙輻射、風、水與水蒸汽都含有生命能量，這也是為什麼它們是身體食物的原因。

當你長時間坐在書桌前或看電視的時候，如果感到思考減緩或累了，此時脫掉你的衣服，在外面跑個半英里小跑，回到家後，再以冷熱水交互淋浴，你會感到活力上升，再度充滿電力。

藉由這種自我治療，你可以再次以高效率進行工作，你的思維既快速又敏銳，身體會變得更強壯、更有耐力也更堅強，老化過程將會減緩，生命也會延長。

生命意志

為了要擁有人的身體，你必須要擁有「生命意志」。只要具有生命意志，身體就能繼續存在。一旦你生命意志消沉或喪失，身體就會惡化，並可能生病或死亡。

你的行為就是你的想像之所見，根據自我意志，身體可以自行供電。這意味著你已經決定自動創造出身體健康所需的能量。

你已經根據自己的生命意志下了決定，要提供身體需要的所有能量。這意志會成功，是因為能量會跟隨你的意願。

在這種情況下，你不必專注於任何營養或生命能量來源的攝取，你只需要想像，它就會自然在你身上呈現出來。每當你專注於它，就能清楚地感受到這種能量的流動。當你覺得有需要時，也可以自由調整和引導這種流動。

充分拓展你所在的意識領域，你知道這一切不過都是心中影像、一種幻想，能量也是。在這幻境中，你的物質身是被能量所創造出來的。

「生命意願」也適用於具有強烈 / 深刻信仰的人。這些人深深地相信，神讓他們以沒有食物的方式過活。在這種情況下，神為他們的身體提供了需要的一切。

人類不動搖的信仰和情感會創造出有效的視覺成像（visualization）。

視覺成像是一種從藉由影像的物質化將想像轉變為實相的技術，這是種心理技巧。即使在無意識狀態中也可能出現視覺成像，後面你會讀到更多與視覺成像有關的資料。

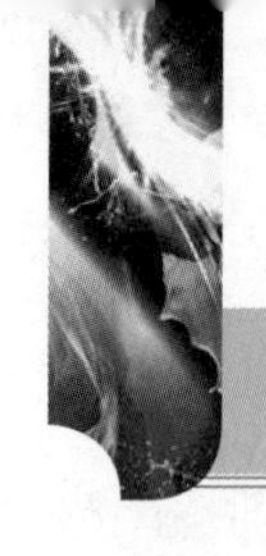

身體清理與淨化

人體就好比一台排廢機，具有先進的清理系統。廢棄物主要是由人類的消化或吸收行為所造成，並會藉由糞便、尿液、呼氣、黏液、皮脂、汗水、血液、淋巴、眼淚、耳垢、指甲和表皮來去除多餘有害物質。

這台電子生物機器的功能好壞，取決於它的自體清理系統是否能有效運作。當身體處於正常運作狀態時，它會徹底清理現有基礎，也不會儲存多餘的物質。

當身體無法轉換和去除進入體內的大量物質時，這些物質就會被積聚起來。它們會成為肝臟中的肝醣、皮下或肌肉組織間的脂肪、囊腫內未知的膠狀物、骨骼骨髓或腦中的重金屬化合物。

人體攝取大量食物，呼吸有毒空氣，並喝下有毒的飲水，這對身體造成了嚴重負擔，身體會將無法排除的東西累積起來，造成淨化與排廢系統的過度負載。如果你可以讓這個身體有時間休息一下，換句話說，呼吸新鮮空氣，並且經過足夠的斷食期程，我們的身體就可以自行排除有毒物質。

這些積累的毒素通常會削弱自體免疫系統，導致更多的疾病。禁食是地球上針對中毒引起的疾病，在已知方法中最有效的人體物理治療法。適當的禁食會產生「奇蹟」，因為它會消除一些所謂的「不治之症」。

這個簡單的訊息可以被小學生理解。我不懂為什麼這麼多醫生卻不知道？當他們不知道如何可以治好病人時，他們會說這是不治之症，但事實上不治之症並不存在，只有不懂得如何治好病人的人，當這些人成為主流並形成一個強大的意見團體時，當這些人只是談論著不治之症卻不願承認自己缺乏經驗時，不治之症的神話就被創造出來了。

你並不一定得是名科學家、醫生或哲學家也能理解這件簡單的事實——一個充滿毒素的身體，其實需要的是離開食物休息一下，給它一些休整的時間，以便它可以運用自身能量來去除毒素。讓已被毒化的身體吃下被稱之為「藥物」的化合物，是知識不足所造成的最普遍錯誤之一。吃下這些化學物質會對身體造成進一步的毒害。

西方世界曾統計過西方人體內消化系統的運作方式。其實這個統計採樣的都是沒有挨過餓，甚至，往往是飲食過量的族群。

讓我們將身體拿來與汽車引擎比較，如果一台車的引擎轉速是二千至三千轉的話，這輛車將為你服務多年並且不會出現引擎問題。但如果這台引擎不斷被迫以七千轉或在更高的轉速下工作，它會在短時間內壞掉。

那些飲食過量族群體內的清理系統，可以與這種在最大轉速下哀號的引擎相比。人體淨化系統的強大真是個奇蹟，如果是人造機器絕對無法承受這樣的待遇。

人體淨化系統主要是由肝、腎、皮膚、肺和大腸所組成。這些都是會因為飲食過量而超載工作的器官。這就是為什麼大腸癌、肝癌、皮膚腫瘤成為現代最常出現的疾病之一。經過幾十年或更早，被迫過度操勞工作的器官將會開始崩壞。

上述這些器官的工作量處於百分之百的滿檔狀態。為了保持體內清潔，它們的工作時間其實不應超過工作能力的百分之七十。

許多研究食物對人影響所得到的結果，明確地證明了同樣的狀況，人類吃得越多，健康狀況就越差，也越容易生病，越早老化，死得也越早。統計上來說，若能減少一半的食物攝取量，生物壽命至少可以延長百分之二十。

如果這些在統計中過度飲食的族群能將食物量縮減為原來的四分之一，那麼延展一百二十年的身體壽命可能也會成為統計上的一種常態。

進食量太大對人體是有害的，這是事實。然而，食物量太少對人體也是有害的，這也是個事實。每個人在不同的時間會需要不同的食物量。因此，我建議你考慮所有的食物圖表，它們以一種比較不嚴肅的方式說明了體重與食物卡洛里之間的關係。利用「意識飲食法」讓身體能夠正常運作，並幫助自己找出該吃什麼、該吃多少以及身體何時應該吃飯，對人而言這是有好處的。向一般人提供飲食建議，可能會造成更多的傷害而非利益他人。

人們可以通過適當的飲食或斷食來有效地淨化身體。身體淨化主要靠呼吸新鮮空氣、飲用淨水和食用無毒食物。

在世界各地旅行時，我注意到城市人並沒有新鮮乾淨的空氣、水和食物。特別是城市裡的水，除了少數幾個地方以外，都是死寂而欠缺活力的、有毒的。

如果人們不利用自我心智對物質進行有效管理，喝下這種水質的水並用它來洗澡的話，是無法淨化身體的。因此，城市生活難以實現高效率的身體淨化。

如果要讓身體淨化與修復出現效果，人們應該進入自然，也就是到水源空氣乾淨的森林、山脈或海邊。水的潔淨尤其重要。

目前，缺乏適當的飲水和沐浴水是城市生活最大的健康問題之一。我將在另一本書中深入探討這個問題，以幫助人們保護身體免於持續受到水源的汙染。

如果你有關於這種主題的訊息，請通知我。水是一個很大的話題——在哪裡可以獲得清潔的水，如何將淨化與受汙染的自來水轉為飲用水，如何生產結構合理可供人體消化的飲用水等等。

請注意，你的身體，特別是大腦，主要由水組成。你所消耗的水會直接影響你的身體。這過程不斷發生，不管你對這現象有沒有感受。

現在為了自己，請使用高效能的過濾器——以去除水中的氟、氯、溴、鉛、鉑、鎘、銅、鋁、鐵等許多危害人體的物質。自來水中的氟和氯其實特別危險，除了會傷害骨骼和牙齒之外，氟也會對松果體造成嚴重影響，並使得人類精神心靈的成長更加困難。也因此，現代人在思想和行為上表現得越來越像一台機器。

至少要將飲水儲存在九九九純銀打造的容器中，並了解如何利用渦流運動和磁鐵進行水處理。請查詢如何利用半透膜來進行水質電解的資訊——這可以讓水轉為鹼性。許多人需要飲用弱鹼性的水。

你應該研讀江本勝（Masaru Emoto）博士的作品以了解形式、聲音、文字以及意念會如何對水造成影響。利用他提供的資料，你可以重建水的結構。你可以在飲水之前，先將水握在手中進行程序處理。

你的身體組成大多是水。你的言語和想法會組構你體內的水分以及你準備喝下的飲水。請注意這個事實，即使是開玩笑，也只應以積極的態度談論與思考自我。

除此之外，我建議處理掉所有不是由玻璃、瓷、銀、金、搪瓷或不銹鋼、石頭或木頭所製成的水容器。切勿使用塑料或橡膠瓶，除非您真的別無選擇。水會溶解塑料，進入你的體內產生毒素。 甚至所謂的「食品級」塑料也是一種毒藥。 記住，塑料不應該與食物有任何接觸。

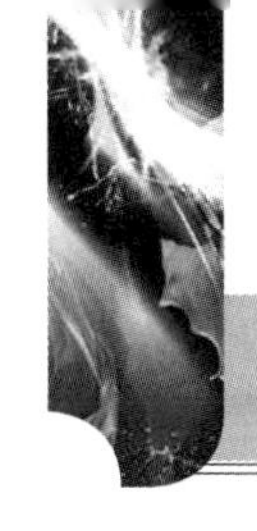

不食還是挨餓

我希望你不要強迫自己的身體斷食。斷食應該要有適當方法，如果沒有就會挨餓。斷食是一種身體修復程序。請對它進行深入思考，並讓自己了解以下不為許多人知的事實。

食物既不壞也不好，它們只是在宇宙中幫助我們體驗生命的部分基礎。當飲食經驗對你無用時，它們自然就會離你而去，勉強讓自己丟棄食物，反而會創造出限制，不讓自我充分體驗生命。

食氣或不食不是為了要強制身體適應沒有食物的生活。真正食氣狀態的出現，是因為生命的意識領域擴大而造成的。在這種情況下，食氣是意識自我發展的副產品。

首先，食氣或不食給了你自由選擇的權利。在食氣或不食階段，你可以選擇吃或不吃，你的身體不需要任何名之為食物的物質。如果你吃飯，也是因為其他原因，而不是為了提供維持人體生命的材料或能量。你可能會因為陪伴他人，或是因為你想要品嚐某些東西，或者因為你想體驗某種新的口味等等。當你處於食氣狀態下，你真的不會有吃飯意願，你可以清楚的感到食物會分散舒適感，所以你不吃也不喝。

雖然不消耗食物的這種自然能力是食氣者或不食者的主要特徵，但這並不應該是他們的主要目標。這也意味著食氣者或不食者並不是是禁慾者——藉由拒絕身體所需要的東西來進行肉體苦修。真正的食氣或不食者是自然練就不需飲食，還能讓身體保持在完美狀態的人。食氣或不食者具有選擇自由，即使沒有飲食，他們也絕對可以存活，或者他們只是為了陪伴他人而吃下東西享受快樂，不是因為他們的身體需要食物。食氣或不食者和進食者之間最顯著的差異，就是食氣或不食者具有選擇的能力。

現在你可以明白，為什麼有些食氣或不食者有時會喝水、茶、咖啡等。其中有些人偶爾會吃下一塊巧克力、餅乾、奶酪、辣根等等。他們知道食氣或不食與肉體的苦行無關。

如果你一個月只吸煙一次，這樣的你能算是煙槍嗎？

如果你一年只喝一杯伏特加酒，這樣的你算不算酒鬼？

同樣的，如果你每隔一段時間吃下一片小餅乾的話，這樣你算是進食者嗎？

除此之外，即使你是食氣者，也不能保證你永遠都是。可能幾個月或十幾年，或在更長的時間之後，一個食氣者會意外地恢復「正常」吃飯狀態。也可能會有的狀況是，多年來這名食氣者會間斷性地恢復幾天、幾週或更長時間的進食生活。就像一般人可能會時不時地斷食一般，食氣者也可能時不時地吃飯。從渴望成為食氣或不食者的角度看來，這種生活是讓人類免受物質束縛的最大自由狀態。這種「進食」習氣的束縛，也可以被認為是人類最強大的癮症。成為食氣或不食者的過程，其實非常類似戒斷毒癮的經驗。

食氣或不食只是一種狀態，是人們走在自我意識發展之路上所經過的一個地方。因此，不要以食氣或不食作為最終目標，它們只是成長路徑上所出現的副產品。

根據定義，定期飲用液態食物——例如果汁、清湯、牛奶、奶油甜咖啡來滋養自己的人，並不是不食者。這情況中有流質飲食涉入，所以我們會將這種族群稱為「液態食物者」。

為了達到某種特定的目標（例如，減肥，自我修復或宗教儀式）來禁食、挨餓或不吃飯，都不是食氣或不食者。在這些活動中，人體會停止進食一段時間，然後再恢復正常飲食。通常，人們在那段時間中會感到飢餓，但食氣不食過程卻不會。

而且，強迫自己身體長期斷食的人（例如，證明自己沒有食物也可以生活）不可被稱為不食者，他們也不是食氣者。以這種方式傷害身體，可能反使其身體受到傷害，甚至導致死亡。

值得記住的是，意識的開發，是成為食氣者的主要方法。有很多輔助方法都可以幫助想要達到此一目標的人們。我在本書後面有提出更多方法。

我經常重申，食氣是當人們充分擴大了他們所在的意識領域時衍生出的副產品，但也有一些例外，例如原住民成為食氣者的案例。我對這些例外情況寫得很少，因為本書主要是將重心放在那些正在開展自我意識的人。

我建議你將重點放在意識領域的擴展，而不要將食氣視為重點目標。當你將意識領域，也就是當你將精神自我充分發展時，食氣現象就只是你某種意志行為的體現。你只是決定要成為一名食氣者，而且你會是。

當你強迫身體不吃飯時，你會傷害自己。如果你的目標是傷害自己的話，我不會支持，但我也不會批評你在地球上如何體驗生活的選擇。你有自由意志，所以你可以選擇痛苦。

只有達到食氣狀態後，你才可能理解食氣的全部力量。那時你才可以真正地說，你擁有了一種不需要吃飯的生活方式。但是，當你強迫自己嘗試斷食的時候，你就遠離了成為真正食氣者的可能。強行將食氣練習加諸在自己身上反而會製造出更深的幻象。

在常識的指引下，你可以多次嘗試不吃飯而且不傷害健康的生活方式。每次嘗試都可以為你帶來寶貴的經驗。但是，當你忘記一般常識時，進行食氣實驗可能會損害你的身體。這就是為什麼我經常會重複——「讓常識引導你」。

事實上，你不吃飯，甚至成為食氣者或不食者，也不會使你成為更好的人。你沒有任何理由感到自豪和優越。跟其他人相比，你仍是既不好也不差。吃飯也是一樣的，事實上，你的飯量變得越少還是越多，吃下的食物越輕還是越重，遵循這種或那種飲食習慣，都不會使你變得更好或更壞。

身體的不同狀態，禁食、節食、飲食、不食、食氣和其他飲食模式只是你在地球上用來體驗生命的某種選擇。你不會因為這種選擇而變得更好或更差。你只是走在一條與眾不同的路徑上。

如果人們因為你的食物選擇來批判你，那就是他們的問題，而不是你的，所以你沒有任何理由擔心 。

讓你的內在喜悅散發出來，讓你和別人感受到『愛』。

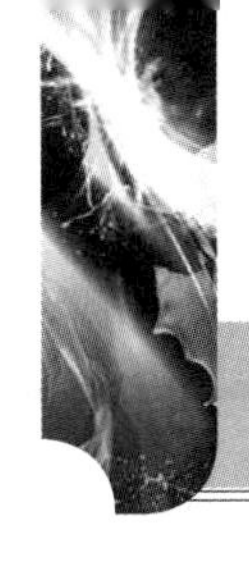

這怎麼可能？

這個問題的答案可以寫滿整本書，我們可以從哲學、宗教、奧義和嚴格的科學，從各方面觀點來探討關於食氣的科學解釋，人類如何以及為什麼可以完全在生活中沒有食物，這話題具有諾貝爾獎的價值。什麼時候會有哪位科學家具有足夠的膽量與獨立性，願意為人類的福祉承擔這項研究任務呢？人類如何能夠不依賴食物維生？怎樣保存能量？這樣如何可以產生新的細胞來替代死去細胞？那些想要了解食氣者體內功能運作的人，或想要證明無飲食物生活是不可能的人，會詢問以上以及其他類似的問題。

讓我坦率地說：我從來沒有意圖證明人類可以不靠食物活下去。首先，唯一可以向你證明任何事情的人只有你自己。向你證明是什麼意思？這意味著讓你相信或認為某事是事實，這意味著你必須相信或知道它。除了你之外，誰能決定你的信仰或你的知識？

你曾經遇過多少次即使在證據確鑿的狀態下，仍然拒絕相信的人呢？即使那些決定要證明某事的人們對自己的證據充滿信心，但他們仍然無法成功地說服別人。

如果你想向自己證明食氣或不食到底是真正的事實，還是虛假的聲明，你可以自由地進行。你可以自行探索和體驗它，這點我已經做到了。過去我相信人類可以不靠食物維生，但我並不懂這是怎麼回事。這就是為什麼我決定要自行確認，並進行為期兩年不食實驗的原因之一。這經驗讓我確信我可以不靠食物過日子。我現在知道不食是什麼，我通過不食體驗來建立我的知識。在接下來的十幾年中，我遇到了許多試圖戒除食物依賴的斷食者，以及其他不食者。他們向我分享了他們的經驗，要求我提供意見或討論他們的努力。

寫給心胸開放的讀者

科學存在的原因是因為還有些東西沒有被發現，還有些理論尚未被描述，由於這個事實，科學家們可以繼續進行研究。這也意味著有些事情甚至是連「哲學家都還不敢夢想」的。不管我們相信與否，這種現象真實存在，不管我們多麼無知或信念為何，它都不在乎。

過去人們相信地球是平的、太陽繞著地球轉、比空氣重的物體不能飛等等。那些不相信這些說法並以不同方式工作的人們，在社會上往往會被視是為害群之馬，甚至更糟糕的是，有時這族群也會受到迫害。然而實相並不在乎人們想些什麼，它就是存在。實相依照著宇宙的創生法則運作，人們不懂這些法則，所以他們會說這樣的事情不可能發生。同樣的事情也發生在現在，人們不相信他們不懂的東西。一旦他們知道並瞭解後，他們就會改變想法。這既不好也不壞，這是人們對待否定個人信念事物會有的態度。人們對於食氣或長期禁食的看法信念也不例外。

事實上，自從地球上有人類文明以來，人們就是過去現在和未來都不需要進食的族群。所以這意味著每個人都具有完全不依賴食物生活的潛能。當然，一個潛能並不意味著一種技能，而且首要的是，潛能必須經過鑽探與開發。

寫給相信奧祕學的讀者

所有東西都是由無所不在的前置物質（pre-substance/pre-matter）所建構的，它具有許多不同的名字，例如：前置能量 (Pre — energy)、普拉納 (Prana)、炁 (Qi)、乙太能量（Orgon）、乙太 (Ether)、元氣（Vril）、量子場 (Quantum) 等，它們可以讓人類的身體即使不進食也能保持活力。『我在』就是這種前置物質的起源。人類心智與身體在生活上所需要的一切，都是直接從它身上創造出來的。

另一方面，人體在沒有食物的情況下，還能持續正常工作的某種重要條件，就是對本能的某些程序進行適當修改。本能控制整個新陳代謝，並形成人類的物質身體。

人類的身體是由『我在』所創造出的一種心智形象。這種形象會在本能中被自動創造並維持下去，換句話說，這個形象是本能的一套程序。某些程序藉著進食和食物來創造身體。根據這些程序，身體需要「正常」進食才能正常工作。如果體內沒有食物，它會耗盡能量和食物，極端情況下會導致死亡。當「進食 / 食物」程序以這種方式運作時，沒有食物的生活就成了違反自然的生活。

這種程序可以被修改，這將使身體能夠從消化系統之外的其他來源，獲得正常功能所需的一切。人類的身體本來就是是由「前置物質」所創造的，之前我們早已經驗過這種編修程序。這跟宇宙創生大爆炸其實是一樣的過程。

自性 »『我在』» 心智 » 身體。

寫給有著科學腦袋的讀者

電子要吃些什麼才會具有很多能量？如果沒有被破壞時它是否可以永遠活著？人體的原子呢？它們吃些什麼？

對於物理學有充分了解的人，知道所有的事物和能量都來自於一個共同的來源，物質會受思考影響，實驗結果取決於實驗者的期待心。因此，能量和物質的創造和行為，會在心智之中發生。

人體是非常複雜的自我運作型電子生物機器。在很大程度上，它仍然是藉由心智運行的未知結構。你可能需要學習物理、神聖幾何、化學、電子和信息學，以對身體有更多了解，另一方面，心胸較為開放的科學家在從事研究時，也更願意承認「我知道我什麼也不知道」。

身體的能量機制、元素變化和體內的充電程序，仍有很多不可理解的部分。然而，現代物理的理論和假設通常比科幻故事更加美妙，它使研究人員了解到，身體是受到程序控制的能量生物體，或者更清楚的說，它是個非常大型和複雜的程式結構。

我曾在一本科普雜誌上讀過一篇關於量子力學的文章，從訊息學的觀點而言，我們並沒有辦法證明這個宇宙並不是一種程式化結構，反過來說，要證明宇宙是程式化結構還更容易些。越來越多的資訊顯示人類只是一套被心智所創造與控制的程式組合。

建構身體的材料和能源來自身體的化學—物理—電子工廠，也就是消化、呼吸系統和皮膚。此外，組成人體的原子是由量子場（其他名稱為：炁、乙太、普拉納等）在轉化過程中所產生的固體物質組成。

諾貝爾獎得主亞歷克斯·卡雷爾（Alexis Carrel）曾經進行過一個研究，他花了一年的時間，用他保存了三十四年的小雞心臟組織來進行實驗。亞歷克斯的結論是：如果在適當的保存條件下，細胞是可以不朽的，但它可以被殺死。其實我會有興趣參與某種科學實驗。好比讓我自己成為受試者，放棄飲食一年，並且在期間觀察我的身體變化，看看這個身體如何調適自己，會出現什麼樣的改變？這樣的實驗會非常有趣。這是個拿來作博士論文的好材料，不是嗎？

寫給有信仰的讀者

上帝就是一切，它是全知全能的。沒有上帝，一切都不可能存在。每件事都是由上帝所創造的。不可思議和無所不在的上帝是唯一與至高的完美。由於上帝創造一切，全知全能，是最高最不可思議的完美，上帝也可以決定和揀擇出不依賴食物還能生活的人選。

人們並不需要知道上帝對人的看法與做法，上帝可以給予不依賴食物的能力。而且，人們可以請求上帝的恩典，讓自己成為一名食氣或不食者。因為上帝會給予完全奉獻的孩子們最真誠的祝福。

非哲學

這議題該如何說明，我已經構思很久了，我該如何描述那些無法用語言與大腦來理解的東西呢？這議題只能藉由感覺，或至少要有心電感應力才能理解。任何想要描述的嘗試都會變成哲學（這並不該是個哲學議題，不是嗎？）。

不過就像你所看到的，我已經決定要描述這個議題。讓這段內容可以幫助人們了解：更貼近自我身心的生命來源是什麼？

當人們詢問我，在食氣階段我如何提供身體營養，我最真實的答案其實是：什麼都沒有。我很清楚地看見並感受到在食氣過程中，我的身體保持在一個完美的狀態裡，只是因為我覺知『我在』是「『生命』的創造者」—你可以了解嗎？只是簡單的對「我創造生命」產生覺察，我就可以將自己的心智與身體（也就是我的工具）保持在我所希望的任何狀態內，我看得見也感覺得到這件事。同時，當我將注意力轉向內在時，我可以感受到創造生命並且持續進行創造的『我在』。

我是自我生命的主要創造者。

我知道在你能夠感受到什麼是『我在』之前，你並無法了解我的解釋。雖然這已經是我可以寫出來的最簡單說明，我知道『我在』，只因覺察了這個事實，所以我感受得到，也看得見『我在』正在創造生命。一旦你知道什麼是自我的實相之後，你就可以看見並感受什麼是「『我在』正在有意識的創造生命」，然後你就再也不會有任何需求。真正的自我覺察與對於這個實相的感知力，會讓你停止發問。

然後你也會知道當人們在說：「普拉納滋養了我」、「我以光維生」、「上帝提供資糧給我」這些話時，說話者要不然就是不知道可以怎麼好好解釋，要不然就是不了解，或者是並沒有感受到他自己就是自我的源頭。

不管是這樣還是那樣，為何你想要自我設限呢？為什麼你想要依賴炁、普拉納或是上帝呢？當然你可以用它們來滋養自我——如果你想要的話，一旦你感受到『我在』，也就是你真的就是自我本源之後，當然你也可以放棄所有依賴。

如此，不只食物跟飲水，連同上帝、靈光、炁與普拉納都不會是你生存所需要的，你將不會用「以光維生」、「以普拉納來滋養身體」、「上帝之愛或恩典」來設限自己，因為你將會感受到內在的創造能量。你將有選擇的權力，並且不限於「吃還是不吃」，你可以選擇「以光維生」、「以普拉納滋養身體」、「上帝之愛」、或者全部都要。

不管你有沒有覺察到這個事實，你根據信念原則創造了你所在的世界。你就是自我世界的主要創造者。

『我在』就是『生命』的創造者、『光』、『愛』、炁或普拉納、呼吸與食物。『我在』也創造並持續編修這些心智與身體—它們是用來經驗或是玩一場「生命遊戲」所需要的工具。

『我在』可以以『我在』所創造出的事物為樂，也就是食物、水、炁、普拉納、『光』、『愛』、上帝。『我在』可以玩一場滋養心智與身體的遊戲，我們也可以把這概念拋在腦後，不需要玩，只要簡單地去覺察『我在』是生命的創造者，這樣就可以過日子了。

現在你對於人類如何可以不靠食物過活已經有了更多瞭解嗎？你明白為什麼真正的大師會離開，而不去教導眾生？他們要如何教導智能無法理解的事物？該如何解釋一般人感覺不到的東西？要怎樣才能讓你明白，在真正的本質中，你只是在玩一場遊戲，你才是主要創造者。

當你對於自我本質有更清楚的感受時，你也會越來越接近食氣狀態，或者自然而然地顯現出某些讓人覺得不可思議的能力。同時你會越來越不容易向身外探尋，因為你越來越容易感受到你的內在包容一切，事實上，你一直都是萬物的本源。

「真正的實相會讓你自由」。

人們向我詢問關於我不靠食物如何維生的方法？我如何能夠讓自己不吃東西還能保持完美體態？從二〇〇一年到二〇〇三年之間，當我進行第一次試驗時，我是怎麼做的呢？

讓我再說一次，我可以提出解釋並提供大量的訊息，但如果這些訊息無法讓智能在可行性上作出判定的話，對你又能有多少幫助呢？對某些議題進行清楚的說明好讓智能可以聽得懂，其實跟親身經驗會有很大的不同，而這些問題的答案其實又跟感覺有關。

我並沒有任何的方法，我只是簡單地單純的知道我可以辦得到，當我決定放棄食物的時候，我知道我可以這樣過日子，當時我並不擔心有任何不好的事情會降臨在我身上。

我應該如何向你解釋當時我的感覺呢？當我放棄食物的時候，我的感受如何？這不過是我的意志所立下的一個決定罷了。

一般來說身體會依循心智，因為它只是心智的投影，這就是我看待這件事情的方式。

如果你問我過去兩年住在一個難以抵達的山頂上會看到什麼？我可以告訴你我在山頂上看到並感覺了些什麼，我也可以告訴你在上山與下山的過程當中會出現什麼，我告訴你這些經歷，你會仔細的傾聽。

但即使你的智能可以理解我的故事，你仍然不懂，因為這並不是你自身的經驗，你擁有的只是訊息，由某位全程爬上山頂又下山的人所給你的訊息。只有當你開始啟程，登上山頂，觀看周遭、感覺、感受並且一路下山之後，你才能夠知道。然後你的知識才具有經驗的依據，而不只是來自他人的訊息。

食氣狀態就像是難以企及的山頂，只有經驗過通往食氣的道路、住在其中並折返後，你才會知道那是什麼，然後你才有辦法談論並且解釋。人們會傾聽並記住你所給予的訊息，但他們不會懂，因為這不是他們的經驗。

當我關注在本源之中的『我在』時，我稱為「『我在』彰顯內在力量」。我感受到力量、能量、我的心智與身體的源頭，這足以讓我的工具（心智與身體）處於適當的狀態中。

所以，簡單來說，我可以說我的方法是將重心放在『我在』，這讓我可以用心智投影創造萬物，並感受到內在力量的彰顯。

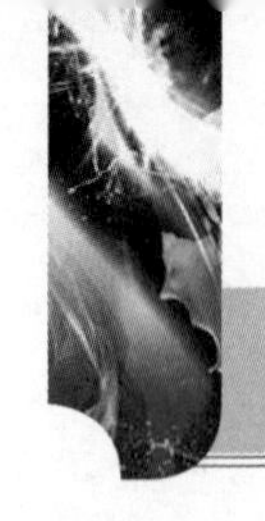

為何要食氣

首先讓我強調，本章的目的並不是要鼓勵任何人不吃飯，只是給予一些客觀的訊息。本篇的主題不是要用不吃飯的優點來說服你，而是告訴你關於食氣或不食在個人與社會上所造成的觀點和影響。

如果你對食氣不感興趣，如果你覺得吃是一種快樂，也不準備放棄，那麼不食肯定不適合你，你的閱讀可以就此打住。如果你決定要走上自覺之路（選擇自我意識的發展之道）的話，感受對你而言就會是最重要的事。

「如果吃飯是非常愉快的，為什麼我一定得過著沒有食物的生活呢？」——有時人們會問我這個問題。首先，你應該知道你不必「一定得」，因為沒有人會強迫你這樣做。但是，如果你想知道為什麼有些人會選擇食氣或不食的話，不妨讀一讀食氣或不食者最常見的說法。

每個不食者可能都有自己的答案，但有些答案經常重複。在這裡我列舉了一些事實以及最常見的答案。其中關於個人感覺的描述，是來自於那些不用勉強自己就可以不靠食物維生的族群，這群人的身體在不食狀態下還可以保持可以正常運作。

原生狀態者

很久以前，地球上的人們處於原生狀態之中，現今地球人對於原生狀態者已難以想像。以下是原生狀態者的某些特質：

原生狀態者的身體從來都不需要任何的物質食物，他們不吃東西。即使他們可以吃，因為他們有消化道。他們會嘗試不同的物質來玩耍。消化道的功能就像神經系統的感知儀器一般，現在被我們稱為「進食」的行為在過去被稱之為「重度用藥成癮」。

那些原生狀態者並不需要依靠電子儀器來與彼此溝通，也不需要依賴機器才能從一個地方到達另外一個地方，因為他們通常會使用直覺，在當時，飛行就跟現在的跑步一樣正常。

他們透過思想利用視覺成像的方式來創造物質，在當時這是正常的事，這也是為什麼現代的工業界在那時候並不需要存在的原因。回想一下：當你在夜夢中想到某事，夢境就會呈現。原生狀態者在真實世界中也具有這樣的本事。

當人們處於原生狀態時期，並沒有我們今天所謂的工作這種事，目前的工作就像奴隸制度一樣，在當時是完全不需要的。每個人都可以利用視覺成像的能力來從事自己想要做的事。人們會創造與編輯物質，是因為各自的需要以及為了玩樂的目的。

疾病在當時並不存在，除非有人因為好奇心而創造它，只是為了體驗的樂趣。後來他們也會立即透過自我意志行為將它釋放。

原生狀態者充滿了歡樂，因此散發著『愛』。如果你看到這樣的人，你會看到他周圍的光環。現今的人類是看不見個人光環的，除非經過練習產生這樣的視覺能力。

這樣的人想活多久就活多久。他們的身體不會退化。目前被我們稱為老化。一千歲的人，看起來也像一百歲的孩子那麼年輕。

目前地球上只有少數幾個人處於原生狀態之中，他們當然不會希望自己廣為人知，如果不去詢問他年齡的話，你是不可能知道的。有些被視為「精神大師」的人，有時會向原生狀態者請益。

每個人都具有可以重回這種原生狀態的潛力。食氣就是這種過渡期中的副作用之一。重回原生狀態的過程通常被稱之為‘靈性發展’，因為它發生於靈性之中。渴望進入食氣狀態也許就是想要回歸原生狀態的一種佐證。

完美的健康

請想像你的身體有著完美的運作功能，沒有任何疾病痕跡，沒有感冒、鼻炎、咳嗽、疼痛、無力或嗜睡等症狀。你的身體健康而且乾淨，就像一名只有幾個月大擁有完美健康的小嬰兒一般。

當你讀到這裡的時候，可能會認為自己現在感覺還不錯，並且就像上述文字所說的那樣健康。但是如果你沒有不食或斷食的正面經驗時，你也許不會知道，也感受不出我在說些什麼。不管一個人多麼努力嘗試，相較於那些你能夠深刻體驗的感受，都難以用文字來解釋這種完美的健康及幸福狀態。

許多健康者並不知道什麼是完美的健康狀態，因為他們並沒有經歷過。只要你還沒有親身經驗過，你就只能留在原處想像。在食氣狀態中，一個人的感覺會比處於進食狀態所能感受到的「完美」還更好。

完美健康者的免疫系統功能是如此有效，即使你與一群患有感冒、流行感冒或其他傳染病的人接觸時，他們在你周遭打噴嚏、咳嗽、或擤鼻涕等，對於你的健康也毫無影響。

可以防護感染的這種高度免疫力出現的原因之一，事實上就是真正的身體原生狀態，也就是體內沒有毒素的狀態。毒素通常來自於食物，經年累月地經由「正常」飲食習慣累積在我們的身體之中。

工業生產的食品被許多農業毒素和其他有害物質所污染，為了增加食品生產、使其賣相更好、保鮮期更長等等原因，這些毒素會被添加於食物之中。這些毒素通常會經由食物進入人體，讓身體的淨化能力超過負荷。這就是為什麼身體在最初幾週甚至幾個月的不食過程會進行自我清理，並可能導致不同的症狀。這種淨化與健康的恢復過程，清楚地帶來了更多的幸福感，並使你感到心智和身體變得更加輕盈。

自由

享受完美的健康，不需要吃或喝，我在獲取、準備和食用食物方面是自由的，沒有受到普遍信念的約束。這意味著，不管我在哪過日子，飢餓及與其相關的問題都不會打擾我。

這並無關乎你是富人還是窮人，也沒有所謂的「生存手段」，食氣者的身體充滿活力、功能完整、享受幸福。食氣生活不依賴食物，也不會出現需要獲取食物的相關麻煩。

食氣者可以選擇，他們不需要食物就可以正常過活，但他們可以為了快樂或其他原因而吃。這是「正常」吃飯的人所沒有的自由選擇。「正常」進食的人並不需要喝咖啡或吃巧克力，但是他們可以自由享受，這就是選擇自由。食氣或不食是人類獲得充分自由的途徑。

當你意識到這一點後，你會經常經驗到人類也可以從所謂的「生命存活必需品」中解放出來，通常人們會認為如果欠缺這些必需品時生命是不可能存活的。

離開食物的自由也同時意味著：擁有可以不用購買食物與閱讀飲食相關文章、可以離開多數疾病、離開廚房與廁所的自由。

經濟

想想看一個人平均要花多少時間、金錢以及能量在與食物相關的以下活動上：

一、首先他們要像奴隸一樣的工作以換取金錢。

二、每個月有多少小時，他們得將辛苦掙得的錢花在購買食物上面？

三、其次，為了準備吃的東西，他們得將時間花在切菜、削皮、煮、烤、油炸等等行為上。

四、然後不管有沒有胃口，他們都得吃下這些食物，因為他們相信人必須要吃東西才能夠活下去，沒有其他辦法。

五、飯後他們要洗碗、清潔並想想下一頓該吃些什麼。

六、人在飽食狀態下會不想工作，因為身體的能量轉低，能量被挪去消化食物了。這會對情緒造成負面影響，在這種狀態下，看電視、讀新聞、或睡覺是比較好的選擇。

七、一天有幾次，身體會需要排出經由飲食所攝入的所有東西，不然身體就會中毒而亡。

八、當身體無法支撐食物與毒素累積帶來的過度負載時就會生病，人們將金錢與時間拿來看醫生領藥，而不是藉由斷食來療癒身體。

每天、每週、每年，甚至在你所有生命當中，你有多少次重複進行上述行為？你花了多少金錢跟時間在上面？你甚至會懷疑自己是否曾經好好計算過。

食氣者在這些事情上省下了大量的金錢、時間和精力。有過不食體驗的人都會感到不進食的生活跟正常飲食生活之間，兩者有著很大的區別。體驗這兩種不同的生活方式並比較兩者差異是非常有趣的。

對於某些人來說，重要的是，食氣者通常需要的睡眠時間較短，所以他們可以節省睡眠時間。可以省下的睡眠時間因人而異，每晚可有一至六小時。然而也有幾乎不睡覺的食氣者，或是每晚睡十個小時的人。

除了上述因素之外，你是否已經計算出一個食氣者，無需購買廚房設備和清潔劑，可以省下多少錢？此外，還能省下多少水和能源？讓我以自己在二〇〇二年的不食經驗為例，總結以上所有因素，當時每個月我省下了八百 PLN（波蘭茲羅提市錢）（當時的平均工資是每月兩千 PLN）。

有些人會購買美食、餐飲或自我療癒的書籍和雜誌，並根據飲食守則來減肥。對於食氣者而言，這種支出已經是過去式。

談到這些節省金錢、時間和精力的因素，很容易注意到有多少人依賴著食品以及製藥行業。這些行業奴役了多少人？有多少人抱怨這種情況，並認為沒有其他的生活方式？你是否知道自由不遠，就在你的心智之中？你隨時可以下決定改變自我的生活方式與環境。

你就是主宰創造者。

生態

在食氣生活中，我注意到我的垃圾量減少了五倍之多，其中百分之九十九都是回收材（紙張、金屬、塑膠）。我可以靠收集並賣出這些回收材來賺錢，但我通常會將它們捐贈給資源回收者。因此當我在這段生活期間，我對環境所造成的汙染大概減量了百倍。

人類的家居食物垃圾真的有這麼多嗎？是的，大概就是這樣，很容易可以看出來被丟棄的家庭垃圾，包括了大部分的食物包裝品以及殘羹剩菜。

同時還請別忘記計算糞便量以及地球上七十億人口的排泄物，並且加上數十億公斤來自於工業養殖產生的糞便量，每一天全球所形成堆積如山的糞便屎尿量到底有多少呢？

我們可以想像只有食氣者的地球天堂，以下列舉出由食氣者組成的地球天堂與我們地球現況的比較細節：

一、一般人丟棄的垃圾減量了好幾倍。

二、由於燃煤、石油與天然氣使用量少了好幾倍，工業使用的自然資源也隨之大幅減少。因此土地、空氣與水的污染也會少得多。

三、沒有養殖產業，所以地球自然不會被牧場、農藥和抗生素破壞。地球也不會有數十億噸的動物產業排泄物。

四、沒有產業化生產的蔬菜，所以地球不會受到森林開發、土壤貧瘠以及大量化肥的影響。

五、紙類、塑膠、玻璃與金屬的生產量少很多，自然資源的耗竭減緩，樹木砍伐量減少，包裝垃圾量也減少。

食氣或不食生活與自然保育有關，我們很容易可以想像和體驗這一點。所以食氣或不食是高度環保的行為。

上面的地球想像暫時只是一則與時間有關的寓言，講述未來打造出的天堂。這個天堂有可能比某些人所期待的時間更早出現。這些日子以來，地球上一般人的覺醒意識領域擴大得更快了，這也對飲食產生了影響。

地球上的多數產業，或多或少都與飲食有著直接的關係。一個產業分支依賴著另外一個產業分支，改變一個分支會改變其他的分支。隨著食品產業的日益減少，整個地球文明將發生革命性的變化。只有少數人可以想像，這種改變是人類的食物解放所造成的的結果。

生命能量

與正常飲食者相比，多數食氣者會感受到更充沛的生命能量。食氣生活可以讓人每日勝任更高更久的身心活動量而不覺得疲倦，就像藝術家靈感湧現的狀況一樣。在智能領域中更高階的生命能量往往會伴隨著更多的創造力出現。在這種狀態下，人們更容易創造、發明、教學、學習和工作。

許多食氣者對於睡眠和休息的需求會下降，並可以體驗到更高層次的生活能量。有些食氣者每週只睡幾個小時。有位食氣者在經過幾十個小時的旅行之後，只要洗個澡就可以開始工作而不會感到困倦，這可是對抗疲勞的好例子。

在不食期間，我經驗過即使歷經十小時的電腦作業（這可是很消耗能量的），我的思考能力還是跟我剛開始工作時一樣好。我只感受到一些肌肉的緊繃，所以我會想要做些肢體活動，好比游泳或跑步。當我在「常態」進食階段中，我會感到疲倦，中午出現結膜炎，晚上頭痛，我的思考效率退化了，犯下太多錯誤以致於無法繼續工作下去。

食氣者的高能量生活並非是什麼特殊現象，我們身體使用高達百分之九十的能量來進行消化和清理。食氣者的身體不用消化，剩下的能量成為身體可用的能量來源。如果用數學計算，我們可以說食氣者的生命能量勝過正常進食者九倍之多。如果人們沒有親身體驗到這種差異，就難以相信和理解它。

到底是什麼原因讓原來的神聖個體降格為人類，並且讓身體成為用來消化與消解的機器呢？

我們很容易體會到這樣的事實：吃的越多時，也就會越感虛弱。在享用一頓大餐過後，你會想要工作嗎？你感到很有能量還是能量減弱了？許多人會注意到當他們吃得越多時，他們就會感到越虛弱也越懶散。有句俗語說：「吃東西才強壯」，其實這與生活經驗是完全相反的。

當更多的食物落入胃袋中的時候，身體就必須做更多的工作，這也意味著更多的生命能量會被用於消化和清除。吃東西可能只需要幾分鐘，但消化和清除食物需要幾十個小時。當身體不能忍受過多負荷時，身體功能就開始失調，也就是變胖、生病、老化最後死亡。這就是為什麼禁食會成為地球上廣為人知的最有效的治療方法之一。

這是個新的，真實的說法：少吃，以獲得更多的生命能量、更多的創造力和更乾淨的身體，這樣許多常見的疾病就不會傷害到你。當然，將食物攝取量限制在 RNB（身體的真實需要）水平以下也是種傷害，因為它會削弱和剝奪人體的能量。遵循身體的實際需要可以讓身體和心智功能維持在最佳狀態。

創造力

一般人都知道在胃部撐滿東西的狀態下工作、讀書或是思考是比較沒有效率的。在享用豐盛的晚餐之後，人們會比較不願意進行創意思考或是學習。身體能量不活躍的時候人們就會有睡意，消化食物會用掉身體大多數的能量。

當身體不用進行消化工作的時候，人們可以將空餘的生命能量拿去從事其他活動。心智與身體是如此緊密關連，它們創造出一種集合體從而相互影響。當身體攝入更乾淨、更少量的食物時，思考也會變得更容易、更清晰、更快速，也能更有創意。即使連斷食者在度過了剛開始身心清理的階段之後，也能夠享受思考的輕盈感。絕大多數的食氣者則可以恆久地享受自我心靈的光明。

當消化和清理系統的活動停止時，人的活力會增加好幾倍，能量會自然地流向心智、靈性或心理這些較高境界。

腦下垂體和松果體變得更加活躍，感知範圍隨著官能而擴大，從而讓人們在生活的靈性場域中可以發現更多有趣的事物。這就是為什麼更多的新想法會出現在腦海中，思維也會更有效地運作。人們會覺得之前遮蔽心智的濃霧、黑靄或污泥被一掃而空，之後也能夠更加清晰與光明地看見心靈世界。

以上現象會使食氣者的創意變得更強，並可能表現在寫作、繪畫、撰寫、成立組織、舉辦研討會或講座、進行研究等活動上。

我可以用自己的故事作為一個案例。從不食生活開始，我就很清楚的感受到身體活力與感知的增強，白天或晚上的任何時刻中，我都可以無止盡地書寫或談論所有話題以及感受，浮現在腦海中的議題數量如此之多，以致於我甚至可以將各式主題編寫成冊。有時我會自我懷疑為什麼自己可以懂這麼多之前並不熟悉的議題，直覺如此有效的運作讓我增長了許多知識，所以其實我只要把注意力轉到一個主題上就足夠了。

當我恢復正常飲食（在經驗差不多快滿兩年無食物生活）之後，我注意到我輕盈的心智與創造力衰減了，雖然跟我在不食生活之前相比，它們還是強很多。

靈性成長

很久以前，人們就注意到減量進食與靈性成長之間有著互相依存的關係。這種依存的關係如此重要，以致於許多以靈性成長為目的的教導、宗教、信仰與學校都會強調這件事。許多走在意識自我開展道路上的人們都會進行階段性的斷食練習。

斷食者可以清楚地感受到靈性與飲食之間的關係，那些知道是食物讓人類墮入凡塵的人很容易瞭解這種機制，我之前曾經說明過這一點。有些人會決定練習食氣或不食，是因為希望自己可以永遠存在於「高階震動」狀態中。

食氣或不食是意識自我成長路徑上可能出現的副產品之一，我之前曾經提過身心本是一體，並且會彼此交互影響。因此減少肉體活動（主要是消化與食物分解）將可使心智擁有更多能量。在斷食、食氣或是不食階段因為生命能量自然地流入了心智領域之中，也造成了心智活動力的增加。

食氣或斷食都不是靈性成長的必經道路，然而許多人會將其視為具有幫助的重要經驗。許多「靈性大師」的傳記中都曾經提到長期斷食或是顯著減少進食的經歷，他們這樣做是為了達成心目中的具體目標。他們之中有許多人只是因為社會因素而進食，並不是為了養活自己的身體。

食物是將人類與事物聯繫起來的最強大的物質連結。當這種連結線斷開後，許多其他事物彼此間的依賴關係也會自動瓦解。迄今為止

「地球關懷」成了（出現在遊戲、大眾媒體新聞、爭論議題、以及其他媒體等處）重要的議題，生命變得更簡單、更容易、更快樂、更安靜，人類更接近『我在』、上帝等等。這也就是為什麼人類越來越不容易受到社會影響的原因。

能量練習在此時變得更有趣也更為容易，因為人們可以更容易感受到能量。專注、沉思、視覺成像以及其他的心智練習都會出現較好成效，預期成果更快也更容易地達到。我們也可以更容易地讓自己心智放鬆，更容易感受到自己內在的喜悅並感受到自己和『光』與『愛』同在。

如果你看得見個人的能量光場，你會注意到不食者身體周圍所閃現的光芒。這種光具有對稱的形狀、脈動似的生命，簡單地說，它是美麗的。這與被稱之為「脈輪」的能量中心具有視覺上的相似感。如果在食氣或斷食之前，你身上的能量光場有任何被污染的現象或出現失調的話，在斷食間這些現象會完全消失。

回春

如果不將心智活動納入考慮的話，我們可以說，人體會經驗生物衰老的主要原因是因為毒素污染、過量食物以及低能量水平所造成。許多人藉由食氣、不食或長期斷食的練習，感受到自己的身體重新恢復了青春活力。這是某些人決定開始練習食氣或不食的主要原因。

在斷食或食氣練習中出現身體回春是一種已知的現象，這不僅會體現在身體外觀，也曾被臨床研究證明。我們可以以一九九九年開始進入食氣生活的伊夫琳·利維（Evelyn Levy）為例，她曾經接受甲狀腺的檢查，檢查結果顯示，她的甲狀腺狀態等同十五歲的女性，而當時的她其實已經三十八歲了。

為了確保你了解我的說法，讓我再強調一次，長時間的斷食、食氣或不食生活不保證一定會出現回春現象。迫使身體在沒有食物的情況下長時間過生活，會導致相反的結果，也就是老化過程會明顯加快。

當 RNB(身體的真實需要) 顯示你完全不需進食的時候，生物體的年齡會反轉到自我心智設定的年齡為止，因為在這種情況下，已免除了毒素、食用食物和低階的生命能量造成的加速老化。但在不顧身體實際需要的情況下，強迫身體斷食，則會對身體造成傷害，並且會讓外表快速而明顯地顯得衰老。

永生者，是知道如何將自己的身體維持在健康狀態的人，他們也可以完全不依賴食物維生。當然這並不意味著每位永生者都會是食氣者或非食氣者。

好奇

好奇心，是讓人們想成為食氣或不食者的眾多動機之一。「不靠食物度過幾週、幾個月或更久的時間，這種生活是什麼感覺？」─人們也許會這樣自問。對於成為食氣者具有強烈興趣，並準備親身嘗試的人，不妨這樣想，「如果不親自嘗試的話，我是不會懂的，因為只有自我的經驗，可以成為知識，他人的經驗只能成為我的訊息而不是知識。」

以我為例，從十六歲開始，出於體驗的好奇心，讓我經歷了飲食、斷食、無食物生活、肥胖、瘦身、消瘦、疾病、自我療癒、衰老與回春等過程。這些實驗的結果，都是出自於我好奇心的副產品。感謝好奇心，讓我得以記住並打造出自我的知識體系，我將這些知識用於寫出本書，並轉為建議以回應人們的問題。

值得記住的是，以自己來進行實驗可能會對身心造成傷害，進一步會導致疾病甚至死亡。有些實驗者在過程中對於自我身心造成了非常嚴重的傷害，以至幾乎無法逆轉，這也就是為什麼我會建議你，不要完全遵循我或其他從事類似練習者的方法。

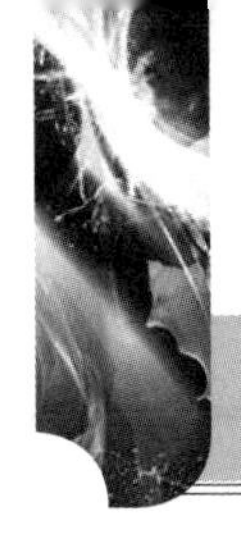

生活方式改變的準備

大約百分之九十的地球人類生活或多或少都與飲食有關。我在這裡所指的當然不僅只於坐在餐桌前咀嚼食物，也包含了所有與進食相關的活動。

現在請想像當你放棄食物，並成為一名食氣者的時候，你馬上失去了百分之九十與進食相關的生活行為，你知道這意味著什麼嗎？如果你是個獨居者，遠離人群，對你而言這也許只是一個小小的改變。但如果你有著非常活躍的社交生活，對你個人而言，這也許會是一場革命。你也許會發現自己突然間要面對從來不曾思考過的某些狀況。

在某些案例中我們可以看見放棄食物的人，會因所處的社會環境不同而可能發生以下幾種情況：

死亡。

疾病。

失業。

被兒童拒絕。

醫生與員警一同前來，並將食氣練習者帶往醫院。

家庭成員，尤其是感到絕望的父母，控訴並攻擊食氣練習者。

熟人與朋友把他們當成是神經病。

相信了大眾傳媒錯誤訊息的陌生人，對食氣練習者進行攻擊。

食氣練習者遇到了新的、美好的人。

食氣練習者改變了自己的職業。

食氣練習者被視為是大師、上師、聖人等。

大眾媒體開始對食氣練習者產生興趣

食氣練習者愛上人類和動物。

當然，發生在別人身上的事情並不意味著也會發生在你身上，然而你最好要知道，自己可能會碰到的改變。你已經準備好面對這種改變了嗎？當你不想接受這些改變時，你知道自己該如何補救嗎？

你是否曾經注意過，人們經常在對於最後結果毫無把握的狀況下，就做出了決定。他們不只不知道最後結果會怎樣，也不知道自己為何要作出這種決定的**真正**原因。

人們會因情緒影響而決定事情，就像被功能鍵所控制的機器一樣。

每種生活方式的改變都會反映在人的身上。人類在肉體與精神領域中所做的每一個改變，也會反映在他們的生命形態上。當人們開始進入食氣或不食生活時，可能會面對讓人難以招架的劇烈生活改變。不食者的行為模式，他們與他人、物件、場所，以及情況的關係，乃至他們面對每件事的態度，都會變得非常不一樣。

如果你決定要去體驗食氣、不食或是長期斷食的話，一開始最好候能夠深入思考，並且有意識地覺察自己做出這個決定的真正動機。要考慮自己是否已經準備好面對各式未來狀況，因為這個決定將會改變你的人際關係。

以下介紹一種名為「WSW」個人調查分析的技術，也許可以幫你找出自己立下決定的真正動機，以及未來可能會面對的結果。這兩種方法適用於決定之前，如果在作出決定之前使用這些方法的話，將可以幫助你發現自己生命重大的預期改變是什麼。這些改變也許會讓你越變越自由、越來越有自信，因為社會觀感會越來越難影響到你。

個人調查

在你決定要讓自己身體適應無食物生活之前，應該先好好問問自己以下這幾個問題，在回答任何問題之前，請保持靜默，這樣你才更能夠讓自己感受到真實的內在答案。

在這種狀況下，最好能讓自己找到直覺中浮現出來的答案。經由大腦產生的答案與藉口比較沒有那麼重要。不管你選用哪種方式，都不值得欺騙自己，或是替自己找藉口。因為真實情境中只有事實以及自我感受。

請考慮用 WSW 分析法來進行個人調查，這樣你才能全盤理解「自我」與「決定」之間的關係。全面的分析可能會花上數小時到幾個月不等，所以請真誠的回答自己以下問題：

一、為什麼我要開始練習食氣或不食？我的主要目的和最深目的是什麼？

二、我以前的生活方式會成為障礙嗎？

三、我準備好面對家人、朋友、同事等關係的重大變化嗎？我可以預見到什麼樣的變化？

四、我的心理健康狀況是否可以讓我從事這種練習？

五、我的靈性成長道路，是否包括食氣或不食練習？

六、我真的認為我可以做到並知道如何能辦到嗎？

七、如果出現問題時，我該向誰諮詢？

八、我是否和親近的家人談過此事，我知道他們對於這個決定的真實想法嗎？

九、我會害怕嗎？怕些什麼？

十、我完全意識到食氣或不食練習主要是種靈性更勝於物理性的過程？

十一、我是否受到社會觀感的影響，從而有點自我強迫？

十二、我真正想要的是什麼？

「為何？然後呢？」分析

「為何？然後呢？」這種分析法的主要目的，是去瞭解決定背後的真實動機，WSW 可以被認為是一種理性的心理分析方法。借助這種工具，你對自我可以有更清楚的瞭解。它的結論可以讓你知道自己做出這種決定的主要真實動機。

最好是由你自己來執行這種分析法，因為真誠是找出最終答案的基礎。如果有人可以做到面對你就與面對自我一樣真誠的時候，你也可以幫他們進行 WSW 分析。

最好能在紙上進行 WSW 分析，你可以幫自己準備一大張紙，將你的決定陳述在左上方角落，然後再寫下以「為何…」為首的問題。

現在，回答這些問題，寫下所有可能出現的答案，你可以在問題與答案之間畫箭頭，圖像可以幫助你更容易瞭解自己的思考理路。

然後，每當你給出一個答案時，再列出下一個以「為何…」為開始的問題。當你回答了其中的某個「為何…」問題之後，繼續再問自己「為何…」，這樣持續下去，直到你找不出答案為止。當你再也找不出任何可用來回答問題的理性答案時，接下來問自己「那又如何？」。

當你自問「那又如何？」的時候，不要用理性來回答，而要透過感覺來尋找答案。放下大腦，不要思考。只去感覺、感受或是將每個可能出現的答案圖像化。

當我們的頭腦處於遲鈍狀態時，本能與直覺最容易浮現。這也是智能不再創造想法，也不持續接受感官刺激的時候。當本能或直覺答案，能夠透過感受、感知或圖像讓靈犀浮現的時候。這樣答案才是全面的。

你所畫的圖像，以及寫在紙上的答案，也許會像一棵樹。除此之外，你也可以用一張紙寫一組答案，或是在一張紙上寫出所有答案來回答一個問題。

在波蘭文「那又如何？(No i co z tego ？)」這樣的問題涵蓋了真正的理性答案，也就是：沒什麼 (Nic)。如果進行 WSW 分析；你會在盡頭深處找到這答案。

以下是關於 WSW 分析的範例。

我決定要減肥

為何我會決定要這麼做？

答案一

我想讓人們更喜歡我。

為什麼我希望人們更喜歡我？

當我知道人們喜歡我時，感覺會比較好。

為什麼我會期待（需要）某人對我的好感？

因為人們的看法會影響我的感受。

為什麼我的心情取決於某人的評斷？

因為我的自尊心不夠強大。

為什麼我的自尊心這麼低？

... 等等。

答案二

這樣 X 才會覺得我更有吸引力，並喜歡上我。

為什麼我在乎 X 喜不喜歡我？

因為我愛他

那又如何？

... 等等。

答案三

改善身體健康。

為什麼要改善身體健康？

因為我希望感覺更好也更有吸引力。

為什麼我想要更有吸引力？

因為這樣人們就會更喜歡我。

為什麼要讓別人更喜歡我？

其實我更關心的是X的看法，我希望他覺得我有吸引力。

為什麼我要在乎X？

... 等等。

答案四

這樣我可以省下食物開銷。

為什麼要節省食物開銷？

我認為我賺的太少了。

為什麼我想要賺更多錢？

讓我自己覺得更安全。

為什麼我覺得財務不安全？

擔心有天我會沒錢過日子。

那又如何？

然後我會生活在貧窮之中？

那又如何？... 等等。

家庭成員

住在一起的家庭成員，對你生活會有最大的影響力，他們的態度可能會幫助你，或讓你難以（也許無法）進行食氣或不食生活的準備工作。你應該要將他們對你改變生活方式會有的看法與可能回應納入考慮中。

一開始，你的主要任務是向他們解釋你將要做些什麼，以及為什麼要這樣做。他們的合作對你來說將是有好處的。他們對你越瞭解，施加的阻礙也會越少。

值得注意的是，成為食氣者可能會讓你對於許多事情的態度與理解產生變化。一開始，這種狀況可能會惡化你的親友關係，在極端案例中，如果雙方不願進行充分溝通時，可能會造成家庭成員的分離，或甚至離婚。

你自身的能量結構與能量釋放將出現顯著的改變，這可能會導致你與配偶、子女、家長和其他家庭成員之間的不協調，當他們無法瞭解你，也無法支持你的時候，不愉快的場景就一定會出現。在這種狀況下，不和諧感會因為恐懼、刺激、仇恨、憤怒與不愉快事件的出現，而變得讓人無法忍受。

除此之外，也可能發生相反的情況，你身體的能量結構將能讓與你同住的人，感受到自我靈性的成長。這被稱為「提升他人的能量振動」，也因此，他們將對於非物質領域生活更感興趣，也許這會改變他們以後面對飲食的態度。

如果無視於家庭成員的反對，你還是決定要進行食氣、不食或是長期斷食的話，比較好的解決方法是讓自己離開他們一段時間，你可以在其他地方住上一個月，或者你可以把家庭成員送出去度假，這樣你就可以自己一個人待在家裡。

值得記住的是家庭成員的支持或阻礙，往往是決定成敗的關鍵因素。這也是為什麼如果家庭成員不表態支持時，你應該讓自己深思是否要開始進入這樣的生活方式。

同事

上述關於家庭成員的大部分說明，對於同事關係也是有效的。在同一個地方工作會讓人們建立起像家人一樣的情感關係。

即使你可以讓他們暫時相信你放棄午休的藉口（之前你都會跟他們一起用餐），但你又能將真相隱瞞多久呢？值得欺騙他們嗎？你的外表跟行為將會改變，他們遲早會發現。

根據你與同事之間關係的不同，你也許會成為同事們羨慕、模仿、嫉妒、嘲笑或憎恨的焦點，所以在開始進行生活改變之前，請試著想像這些人會有怎樣的反應？預測他們的反應可讓你事先規劃回應方式，或者你也可以考慮是否要放棄食氣或不食的想法，至少一段時間。

這時你應該要感謝自己的想像力，讓你能夠預測自己的同事及主管對這件事可能會產生的反應，也許這可以幫助你規避掉某些不樂見的情況，這種情況有可能導致你的失業，因為主管可能會懷疑你有精神問題，或認為你是某個危險教派的成員。

事情發展方向將取決於你的行為、工作類型、工作地點與同事間的反應。對於你來說，這些可能是有利的、不重要的、或是有毀滅性的。當你可以預見這些狀況與人們的反應時，你就可以決定自己是要進行改變、修正還是放棄。

朋友

你應該要考慮熟人與朋友會對你行為產生的反應。因為生活方式的改變將會影響你跟他們之間的關係，你跟他們平常聚會時所涉及的餐飲活動越多，改變也就越大。

如果你們習慣在滿是食物的餐桌上聚會，那麼人們將很快地注意到你的不食狀態，想像他們對你的新生活方式會有怎樣的反應，他們也許會支持你，或者自己也會參與，或者他們會與你斷絕關係，你也許會失去朋友（當然這時也可證明他們並非是真正的朋友）。

上癮

如果你知道自己可以不靠食物來過日子，那麼你可能就沒有沉迷於糖、鹽、尼古丁、酒精、毒品、暴飲暴食等習慣。但如果你還留在被這些事物綁架的狀態中，就意味著你還沒有準備好。但這並不是說你不能嘗試食氣練習，也不會成功。

上癮者還是可能達到食氣或不食狀態，雖然他們的癮症通常都會在過程中成為巨大障礙。事實上，斷食、食氣或不食練習，也許可以幫助人們成功的戒斷癮症——治療型斷食是一種讓人們脫離癮症最有效的方法，尤其當它與食物有關時。

就斷食而言，統計顯示癮君子並沒有辦法達到食氣或不食的狀態，癮症的存在證明了他們的意識領域還沒有充分的擴展到一定程度，這會讓個人無法修正本能程式以面對食氣、不食的練習。如果有人雖有成癮問題，卻能在不食與斷食階段保持心智與身體的正常運作，那麼此人就是統計規則當中的例外。

被癮症所綁架的人，在剛開始的階段就該考慮先去戒斷癮症，這樣才能達到食氣或不食狀態。首先，他們得在自己的情緒相關事務上下功夫，其次，他們得讓自己從身體的需要中解脫出來。

成癮是個可以另行書寫的複雜議題，這裡我只強調一件事，成癮是一種本能程式，只要你允許這種程式繼續運作的話，它就會持續地奴役著人們。

習慣

我們可以藉由對於事情的情緒反應來區分習慣與成癮之間的差異。當人們放棄習慣時，不會出現任何情緒，也不容易感到困難或不快。但想從上癮的情境中解脫出來卻很困難，過程中經常會引起不愉快的情緒反應。

在食氣與不食的過渡階段，某些習慣會改變或停止，尤其是飲食習慣。比方說，如果每天早上你都習慣出門買食物，然後跟家人一起共進早餐，那麼你就要注意家庭成員對你準備放棄這習慣會出現的反應。第一次跟他們談論這件事情的時候，他們會有怎樣的感覺呢？

也許你還有些其他的生活習慣，值得考慮的是，改變或阻止習慣將會影響到你的生活。好比與朋友在酒吧中聚會、與客戶共進晚飯、野餐、釣魚、用品儲備、每週五去超市購買食物或烘烤假日蛋糕這些習慣，當你放棄它們時，這改變將如何影響你的家庭生活、時間規劃和舒適感？此外，新的習慣可能會出現，例如：省下飲食時間之後，你可能會有更多的空閒時間。你也許不想準備食物，不想在吃飯時和人共用同張桌子，不想像以前一樣洗碗。你將如何使用時間？會因此產生新的習慣嗎？

你的習慣會改變的事實，通常並不足以讓你放棄長期斷食，或是成為開始練習食氣、不食的理由。另一方面，值得去考慮的是，你的生活會出現什麼樣的改變？行為模式的消失對你而言是否有好處？你可以走多遠？在這條道路上你可以接受多少改變？

日常飲食

以下是關於進食者在脫離食物之前，從不同的角度來看待與解釋食氣、不食這件事。不用進食的能力，是人體逐步調高頻率的累積結果。這也就是為什麼，當你在開始練習不食之前所吃的食物，可能會讓不食適應程序變得更加容易或者更加困難。

一般來說，所謂的「低頻食物」（例如油炸、燻制、燒烤或含有大量化學物質的食物）會使人在轉為高頻能量體的過程中出現困難。另一方面，所謂的「高頻食品」（例如沒有農藥的未加工水果）則會為人帶來更大的不食優勢，因人不同。開始練習食氣或不食時，面對物質的態度也許會更容易、更困難或不可能處理。

人體通常不會喜歡突然或大變化。當變化很小時，身體不會產生什麼感受。食氣或不食者也一樣，就身體而言，如果「零飲食」的改變是在緩慢狀態下發生時，身體就不會將這種改變視為不快。

剛開始進行食氣斷食時最容易出現的問題，就是味覺，不食者不會將任何物質放進體內，所以他們也無法嘗試任何食物。對於某些人來說，這變成了一種擾人的惡夢，這也是為何我們值得在一開始就將此事納入考量的原因，請詢問自己以下問題：無法享受食物的滋味，對我而言會是個多大的問題？

視覺成像（Visualization）

本能打造出我們的身體，維持它的運作，控制輸入的資料（比方像進食、記憶），並對身心的刺激產生反應。每種本能活動都只是一種程式，會根據指令產生自動反應。

我曾提及，程式可以被編修，如果我不喜歡某種功能在刺激下產生的某種反應時，我可以對它進行編修。編修本能的目的，是為了要改變本能活動出現的結果。

如果我要讓自己的身體以某種特殊方式，來回應熱、黑暗、受傷、食物或噪音等因素的話，我可以改變與它們對應的相關程式，「重組本能」意味著在本能中至少修正、移除或植入一個程式。

首先，值得記住的是，本能需要愛與關懷，你給予本能的愛越多，它就越能夠為你服務，你可以將本能視為是你親愛的小孩或寵物，經常將注意力放在你有多愛自我本能的這種感覺上。

在你本能中的信念與程式會創造出身體的需求，以及它對於狀況的反應，人的習慣是由本能內建的影像與程式表現出來的，人們只要知道如何能夠重建本能，就能夠改變所有本能的反應結果，這同樣也適用於身體對於營養的需求。

所以當你準備讓自己獨立於飲食需求之外時，要做的事情之一就是重組你的飲食本能程式。

根據你重組程式技術的不同，花費的時間也會不等，也許只有一秒，也許是幾個生命週期。

視覺成像是可以用來重組本能的一種有效方法，它是可以在身體、工作與生活環境中帶來計畫性改變的一種自覺行動，你可以利用視覺成像來讓自己的夢想成真。

如果你想要讓自己生病或是健康，讓自己有錢或是貧窮，如果你想要擁有什麼東西、發展特定能力或改變關係，都可以利用視覺成像的方法。如果我們將視覺成像比擬為程式，那麼你就是程式的設計師，生命則是根據你的傾向來編寫的一場遊戲。

為了要使視覺成像法產生效果，我們必須要在充滿能量的想像中，創造出適當的影像或是影片。為了確保視覺成像法能夠出現出我們所預期的結果，必須滿足以下五個條件：

一、製作出清晰、真實和生動的影像或影片，並讓感官經驗到其中的所有細節。

二、確保它就在當下、此時此地正在發生。

三、感受到結果已經被實現。

四、知道（不只是相信）這就是你當下的實相。

五、用愛的能量和伴隨的喜悅來滿足它。

注意一

首先也是最重要的，你要知道自己想要些什麼？你想要獲得的最後成果是什麼？看見你決定的每一吋細節，以及視覺成像後會出現的成果。創造出一張可以引發感覺的圖像，只要有越多的感官涉入而且影像表達得越清楚、清晰，你就越容易達成你想要的視覺化目標。

比方說，如果想擁有自己的房子，可以利用視覺成像來進行結果想像。想像你跟家人住在同棟房子裡，看見所有人（引發聽覺）都在房子附近交談，邀請朋友來拜訪等等。想像剛刷好油漆的牆面，花園裡花朵的氣息圍繞著你（引發嗅覺），你也可以品嘗一杯剛剛才在廚房裡做好的飲料（引發味覺），在屋外你可以感受到午後陽光的溫暖，所有這些影像都會成為你想像中的影片。

你只需要將注意力放在創造於那些對你而言重要的細節上，其他的細節將會隨之發生，無須擔心。比方說，如果房子的位置和形狀對你很重要，那麼請在圖片中明確地創建這些細節。如果窗戶的數量和牆壁的顏色對您來說並不重要，那就別在影像中創建出來。

請勿將達到最終結果的方法也一併想像進去，除非這個方法能引起你最大的興趣。影像本身，也就是視覺成像的最終結果對你而言才是重要的，而不是達到它的方法。如果影像中出現達到結果所使用的方法，你就會讓自己局限在這種方法之中。也許有些其他你並不知道的方法，更為有效、容易、有利，所以你最好只在想像中創造出最終結果，而不去思考如何得到結果的辦法。

例如，如果你決定療癒你的身體，那麼就在想像的影像中看見自己充滿喜悅、快樂和完全健康。不要想像治癒自己的方法。與大腦能夠想像的相比，『我在』使用的方法會更有效率。

注意二

想像結果必須出現在當下。如果在想像中，（舉例）你說「我將會有」、「我將成為」、「我將收到」、「我將會買」、或是「我將要」，這種「未來時態」將成為視覺成像的事實。所以它今天處於「就要」被實現的狀態，明天也是在「就要」被實現的狀態，一年之後，它還是在「就要」被實現的狀態，就算二十年過去還是沒有改變，因為它永遠處於「就要被實現」的狀態之下。記住，你所想像的應該是「現在已經實現了」的完成狀態。

視覺成像會實現你意識的創造，因此，如果你創造出「即將要」（未來式）的話，你將永遠只能在未來才能看見它的實現，換句話說，你的視覺成像將永遠無法落實於當下。因為你一直存在於當下，你將永遠無法得到視覺成像在未來時態中所打造出的結果。

注意三

想像創造的畫面必須呈現已經實現的結果、已經達到的目標。對你來說，這已經是當下的真實。在上面的例子中你會讓自己像已經住在裡面一樣，看到並感受到自己在屋子裡的存在。你在家裡睡覺、工作、休息。你將所有東西都視為真實的存在，並發生於當下。

本能並不善於處理名為「時間」的這種大腦幻象，它不懂什麼是時間，它的理解與反應就像個小孩一樣，如果你告訴孩子「以後」、「明天」、「一星期後」，它們無法區分當中的顯著差異，因為他們的智能還沒有學會創造時間。

這也是為何在視覺成像法中腦海影像必須已經成真的重要原因之一，你已經看見並感受到這影像在真實世界中的具體呈現。

注意四

你還記得「知道（知識）」與「信念（相信）」之間的區別嗎？我之前解釋過這個議題，當你知道什麼事的時候，不要相信它。當你相信什麼事的時候，同時也要懷疑他，因為你並不懂它。

還沒搞清楚？那麼讓我問問你，你是知道自己正在閱讀本書還是相信你自己正在閱讀本書？你的答案是什麼呢？是「我知道我正在閱讀」還是「我相信我正在閱讀」？你現在能分辨其中的差異了嗎？在搜尋與視覺成像有關的資料時，你會發現某些資訊會說：「你需要有強烈的信念」，因為「信念可以移山」。不管你對一件事情的信念如何強大，同時你也要懷疑它。但是當你知道的時候，你就不會有疑惑了。

以另一個例子來說，如果有人現在打電話給你，問你正在做什麼？依據事實回應，你可能會說你正在讀一本書，這個答案你自己知道，但對方只能選擇相信或懷疑你的回答。如果對方現在可以看到你的話，他們會說：「我知道。」

「我該如何能夠「知道」，而不只是相信在我想像中的圖像或影片？」你可能會這樣問。那麼請你記得，在你的影像或影片中，所有的感官都必須活絡起來。知識根源於感官經驗。當感官活躍在你的想像中時，你就能夠知道，而不只是相信。這樣你就可以「知道」。

適當的視覺成像，需要你能「知道」自己腦海中所想像的影像已經在現實生活中具體出現了。如果你還不知道而只是相信，那麼就請堅定地相信。在這種情況下，相信比什麼都沒做更好。

順帶一提，你曾看過有人能讓什麼事物具象成形嗎？好比憑空伸出手就能拿到蘋果。其實你已見識過視覺成像的案例了。

注意五

沒有足夠能量時，視覺成像將無法產生預期結果。當我在此談論能量時，指的並非是物理學的已知定義。「能量是物理系統執行工作的能力」。我所說的「能量」是人類在情感的影響下能夠感受到的某種東西。情緒是本能的反應（因此它是個程式），它會在能量突然被釋放或被阻止時出現。

你能夠回想起來自己過去曾經驗過任何「抬起頭來後嚇壞了！」、「心臟幾乎要跳出來了！」這樣的情境嗎？回想在那個當下把你捉住的那種力量，同時也回想起那些，當你感受到強烈愛意時讓你心煩意亂的那種能量，現在你也許就能夠知道，當我說視覺成像需要能量的時候，我說的是什麼了。

你已經將完全真實與活在當下的影像準備好了。你也知道這張影像代表了你當下的真實，現在你只需要能量就能讓想像在真實的世界裡現身。

允許自己去感受最強大的能量，隨著『愛』的出現，能量也會跟著出現。首先，請允許自己將『愛』展現出來，讓它自然而然地發生。除了允許，你不需要做任何事情，因為你就是『愛』的來源。

在視覺成像法中，影像就好比插入土壤中的種子，隨著情緒升起的能量好比於水，沒有水的種子永遠不會成長為植物。

視覺成像如何進行呢？首先要放鬆你全部的身體與精神，讓『愛』透過身心來展現自我，當你感受到伴隨著『愛』所出現的能量時，將（具有前述所有特性的）影像帶入你的想像之中，你的『愛』展現得越多，視覺成像就會越有效果。

視覺成像的效率主要取決於影像和能量兩種因素。你想像的影像必須像當下出現在你眼前一樣地真實。它必須能顯示出您決定要從想像轉為真實的最終結果。最好想像已經實現的最終結果，而不去想像如何將它實現的方法。請勿限制自己達到最終目標的方法。

視覺成像必須要有能量供給才能夠成真，這就像水對於土壤內的種子一樣地重要，有了水，種子才能夠成長為一棵植物，播種之後種子必須定時澆水，相同的程序也適用於視覺成像法，它必須定期的供給能量。

當你在進行視覺成像練習時，請創造正向的情緒讓你自我內在的喜悅散發出來。情緒透過影像滲透到深處，你看見的是在現實生活當中已經實現的結果。

視覺成像是實現目標的有力方法。如果根據以上描述，在適當使用的情況下，事情將會向著你的目標進行。你要花多少時間多少精力才能讓這個影像成真，端視於你讓能量融入想像影像的多寡。換句話說，最終結果決定於你的情感涉入量。

人類一直在進行視覺成像的創造，即使在睡夢之中。夢中你可以看見視覺成像以非常快的速度成真，幾乎就在彈指之間。經常只要一想到，情境在當下出現。夢境的密度比我們真實物理世界低，因此在那個世界裡想要實現視覺成像，所需要的能量會少很多。

人類總是在無意識中進行著視覺成像卻毫無自覺，也沒有意識到自己的生命其實就是視覺成像的結果。

有時我會碰見向我抱怨自己生命的人。我看見在他們的世界觀中，有著許多的擔憂與負面情緒。這些人因為自己的欲望而受苦，卻無知無覺。許多不快樂的事情發生在這些人身上讓他們苦惱。

這些人非常善於運用視覺成像技術，其中有些人甚至是這方面真正的專家，但是他們只是無知無覺的進行著。他們想像著負面的影像，喚醒了恐懼、憤怒與憎恨相關的情緒。這樣下去，他們的視覺成像會在現實當中創造出何種結果？

值得注意的是，本能並無法分辨出什麼是笑話、什麼是嚴肅的事，所以當你以開玩笑的方式，負面地談論著自己的時候，你也在散發情緒能量，你創造的就是即將在未來成真的視覺影像。

你也許曾經碰過有人玩笑式地說出以下句子：「我老了」、「我真笨」、「我瞎了眼」、「我買不起」、「我負擔不了」，以及其他負面表列句子等等。當你看著這些人的時候，你可以知道他們認為自己的生命是不快樂的，他們身上發生過許多不好的事。現在你也許知道，這些壞運會發生，其實是因為這些人的自我願望，他們自己讓這些想像成真。

因此我建議，當你想拿自己開玩笑時，請用正面的方式。

將想像帶進真實世界的本能並無法分辨玩笑與嚴肅的差別。它總會讓你的想像投射成真，不管這種投射是因為好奇，還是其他。

那些操控教育體制和大眾媒體的人，都懂得運用情感語言的力量。這些人非常瞭解社會影響和視覺成像的力量，並利用這些知識來操縱人類。他們向人們灌輸他們並非完美個體的概念，並在電視、網路和電動玩具中促進暴力、憤怒、仇恨和死亡，所有的這些舉動都會引發人們的負面情緒。與負面情緒相關的負面影像會導致人們受苦，並將自己視為不具價值的個體。

你已經是完美的個體，不管你做了些什麼，你都是自我生命的主宰者，每個個體都是無暇的，即使看待與經驗世界的方式彼此各有不同。不要讓任何人在你腦中植入你並非完美個體的概念，你可以自由的拒絕教育界以及大眾傳播媒體帶給你的這種暗示，他們會提供負面暗示，或者說你渺小、貧窮、必須服務、必須工作、必須存錢，只要你繼續遵奉這種有害的信念，你就會淪為奴隸。

知道人們總是不停的進行想像投射之後，你可以將這種技術發揮在優點之上，你可以將自我視為完美個體，因為在本質之中，你就是一，你就是創造大師。即使你將自己視為不完美個體，其他人也對你灌輸類似的觀念，但事實其實是，你本然已經完美。

我建議你想像並感覺自己散發出自然的喜悅，在想像中抓住這樣的影像，這是你可以想像並留在腦中最慈悲的畫面，除非你要選擇受苦，以下是視覺成像法的一種示範描述，當然你也可以自由地創造出另一個。

我（你的名字）自然而然、沒有理由地感到喜悅。我很高興、喜悅。

我（你的名字）總是充滿歡樂。喜悅在我之內。

喜悅從我身上散發出來，週圍的人都感受到『愛』。

當然，這類描述只是我之前所說的五個視覺成像條件之一。將投射出的影像與剩下的四個要件相結合，將使您的視覺成像效果更為有效。這樣，你將成為一個快樂的人。其他的事情將遵循並支援你的喜悅。宇宙中的一切事物都將進行自我修正，以達成你的視覺成像。

科學證實水會根據影響它的因素，創造許多不同的結構，水分子會根據人們的語言、思想、感受以及情緒，以特定的結構來排序。

請在網上搜尋「江本勝（Masaru Emoto）博士」以及他的著作《生命的答案，水知道（Messages from Water）》。請看看水是如何受到人們講的、寫的、想的、感覺的—每件事情的影響，看看如果有人說出諸如「愛」、「謝謝你」等詞彙時，水分子看起來是如何的美麗、光明、有序。看看如果當「我恨你」、「我會殺了你」這樣的字句出現時，水分子的表現會有多大的差異。

人體主要由水所構成，尤其是大腦。你所想的、所說的、所感覺到的，都會創造出立即且直接的身體反應，尤其在主管程式編輯的神經系統中。你會想讓自己的身體呈現出什麼樣的樣貌呢？

靜受默觀

靜觀（有時會被誤稱為冥想）是讓智能關注於某個概念、想法或思想的一種心理練習法。這個概念可以是一個物件（例如圖畫、人物、風景）、一種想法（好比『愛』、『光』、信任、真實）或是一點思想；或者什麼都沒有。

靜觀是可以擴展生命意識領域的某種心智練習，靜觀練習可以讓人超脫並擴展到智能領域之外。這讓人們得以全面發展，並使他們感受自我意識發展的增進。靜觀的結果可以讓問題消失、可以療癒身體，藉由它所獲得的知識，可以為人們帶來更多的可能與力量。

我經常說「最簡單的答案就是最有效的解決方案」，靜觀印證了這種說法，因為這個練習非常簡單容易又有效，不用任何的準備，每個人只要瞭解這個指導，就可以進行靜觀。靜觀能夠以建設性的方式來影響孩童的心智，如果一個小朋友（即使只有兩歲）知道如何進行靜觀的話，應該鼓勵他們練習。練習靜觀會讓孩子在智慧、心理與身體的成長上，有著更寬廣的發展。

靜觀練習對於每位追求意識自我成長的人而言，都是有益也有用的。身為宗教團體、哲學組織、社會團體或是其他近似團體的成員，並不足以夠成靜觀的障礙。

靜觀具有個別性，它可以提供你意識開展所需的資源。當你成長後，靜觀會自我修正，繼續提供你最好的幫助，這種修正是自然與自動發生的，它可以產生出最適於你需求的結果，這也是為什麼這種心智練習從一開始就如此強大的原因之一。

靜觀具有個別差異，每個練習靜觀的人都會經驗到不同的過程跟結果，因此，拿自己的靜觀過程與成就與他人相比是沒有意義的，除非是為了學習的目的，或只是為了好奇。

坐在舒適的位置上，脊椎自然直立。你可以坐在椅子上，雙腳在地板，膝蓋與腿呈直角，或是坐在地板上，散盤、單或雙盤均可。重點是你應該找出能夠讓你持續幾十分鐘，而不會感到任何不適的姿勢。

如果你喜歡的話這個練習也適合臥式，但臥式容易讓人不小心睡著。如果你選擇躺下，最好不要側躺而是正躺，不用任何枕頭，雙手和雙腳分開，並確保沒有什麼地方會引起身體的不適。

這個練習的最基本說明已經呈現在它的名字裡──「靜」。智能必須保持安靜，不起思緒，也不要入睡。

一般人的智能在沒有睡覺的時候，通常會忙於思考、創造、解決問題、分析資料等等。人類的智能也可以入睡，就像進入開關被關掉的狀態。以上這兩種狀態，幾乎佔據了大腦所有的工作時間。

還有第三種狀態，在這種狀態中智能很少介入，處於全然的放鬆。在這種情境下，智能並不活躍，沒有思緒，也不會處理任何官能刺激。這種狀態會發生在日常活動和做夢的邊緣之間，持續數秒，醒來時你還能記得曾經發生過的事。一方面你會感到自己在夢中，另一方面你知道雖然這還是個夢，但由於日常意識的浮現，你也處於某種清醒狀態之中，這種心智狀態與智能的放鬆狀態相似。

一開始，我們幾乎不太可能讓自己的智能處於靜受默觀的狀態，沒有經驗的人會認為這幾乎不可能辦到。因為人們平常不是在思考，就是入睡。練習靜受默觀的初學者，幾乎都會昏睡，尤其處於平躺狀態時。但是，經常練習的人們可以達到這個目標，因為「練習可以成就專家」。

請閉上雙眼並將注意力放在腦海中浮現出來的思想上。然而，這練習最重要的是，不要跟隨思想的腳步，也不要創造它們，不要去思考，請將注意力放在無思緒的狀態下（但請不要用想的），讓你的智能全然放鬆，隨著思想的生滅與外在感官訊息的起落，讓自己成為某種局外的觀察者。

當你注意到自己正在跟隨著某種思考的時候，就代表你在思考了，讓自己脫離思考的連接，立刻離開它，重新回到鬆坦的狀態。在這種放鬆的狀態中，你會察覺腦中的思想，但你並不跟隨。你完全無動於衷，沒有丁點興趣。

就像凝望著河水一般，你知道水正在流動，因為你在看著它，但它對你而言不具任何吸引力，你只要讓自己別被它吸引就好。

一開始，當你在進行靜受默觀時，也許可以讓智能放鬆個幾秒鐘，然後你會注意到自己開始跟隨念頭，就像被念頭拉住一樣。當這樣的練習持續到某個階段後，你就不會再繼續追隨念頭，注意感官刺激的時間也會越來越短。

剛開始智能會充滿各式起起伏伏的混亂思想。當你持續練習時，想法的數量會減少。感官刺激也會越來越難喚醒智能的注意，你會變得越來越平靜，最後達到僅存一念──「不思考也不關注任何感官刺激」的狀態。事實上，這裡最好不要使用任何具有否定義涵的字眼，最好能這樣想：「我的智能（大腦）完全放鬆。」

當連最後一念都消失時，來自直覺的知識之『光』就可以更清楚地被你辨識出來，乍現之『光』可能會在任何時刻提早出現。某些人，尤其是那些曾經嘗試過類似練習的人，也許會提早看見『光』的閃現。

當進行靜受默觀練習時，聲音也許不是透過耳朵聽到的。這些聲音就像乍現之『光』一般，是來自於直覺的資訊，直覺隨時都在，只是被活動占滿的智能通常無法辨識來自於直覺的資訊。當智能放鬆時，直覺資訊就能夠被辨識出來。一開始我們智能所接收到的資訊，會以上述的『光』或聲音形式出現。

智能放得得越鬆，你就越能注意到來自於直覺的資訊。智能的放鬆越深沉，你越能夠清楚的感受到『我在』會透過直覺，以『愛』與『光』的方式出現，

現在，你還是做著同樣的靜受默觀練習，但與剛開始的情況完全不同，因為它現在轉變成了冥想，當智能不作用時，『愛』與『光』就會出現，然後你會進入冥想境界之中（沒有想法；沒有幻覺），這時候如果你對腦波進行檢查，會出現德爾塔波（Delta 波，某種深沉睡

眠的腦波）狀態。

當智能完全停止活動，但並沒有昏睡時，冥想狀態就會出現。此時我們的智能雖然完全放鬆，但它卻對於心智的運作清清楚楚。我們不可能用理性的方法來解釋冥想的細節，因為冥想狀態超越了智能的範圍。

剛開始的時候，你也許不認為值得去練習靜受默觀，但我建議你定期練習。你練習的次數越多，覺醒（Enlightment）帶給你的改變也就越大，換句話說，你越來越能夠進入覺醒狀態之中。

覺醒是一種智能處於明晰狀態，並且能夠辨識來自於直覺的訊息。知識就像光一樣顯現真理，當智能處於這個光中，它會知道真理。因此，當智能處於直覺知識之光的照耀中，我們就會覺醒。

平靜的智能可以輕鬆的專注，讓你有力量控制自己的生活，這並不是很多人能夠擁有的力量。當智能處於平靜的狀態中，視覺成像會更容易達成，人們也會獲得進入冥想的能力。這是許多神秘主義者追求多年仍然無法達成的狀態。

靜受默觀的練習目地是要讓我們如同脫韁野馬一般的智能能夠受到控制。一般來說，智能通常會因為煩躁不安而難以集中注意力，怎樣可以讓我們浮動的智能受到控制，成了意識自我發展之道的關鍵成就。當人們獲得這種能力時，他們就打開了進入冥想、直覺、心電感應；以及許多能力（一般被視為非凡或奇蹟）的大門。

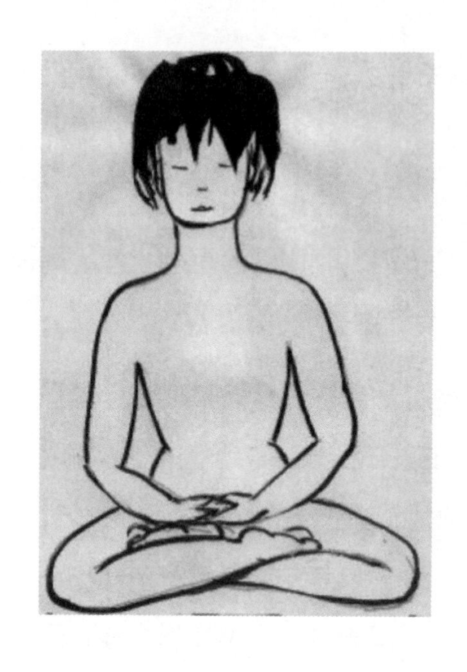

「然後，我經歷了一陣暈眩，淚水不由自主地流了下來。

我被幸福、喜悅和不可思議的愛給淹沒，並與所有的存在合而為一。

我感受到如此大的快樂和輕鬆的心，就像處於另一種真實之內。

讓我這樣說：一般的愛，與我心中湧現的感動之愛相比，實在是太渺小。」

傑瑞克（Jarek）

靜觀『內在喜悅』

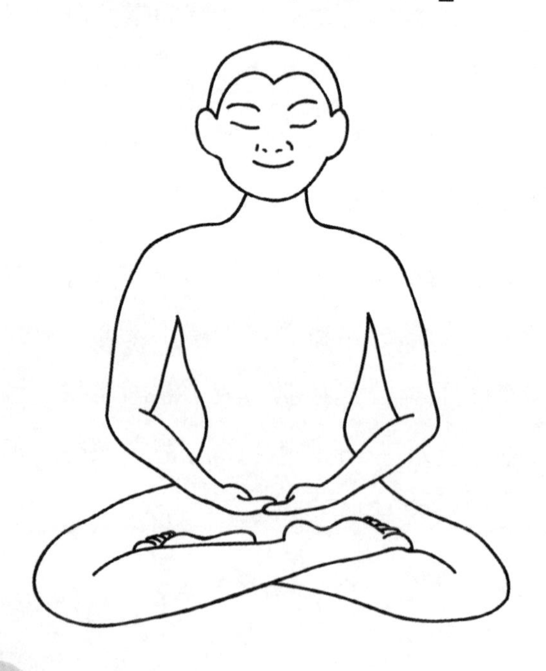

這個練習可以喚起一種真實的喜悅體驗。你可以藉由這個簡單練習以更接近全能者，即「原生狀態者」。當你可以讓自己內在的喜悅真正彰顯出來的時候，就可以到達自然的喜悅狀態，並散發出『愛』與『光』。當你保持在這種狀態中，食氣能力只是伴隨而生的副產品。

人們通常會因為受到外在影響而感到快樂，好比當他們為幸福而感到歡樂時。但如果拿外在歡樂跟內在喜悅相比，內在喜悅則遠遠勝出。

想想吧！你可能經歷過沒有任何理由而強烈的快樂感，不知道原因，它就這樣出現了。你記得這種情況嗎？

閉上雙眼放輕鬆，回到你還沒有煩惱的童年，你可能可以想起那段時間中的某些片刻，當你想到那種快樂，或當你再次經歷到那種快樂的時候，你可以想像內在喜悅的強度其實是更為強大的。

無論如何，你能夠回想起的快樂經驗，只能等同於原生狀態者內在喜悅的一介微小埃塵。

原生狀態者充滿喜悅。這種喜悅大老遠就可以被人們所辨識，他們散發出某種看不見的光，以及一種歡樂的吸引力。你可以從他們身上感受到『愛』。那些人甚至不需要微笑或大笑，他們以一般的方式說話，但你仍然能夠沒有理由地感受到，他們引發出你內在的喜悅與歡樂。

你是否可以想像這種情境呢？你是否曾見過這樣的人呢？答案也許是肯定的。那麼，你是否可以想像什麼是我們本然的內在喜悅？事實上，釋放內在喜悅，是人的本能，你並不需要去創造這種情境，只要恢復到你的原生狀態就好。

以下是一種描述方法，一種示範練習，以幫助你回到出現『內在喜悅』的狀態。

先以輕鬆的坐姿坐下，或是輕鬆地躺下，進入完全放鬆的狀態中。開始時，先放掉所有的思想，就像在靜受默觀中所做的練習一樣。

當身心都平靜下來之後，專注於你內在深沉的喜悅。內在喜悅來自於『我在』的生命源頭，它會透過心智與身體表現出來。

記住，不要創造喜悅，內在喜悅是原生狀態的某種特質。當你不再繼續用不安的智能來遮蔽『我在』的時候，你就可以感受到內在的喜悅。

這也就是為什麼放鬆智能，並讓自己專注於念頭、影像以及感官刺激之外的覺受會如此重要的原因。

這個練習的重點是「允許」，你允許『內在喜悅』自由釋放出來，允許並以感覺等待。不要思考、不要勉強任何感覺，只要允許跟等待，讓你的身體與智能全然放鬆。

你也許會有所感受，但智能無法成功的解釋與理解，這就像如人飲水冷暖自知一般。即使你已讀完了一本厚厚的書也不可能搞懂內在喜悅，你得去經驗。

當『內在喜悅』一出現時，你會馬上感受得到。你將感受到這種沒有任何理由的喜悅的力量，同時你會感受到『愛』。非常可能在此同時，你的眼眶中也會充滿淚水，因為你將再度經驗『我在』——你就在本源之內。

記住不要去創造任何東西，只要**允許**自己去感覺。『內在喜悅』永遠都在，過去在、未來也在。你只需要允許，並將注意力放在感覺上。允許並等待，感覺它，不要創造它，不要思考也不要想像它。要持續練習，總有一天你一定能夠感受到它的存在。

讓你自己的內在喜悅釋放出來，它會以『愛』與『光』來承載你。

觀照自我內在的太陽

這個練習與上面的方法類似，如果你覺得很難感受到自我內在喜悅時，可以先專注於自我內在的太陽。

首先，完全放鬆你的身體。讓智能安靜下來，並讓注意力遠離感官傳來的訊息。以一種舒適的方式坐著。

專注地感受太陽，也就是你心輪的位置。感覺這個太陽如何生長，它的光芒輻射充斥整個胸腔，然後是整個身體，然後是身體之外。你可以感受到一種溫暖、快樂和『愛』的美妙在你內在傳播，並餵飽了體內的每一個細胞。

閉著眼，你看到這股光芒，你可以感受到越來越多的喜樂與『愛』。

你看見，並且感受到這個太陽如何持續擴展，你沒入其中，讓自己成為太陽。

現在，你成為太陽並感受到自我內在的力量，你散發出喜悅、『光』與『愛』。

讓自己維持在這種狀態中，輕鬆的守住它，對於你的身體而言，這是一種完美的食糧，它可以療癒並強化你的身體。即使當太陽撤回你的胸腔（心輪）中心時，喜悅與『愛』依然存在。

有些人會展現出如此強大的內在喜悅，這使得他們的在日常行為中的表現，就像個太陽一樣，他們顯然知道該如何散發出『愛』、溫暖、安全感等等。他們的身體周遭，尤其是頭部附近，可以看見一種光（光環）。這種人的體溫感受可以任由自己的心念控制。

靜觀與視覺成像

讓我們來瞭解靜觀與視覺成像之間的差異，這種兩種練習法需要完全不同的態度去面對。

一般來說，靜觀需要放鬆，而視覺成像需要積極的智能活動。

在靜觀之中，智能應該保持被動，當下只有一個概念，「無思無慮」，進行靜受默觀練習時，你的行為就像是個被動的旁觀者一般。智能停留在安靜與無作為的狀態，但它可以注意到訊息以及直覺與本能靈光的乍現。

視覺成像則是完全相反的動作。智能應該要充分的參與影像的思想、影像的所有想像以及所有感受。

它必須要創造出一個全然活生生的影像，當人們看見它時，他們會相信這就是真的。

同時，智能必須要以情緒的能量來引動本能，發揮它的力量。

能量練習

這是可以明顯提升生命能量的一種練習法。在做過能量練習之後，你會感到疲倦、睏乏與虛弱已經遠離。這種練習會提升身心靈以及人與環境間資訊與能量的流通。

與典型體操或重力訓練相反的是，當進行能量練習時，人們不會抒發身體能量以讓肌肉運動並使其疲勞。

相反地，我們要將能量導引到體內，讓自己身體產生充份的生命力，這對於無食物生活的初步過渡階段格外重要。

能量練習有很多種，較廣為人知的有：印度哈達瑜伽、生命能量呼吸法、中國的氣功與太極、藏密儀式、西方的等距體能練習（isometric exercises），以及不同的視覺成像法，有各式系統以及許多門派、大師都有在指導能量練習。

定期的能量練習會為人體帶來好處。

這種訓練可以讓人體免於疾病、減緩老化，也會比較長壽。即使已達百歲高齡，滿溢的能量狀態與高度的身心素質，會使這些人看起來仍像四十幾歲一樣。能量大師們可以證實這種練習帶給人的許多好處。

許多定期進行能量練習的人會經驗到食欲的減退。

其中有些人，當能量水準達到一定高度之後，饑餓感甚至會完全消失。

在中國的氣功或太極領域中，你都可以發現有人進入不食狀態。

這代表那個人不再會感到饑餓，他們可以幾週、幾月或幾年都不吃東西。這種人將身體保持在完美的狀態中，他們的身體幾乎沒有老化，甚至會出現生物年齡逆轉現象。

對於斷食者或追求食氣、不食的人而言，這意味著，定期的能量練習值得大力推薦，尤其當你處於不進飲食的時期。

能量練習可以帶來許多好處，在許多狀況中，渴望進入食氣或不食狀態的人，如果沒有進行能量練習的話，是無法讓身體保持正常運作的。

想要進行能量練習的話，你可以選擇其中的某個門派，並且遵從他們的教導。此外也有另外一種選擇，你可以自己練習，找出最適合你的方法。這比你想的還容易，想要的話，現在就可以開始。

站立起身，眼睛半閉，專注在自己身上。

首先，感受自己的身體如何對能量的流動產生反應。感受自己的身體，而不是能量的流動，不要將注意力放在動作或是肌肉上。

忘記你學過的氣功、太極、哈達瑜伽或是任何其他的能量練習，最重要的是要安靜、放鬆、並且專注於體內能量流動的**感覺**。記住，你要把注意力放在感覺上，這種感覺是由於能量在你體內的流動所造成，你身體的感受如何？不要注意能量流動，也不要關注身體會出現的動作。

當你將注意力放在能量流經你身體的**感覺**時，你也許會注意到有某些肌肉想要動作，就讓肌肉自行決定自己的動作，只要你能夠持續將注意力放在能量流動的感覺上，就不需要在乎肌肉會以什麼樣的模式來動作。身體會根據自我的需要出現動作，就讓肌肉自己運動。在此同時，你會感受到身體能量的增加。

你可以將這種練習視為一種，感覺的靜觀。

靜觀、視覺成像與能量練習，是人類自我發展道路上的重要元素。定期做這些練習，可以讓人綜合開發自我，思想會變得比較輕盈、更有創造力與平靜感，身體會因為自我修復與回春現象進一步回歸本有的完美狀態。

這些活動會帶來的可能結果之一，就是改變了人與食物之間的關係。你對於食物的需求也許會消失，食物對你而言會變得沒有用武之地。

進行這些練習的人會讓自己成為「高頻振動者」，高頻振動會讓人們自然而然地散發出越來越多的『光』與『愛』，到那階段後，我們就不用繼續討論吃還是不吃這種議題，飲食失去了對於人類的控制權，它們變得微不足道。

如果你決定要讓身體保持在完美的健康狀態，甚至可能不需要借助食物，那就應該定期進行能量練習。

這些練習的結果，可以讓你有意識的引導能量的流動，打造、維繫身體，並且讓身體有力。

這種練習帶給人們的能量與力量感知，是難以用筆墨形容的。

它必須被感受，一旦感受到它的存在，你也許就會渴求這種能量與身體的力量，有些大師可以利用這種能量來殺死、復活、療癒、提供營養，或讓意念轉為物質。

一隻麻雀曾經撞到我房子陽台門的玻璃上。

它可能想要飛進明亮的房間裡但沒有注意到玻璃的存在。撞上門後，麻雀躺在地板上沒有動靜，就像死了一樣。

我舉起麻雀，將它覆蓋在我的掌中，並專注於將生命的能量導引進入它小小的體內。

我感受到『愛』從我體內自然地散發出來。過了一會兒，我感受到這隻麻雀的動作。 張開手，我讓麻雀坐在我的掌中。

然後，我感覺到這隻鳥充滿了活力與健康。

如果我是能量大師的話，我就不需要將麻雀放在我的掌中。

我只需要看著它，就會產生一樣的結果。

身體健康對於斷食或是食氣追求者而言，是很重要的。

斷食過程中最容易出現的現象是身體虛弱，能量練習則是有效的對應方法。記住這一點！為了健康的身體與身心效益，請一定要練習。

聲波振動能量練習

當你自體內發出聲音的時候，你會在不同的區域引發能量的振動。當聲音改變時，可以導致鼻竇、整個顱骨，以及氣管、肺或脊椎等處的振動。

如果你知道什麼是咒語，可能你也正在練習—比方像「OM」，你也許會想要瞭解如何可以用聲音，來活化自己身體。

當你正在練習用聲音來活化身體時，注意自己的感受。振動出現在哪裡？它們如何輻射出來？你對這些振動有什麼樣的感覺？它們愉快、清爽、有療癒感、也有強化感嗎？

以下是你可以學習如何發出適當聲音的一個例子，讓我們將它稱之為「共鳴聲」。

請你舒服的或站或坐，不要有任何支撐，放鬆不需要緊繃的肌肉，自由的進行幾次深呼吸，你可以閉上你的雙眼，放鬆下巴的肌肉，嘴巴微開，不要太大。

現在，當緩慢的吐氣時，發出這種聲音，聽起來它像介於「a」,「o」,「u」與「y」這些母音之間。

每個人發出來的聲音聽起來都會不同，當你碰上了正確的和諧共振時，你會知道——感覺它。

嘗試透過下巴、舌頭、氣管、鼻子以及張開的嘴巴，這些不同的位置來發聲，讓部分聲音（空氣）經由鼻子輸出，並以你的舌頭與氣管來進行調整。

實驗以不同的方式發出聲音。你需要引發明顯的振動。

專注於感覺這些振動，它們出現在哪裡以及它們如何變化？然後，感覺身體哪些區域需要這些振動，並將它們引導到那裡。

它們帶來能量，可以被身體利用。當你的聲音在體內引起共振時，你可能會對你聲音帶來的能量感到驚訝。

你可以修改此一練習。找到體內特定區域的共鳴聲。

例如，專注於你的胸腔並發出不同頻率的聲音，改變發出的聲音頻率，從低到高再反向由高到低。在改變頻率的同時，感受你的胸腔，感覺在什麼頻率下，你的胸腔會達到最大振度。這就是屬於你的胸腔共鳴聲。

對你的鼻竇也進行同樣的練習，嘗試發出不同頻率的聲音，直到在鼻竇腔感受到最大的振幅為止，這次也許多數空氣都會經由你的鼻腔出去，與胸腔共鳴相比，鼻竇腔共鳴的振動頻率會高出很多。

發出的共鳴聲得要比平常說話聲量更大些，讓自己習慣這樣的聲量，感覺看看是否更大聲或更柔軟些可以讓你覺得比較愉快。

冷熱交替淋浴法

洗澡時先從溫水開始，逐漸調高水溫一直到你沒有辦法忍受為止，然後再迅速的將水溫調到最冷，冷到你可以忍受的極限，讓水淋在你身上超過十幾秒。接下來，再改變水溫，先將水溫調整到你可以忍受的最高極限，讓熱水淋在身上約幾十秒。然後再次將水溫調到最你可以忍受的最低極限。

重複幾次這樣的水溫交換，最後以冷水結束淋浴，這樣才能夠關閉毛細孔並活化體內的溫控機制，並且讓你的身體回溫。

這種交替淋浴法可以清潔微血管與皮膚。由於水溫的快速變化，微血管一會兒擴張一會兒收縮，會導致血管內沉積物的剝離，並讓血液再次自由地通行血管。

水溫的快速變化也會導致毛細孔交替擴張收縮。這樣的動作會排出多餘的皮脂污垢，因此不需要使用肥皂或其他洗潔劑，這樣你就不會毒害自己的身體與大自然。

有時我們也會在替代性淋浴的最後過程中以熱水結尾，比方像準備上床的時候，此時甚至於不需要擦乾皮膚，就可以直接就上床。熱水可以讓身體發汗。但在正常的狀況下，我們會以冷水來終結淋浴程式。

大多數的人在以熱水結束淋浴之後會發冷，但是很快的，這種冷會造成體內更高的能量活動。只要將皮膚擦乾幾分鐘後，就可以感覺到身體能量變暖。如果你在淋浴後進行能量練習或是體操的話，這種感覺會特別明顯。或者如果你不擦乾皮膚，直接在淋浴後開始鍛鍊身體，效果甚至會更好。

除了淋浴之外，你可以使用兩個浴缸。一個浴缸泡熱水，另外一個浴缸泡冷水。你交替進入不同的浴缸，先將整個身體用熱水淹沒，持續幾十秒，然後，使用冷水浴缸，進行同樣的步驟。重複這個過程幾次，最後在冷水缸中結束這個程序。

如果沒有熱水時，有時你要有沖泡冷水澡的勇氣。這對你的身體會非常有益，尤其當你感到疲倦，或者出了很多汗的時候。對於很多人而言，這程式也是種可以強化免疫系統的有效方法。然而對於那些總是容易感到寒冷的人而言，也許這並不是最好的方法。

人的生命能量，以及體內的能量流動，影響了人們對於溫度的感受。有著同樣身形尺寸的兩個人，即使待在同一個地方，穿著一樣的衣服，對於溫度也會有不同的感覺。其中一人也許會感到熱，另外一個人，也許會覺得更冷，冷熱感取決於兩人的生命能量以及體內能量流動的不同。

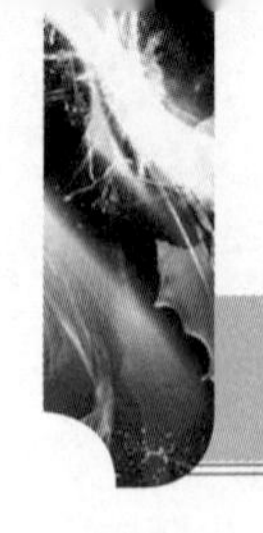

方法

可以讓人們適應食氣或不食的方法，幾乎就跟想要成為食氣者的人數一樣多。以下是某些簡單的方法描述，你可以將這些方法視為某種參考輪廓，因為它們可以提供訊息給你。每種方法都是可以拿來個別書寫或是參加研討會的議題。

以下方法沒有任何一個可以擔保你一定能夠成為不食者，你看到的只是一張列表以及對於某些方法的敘述。

對你而言最好的方法，就是你自己開發與體驗出來的有效方法，盲目跟從其他人的道路，即使是在別人身上成功的方法，也會經常讓你感到失望，而無法使你成功。

自然法。

靈性法（允許你內在喜悅的散發）。

突發法。

勉強法。

阿賈西（Ricardo Akahi）的八日斷食程序。

馬歐（Ray Maor）的十日斷食程序。

楚維雅諾（Victor Truviano）的十一日斷食程序。

潔絲慕音（Jasmuheen）的二十一日斷食程序。

催眠。

交替進食法。

意識飲食法。

嘗試法。

哲學理性（科學）法。

太陽凝視法。

煉金術。

七週斷食過渡法（另闢專節介紹）。

你的自我。

自然法

這方法的名字顯示出人類應該前進的方向。此法的最終目標是將你帶回完全自然的生活狀態。

你在各方面的生活都需要調整，但是，這裡我只關注你的飲食習慣。你可以通過紀律逐漸改變你的飲食習慣，這樣就能符合自然的條件。

這種方法也可以被稱為「飲食改善法」。

使用這種方法的人逐漸改變自己的飲食習慣，以達到食氣或不食狀態。這種方法的目標是讓自己只吃高頻振動食物。

首先你得丟掉微波爐。只要經過微波爐加熱的食品，拿出來後就已經全然沒有了生氣。我猜你並不會想讓自己身體吃下已經完全死掉的食物。

其次，最沉重的（指的是那些消化過程，以及振動方式）食品，要從你的食物名單中去除。當中包含油炸、烤過的食物以及煙燻製品。

再往下，要從食物名單當中剔除穀類與牛奶，以及所有相關食品。有些人會說可以喝優格、優酪乳或是酪乳，因為它們有利於腸道的益生菌。事實上，不吃這些食物其實可以給身體帶來更多好處。許多研究都有提到乳製品對於人體的影響，你可以找到這些資料進行更多瞭解。如果你擔心的是腸道益菌，可以喝一些不含鹽的酸菜汁或黃瓜汁，用你的身體來測試這些食物是否有幫助。

接下來要戒除甜點。巧克力（苦巧克力也一樣）、糖果、飲料、所有含糖、蜂蜜、葡萄糖、果糖以及化學甘味劑的食品，至於不含碳水化合物的天然的甜味劑（比方像甜菊葉）仍然可以使用，如果你的生活真離不開甜食的話。

接下來是減少食物的料理程序，食用原生並保存在自然狀態下的食物，避免以油炸、燒烤、煙燻等方式來料理食物。現在的你已經漸漸減少了食物烹調的機會，你不會再去煮蒸食物。

看看自然界，除了人類以外，一般來說洗滌與分割是地球多數物種處理食物的唯二方法。如果不相信的話請告訴我，除了人以外地球上有哪個物種會在進食前先將食物煮熟呢？

人體可以百分之百適應大自然，自然食物百分之百可讓人體消化，它們可以完美的與你的身體相容。你無法否認這一點，但人們面對自然食物唯一想做的事就是去破壞它。

從化學的角度看來，食物在經過溫度加工（比方像水煮蛋、煮沸的牛奶）之後，已經成為與它們天然狀態完全不一樣的東西了，這是個事實。雖然外表看起來也許一樣，但是化學成分分析顯現出來的卻是不同物質。廚房就是個小型的化學加工廠，自然食品在那邊經過處理成為大自然中沒出現過的人工食品，這些化學產品又被人們吃進肚子裡。

放棄食品加工是人類與自然整合的一個大步。作為自然界的一份子——一個細胞。人體並沒有辦法完全適應廚房裡面的加工食品。這種返歸自然，只吃天然食品的逆轉程序，會帶來非常有利的改變。藉由這樣的改變，人類可以回歸地球母親的懷抱。自然會療癒人的身體與心智。

現在市面上大多數被稱之為蔬菜與穀物的東西，都是基因改造的結果，有些甚至可以追溯到數千年的歷史。當許多蔬菜穀物無法繼續以人工栽培之後，會退化為野菜，並在幾年之後消失。因為他們並非自然的一部分，所以自然會消滅這些外來程式。

自然法的最後步驟是，逐漸的將固體食品轉化為純液體。咀嚼任何植物或是植物的某部分，直到它們變成液體，繼續咀嚼這些液體直到它們的味道改變為止，然後再決定是否要把它吐出來還是吞咽下去。這味道將告訴你，自己的身體是否需要它。

最好不要買果汁，因為它們是化學原料。它們的長相、味道以及化學組成，完全不同於經過自己嘴巴充分咀嚼過的水果所產生的汁液。飲用工業生產果汁會讓你退回精緻食品的路線上。

選擇使用自然法的人，可能得花上幾個月到數十年才能夠達到食氣或不食狀態。這裡面有許多不同的因素，但主要還是取決於自我意識的開展程度。

第一基本注意事項：

當你逐漸從名單當中踢除食物的時候，請確保不要與身體對抗，對抗會產生傷害，與身體對抗就是在傷害它。比方說，如果你沉迷於炸薯條，每週要吃下三公斤，你並不需要馬上放棄這個習慣。除了與這個習奮戰鬥之外，你可以利用紀律來控制。你仍然可以讓自己每個禮拜吃上薯條，但是每個禮拜吃的都比上個禮拜少，好比每個禮拜減少百分之一的量。身體並不會注意到百分之一的改變，並且也能夠逐步適應減少的量，直到最後你可以完全放棄吃薯條的習慣為止。在這過程中，除了線性遞減之外，你也可以用對數遞減來計算每週應該減少的食物量。

你可能會認為，自己的身體並沒有對特定食物成癮 / 渴望的問題。我們可以這樣說，好比幾個月來你都沒有吃過炸薯條，但有一天你也許會經過薯條店，並受到香氣的吸引。然後你可能會感受到自己的唾液分泌、胃痙攣和難以控制的內在饑渴。

在這種狀況下，不要與自己的慾望對抗，因為這時如果你將少量薯條放入口中並徹底咀嚼，將會給身體帶來更多益處。如果不這樣做的話，你可能連晚上做夢都會夢到薯條，你會經常思念薯條並編織著吃下薯條的幻想，這會讓你承受不必要的苦惱。

身體具有很強的個體適應力與彈性，可以承受飲食和其他生活環境的變化，如果變化是以漸進地方式進行並有充分時間讓它適應的話。

小規模的漸進變化雖不明顯，但它所導致的綜合影響可能是巨大的。例如，生活環境從熱帶遷移到寒帶的變化，或減去一百二十公斤的體重。這種重大的飲食改變對身體來說是一個很大的變化。如果你進行得太快時，就會讓自己承受不必要的痛苦。如果你愛自己身體的話，就給它足夠的時間，讓它在沒有痛苦的狀況下適應所有的改變。

第二基本注意事項：

不需要嚴格遵守道聽塗說得來的方法，每個人都是不同的宇宙，在某個宇宙中運作良好並被奉為真理東西，在另一個宇宙卻不見得能夠發揮一樣的效果。所以你可以改變這個程序。感覺與直覺對你的引導會比獲得的資訊更為重要。我知道有人採用所謂的雅特金斯（Atkins'）低碳水化合物飲食法，並以動物脂肪為主食，這些人採用不同的方式來適應戒斷食物成癮的生活。

第三基本注意事項：

使用紀律，而不是自我強迫。什麼是紀律？它是有意識地規劃並且明智地、系統性地向目標邁進。只要有紀律，就不會有爭鬥，因為有『愛』在前方引導，最好能夠區分紀律與爭鬥之間的不同，紀律導致成功，爭鬥則會造成傷害。

在飲食上遵循自然法，注意自己的身體。對於某些人來說，這種自然法可能是有害的，身體會因為虛弱、生病、快速老化而受苦。那些人迫使身體遵循特定飲食習慣，所以讓身體在過程中受到了傷害。你可以很容易的辨識出這種族群，他們的四肢發冷、身形憔悴，生命能量低落，同時在他們身上也會出現對食物的悲傷、壓抑和狂熱現象。

靈性法

所有物質，包括你的身體，都是心智影像或圖像的投影。無論物質是由什麼構成，起因都來自於心智。如果不食開始出現在你腦中，那麼你的身體就會體現出這種狀態。

當採用靈性法時，你應該將主要目標放在拓展你當下所在的意識領域上。你知道不食是意識自我發展的預期結果之一，如果不食在你心智中具有足夠的真實性時身體就會體現出來。

有些人會選擇有利的隱居環境，有些人喜歡身邊有親密的家庭成員，有些人將自己鎖進修道院裡，有些人選擇合格的上師並遵循上師的建議，有些會接受「高我」、天使、大師、監護人或其他非物質化精神體的指導，也有些人會選擇信任自我。

你跟誰在一起？待在哪裡？如何進行這個程序？比較沒有那麼重要。對於追求者而言，更重要的是意識領域的擴大與預期結果的出現。

這就是靈性方法如何可以讓人們適應食氣或不食生活的統論。隨著意識自我發展的增長，人們的飲食習慣和慾望產生變化。

人類逐漸轉向食用對身體造成較小壓力的「高頻振動食物」，人類日常身體對食物的需求逐步減少，直到它有天消失為止。

人類可能會認為自己的生活是依賴『我在』、上帝、聖靈、全能原則、宇宙意識、最高能量、內在力量、真主恩典或梵天等等力量。你可以在這裡提到許多其他的名字，但這是智能所無法瞭解的，只有體驗才能理解它。

最重要的是一如前文所說，專注於你的『內在喜悅』。

允許你的內心喜悅自由散發，讓自己感受到『愛』，看到『光』。一旦你到達這個狀態，就可以完全啟動內心喜悅的生發，你的身體也不會再需要食物或飲料。

事實上，這就是本書最強大的練習。

你的目標之一就是讓自己從最強大的物質依賴（食物）中解放出來，你也知道食氣只是伴隨意識自我發展所衍生出的副產品之一，所以如果你決定使用靈性法來讓自己適應食氣或不食生活，就應該持續專注於自我意識的開展。

突然法

事實上，突然法並不能算是一種方法，因為食氣或不食會突然與在意外狀況下發生，成為一種從天而降的際遇。然而，如果知道什麼情況下會出現這種突然不吃的現象，人類也許就可以藉由行為召喚出這種改變，所以本節所談的方法其實是指其出現的情境。

最常發生的事情是像這樣的，有一天，你身體突然開始拒絕接受所有的食物，這往往會讓人感到非常驚訝。這種拒食感可能會非常強烈，使得人們對於進食厭惡到難以令人置信。食物會讓這些人感到噁心，甚至不管吃下什麼東西都可能在事後出現嘔吐。

突然出現的食氣或不食現象最容易發生在靈性生活者的身上。他們的身體深深沉浸在祈禱、沉思以及上帝神崇拜中，這讓他們的身體完全忘了「必須吃飯」這件事。

無論是哪一種宗教，只要研讀聖人的傳記，你都可以找到描述這些人突然出現食氣或不食狀態的故事。某些人好幾年都沒有把食物放入自己的嘴中，也有「聖人」至死都沒有恢復飲食。

在現今社會中，靈性之道（也就是意識自我發展之路）在地球上快速地傳播，也有越來越多生活在修道院、寺廟或神社之外的普通人突然出現拒食現象。在這些所謂的普通人中，創意工作者往往更容易出現這種意外狀況。比方說，他可能是藝術工作者，或是畫家、雕塑家，這些人會忘我地沉浸在創造的情境之中，從白天到黑夜，他們的念頭一直被作品的思考與創造所盤據，他們所有的心靈能量都被導向作品。一個想要實現自我創意的音樂家或發明家，也可能會以同樣的方式行事。他們不但可以不吃東西，而且也幾乎可以連續幾週保持清醒，同時還充滿活力。

你還記得生命中崇高的愛情時刻嗎？你還記得當時不僅忘了吃飯，還沒有任何飢餓感嗎？其實是因為愛餵養了你，當人類生活在愛情之中時，『愛』就顯現出來了。『愛』會創造生命，當人們允許『愛』通過自己的身心來充分體現自我時，他們的身體就不再需要別的東西。

在某些突然出現的食物排斥案例中，並沒有出現諸如之前所述的不愉快身體反應。相反的，人們只是對食物失去了興趣，他們不覺得飢餓也沒有胃口，這樣的狀態會延續數週、數月甚至數年。

綜合以上結論，你越專注於靈性面時，就越容易鬆動與食物之間的連結。你越讓自己沉浸於靈性的練習之中，就越容易放棄食物。但是，最好不要強迫自己的身體。

一段時間後，之前突然失去胃口的人，可能會重新出現饑餓感。這種饑餓感的重現可能就跟胃口消失時一樣的突然，人們會開始再度進食。

突然（發生）法可以很容易地與病態性厭食症區分開來，厭食症的明顯症狀之一，就是身體的孱弱。突發法則不然，當身體突然出現排斥食物的自然反應時，在沒有多餘脂肪儲備的狀況下，身體應該仍能運作良好，體重也不會減輕。

勉強法

正如同這個方法的名稱所顯示的，使用這種方法時，人們會強迫自己的身體不吃飯，以追求實際斷食的目標。有些人是因為沒有耐心，或者他們只是不喜歡方法，他們喜歡抄捷徑以快速見效。這種類型的人的特徵之一是他們具有承擔任務的堅強意志。一旦下了決定後，他們不會重視週遭環境影響，只是一味往前推進。這樣的行為模式也可以讓在他們追求無食物生活時達到期望的目標。

勉強法實現起來很簡單，不需要任何準備。即使閱讀這本書的時候，你也可以決定放棄食物。「從現在起，我就是個不食者」，以這種方式表述，你只需要在日常生活中實施這個決定。

像這樣做決定的人會相信或知道只要做出決定並遵循決定進行，

就足以成為一名不食者了。實際上，在多數情況下這意味著迫使身體不進食任何食物，這會讓人感到飢餓，如果人在飢餓的時候不吃飯，就是斷食。

這種不食法的成功案例很少，人們一段時間之後得要開始重新進食，不然這個人就是頑固並且在與身體奮戰，這會導致死亡。如果人們在來得及的狀態下重新開始進食，這段時間的經驗將會對身體有益，斷食也許可以療癒那些被認為無藥可醫的人們。

在斷食階段中身體重量會下降，當身體重量持續減到適當體重以下時，就會造成消瘦，如果此時體重仍繼續下降，人們會感到疲倦不堪，多數時間沒有什麼力氣，身體也會越來越瘦的像個皮包骨。

並非每個沒有準備好進行食氣練習的人，都會使用勉強法，如果這個人當下的意識領域已經大到一定程度的時候，放棄飲食只是他們用來確認自己是否已經具備不需要依賴食物的能力。在這樣的狀況下，人的身體會在短期間內自我調適、自我適應這樣子的生活方式。

也有些人知道自己可以不靠食物維生，卻仍然在日常生活中正常進食，他們可以輕鬆的放棄進食，並且身體可以很快的自我調整並且運作良好。

讓我說清楚，以下所描述的「程序」都無法讓你成為一名食氣或不食者，本書並非是經過設計包裝，可以讓你成為食氣者的那種程序說明書。

事實上，我的經驗證明，盲目追隨「程序」的人往往會傷害自己的身體。雖然一開始他們可能會看到自己的努力帶來了進步，但後來他們仍得恢復吃飯狀態，不然自己的身體就會虛弱下去。

只要意識自己（而非別人賣給你的程序）才是自我生命的主要創造者就好，不用聽信他人向你推銷的程序。當然，你可以任隨自己的心意來體驗這些程序，確定自己身心會有哪種反應，並與其他同行者為友。但是在過程中請保持理性，並且不要抱持太大希望，因為你可能會失望。

阿賈西（Ricardo Akahi）的八日斷食程序

網上可以找到關於這八日程序的詳細說明，你可以直接向本程序作者索取資訊，請洽詢阿賈西官網：ricardoakahi.com.

馬歐（Ray Maor）的十日斷食程序

網上可以找到關於這十日程序的詳細說明，你可以直接向本程序作者索取資訊，請洽詢馬歐官網：ricardoakahi.com

楚維雅諾（Victor Truviano）的十一日斷食程序

網上可以找到關於這十一日程序的詳細說明，你可以直接向本程序作者索取資訊，請洽詢楚維雅諾官網：ricardoakahi.com

潔絲慕音（Jasmuheen）的二十一日斷食程序

注意！除非你已經完整閱讀過原本說明並經過深刻的思考，請勿輕易嘗試二十一日斷食程序。如果你在沒搞清楚狀況前就開始嘗試的話，這程序也許會危及你的生命。以下說明，並不足以讓人安全執行這種斷食程序。我會將此程序放在這裡的原因，只是為了讓大家知道有這個訊息，雖然（基於安全的考量）潔絲慕音希望我刪掉它。

你可以在潔絲慕音撰寫的《食氣者—以光維生（Prana Nourishment - Living on Light）》一書中，找到由廈門哈雷（Charmaine Harley）所寫的「二十一日程序」的詳細說明。潔絲慕音來自澳洲，她以普拉納為食並提倡「神聖營養」計畫以消除地球上的健康 / 飢餓議題。到目前為止，這是對食氣有興趣的人最普遍知曉的方法。潔絲慕音女士自二十世紀末開始就一直在推廣二十一日斷食程序。後來，她在第三本出版書中介紹了一個更簡單和更安全的長期方法：「上帝的食物」。

二十一日斷食程序被分為三個部分，每部分七天。在第一個星期，人們不吃也不喝，就像乾斷食一樣。當人還沒準備好時，這舉動對身體來說可能是危險的。除了恐懼之外，主要的問題是身體可能脫水過度，並導致死亡這種不可逆轉的變化。

第二週開始，人們可以喝水和百分之二十五的柳橙汁（三份水 + 一份果汁）。第三週起，除了水之外，人們可以喝百分之五十的柳橙汁。

液體消耗量取決於渴感與其他因素，雖然按照一般的說法一個人一天最少要喝下一點五公升的水。嘗試這種程序的人們，也可以改喝其他果汁。建議你在進行這個程序時，保持獨自生活並遠離文明。在理想條件下，每天最好都有朋友對你進行短暫探訪以防萬一。這段期間將會出現身心淨化現象，試驗者應該排除電視、噪音、煩惱、日常瑣事、電腦等等活動，並讓自己的目光專注於靈魂領域與心態歷程上。

透過對於食氣追求者的觀察，讓我得到一個結論，這群人中有大多數會將二十一日斷食程序視為一種可以幫助人們成為食氣者的神聖、奇蹟入門法，我認識一些嘗試過二十一日斷食程序法的人，他們當中有些人藉由這套程序體認出食物其實並非生活必要品，但我卻沒有發現過任何人曾因為這套程序成功轉化為食氣者。

事實上，二十一日斷食程序並沒有讓人們轉變為呼吸者。從技術上來說，它是七天的乾斷食加上後續十四日的果汁斷食。它是一種可以淨化身心的強效方法。進行此練習時，請將這段時間奉獻給靈魂世界，以更有效率的方式來淨化自己，就像其他的斷食練習一般。

二十一日斷食無法讓還沒有準備好，也就是意識領域還沒有充分擴展的人們成為食氣者。但我的觀察證實了，此法奉行者可以在一段時間內強迫自己的身體幾乎不進任何食物。

許多人描述二十一日斷食程序對他們而言是一場非常不同的體驗，有些人們毫無感覺，除了不吃東西之外，他們仍然繼續過著之前的日子。其他人深刻地參與了這個程序，並讓它成為生命中最大的靈性改變事件。有些人在那段時間開始與非物質個體進行接觸。每個人的經驗都不一樣，所以同樣的實驗，每個人會產生的立場角度都不會相同。

催眠

催眠是改變本能程式的工具。某些本能程式定義並體現了身、心和外部物質（食物）間的聯繫。對於一般地球居住者而言，這些程式帶來生物進食的需求。某些被定義為營養的特殊物質，需要適時適量地提供給身體，身體才能夠正常工作。

本能程式可以修改或刪除。渴望成為不食者的首要目標就是要改變本能程式，改變目標如下：不管是否有食物，身體都能持續正常工作。

經驗豐富的催眠師，會因個別狀況的不同，選擇不同系列的催眠指令。催眠指令可以修改負責食物與身體關係的本能程式。在這種情況下，效果取決於人們對於催眠的反應。

這種達到不食的方法是有風險的，還沒有經過充分的研究。主要應該注意的是，有害的催眠指令可能會出現並且被本能接受。在催眠期間，本能可能會像乾海綿碰到水一樣地吸收所有指令。每個催眠指令都可能會對本能的功能造成重大改變。

值得記住的是除了催眠師下達的指令以外，催眠師的行為、情緒、環境因素、外在聲音與其他因素可能也會構成某種指令，對你造成或好或壞的結果。

這點你並無法事先知道。

基於這個原因，為了不要造成你心理無預期的改變，我並不推薦使用這種方法。藉由催眠讓本能快速改變，會造成人們生活的變化並可能帶來痛苦。視覺成像法是可以用來改變本能的一種較好方法。

催眠可以適用於食氣或食氣過渡期，並使用於生命受到威脅或過久沒有食物的情況下，好比一群人在山上迷路、戰爭期間食物長期不足或大規模的自然災害等等，這時就可以採用這種最不具傷害性的方法。與其讓那些人擔心餓死，不如藉由催眠讓那些人不要感到飢餓。

交替進食法

在你開始進行交替進食之前，請減少每天的用餐數量。例如，如果你每天進食五次，就減少到四次。接下來，當每天習慣四餐之後，再減少到三餐。持續這個程序，直到你每天只吃一頓飯，並對此感到滿意。

接下來你要做的是每兩天進食一次。今天你吃，明天你斷食，後天你吃，大後天再斷食。進食頻率為：吃、斷、吃、斷、吃、斷（吃：一餐用餐日，斷：斷食日）。過了一段時間後，這種飲食頻率會成為常態，你可以適應得很好，每隔一天才會感到肚子餓。

接下來你要做的是每三日進一餐，今天你進食，明天與後天斷食，進食頻率為：吃、斷、斷、吃、斷、斷、吃、斷、斷。當這個頻率成為一種自動常態之後，你就再增加一天作為斷食日。如此一來，你每隔四天才吃一次：吃、斷、斷、斷、吃、斷、斷、斷、吃、斷、斷、斷。

請注意，在吃飯日的那一天，你應該吃的份量不應該超過你正常吃飯時的用餐量。所以在四天期程中碰到吃飯日時，你當天的餐量不應該超過你在正常用餐狀態下一天的餐量，不要一天吃下四倍的食物量。

遵循這套程序下去，你會到達每週只吃一餐，甚至更少的狀態，好比每月用餐兩次。記住，在進食過程中的長時間咀嚼以及與唾液混合非常重要。不要因為突然性地快速吃飯、吃太多、或是吃下造成消化負擔的食物而傷害消化道。

當你每個月只吃幾次時，你有可能會忘記了吃飯日。如果不感到飢餓的話，你可以省略跳過它，這樣可以連續進行兩次斷食週期中間沒有吃飯。如果從一開始你就將這種禁食稱為不食，你可以說你正在延長不食時間。

練習這種替代方法時要小心，因為它可能會轉變為飢餓。無準備的延長禁食期會引起消瘦與其他有害結果。當你注意到你的身體挨餓時，請縮短你的斷食期。改變方法並試圖擴大你所在的意識領域，將主要重點放在釋放內在喜悅之上。

嘗試法

你也許會決定要隨意挑個時間開始進行食氣或不食練習，只是要試試看這方法是否有用。這個決定也許但也不一定需要進行準備。一旦開始後，你要觀看並感覺自己的身心狀況，如果身體功能運作良好的話，你就可以將自己視為是一名不食者。然而，如果有症狀顯示你無法度過沒有食物的日子時，你就需要復食。如果你繼續將這狀況持續下去的話，就是在勉強身體不要進食，這會形成斷食或挨餓。

回到吃飯狀態，重新打造並強化自己的身體，當你感到自己的身體又再度處於完美狀態時，你可以再次讓自己嘗試成為不食者。這次你已經做了更多的研究，也做了更好的身心練習準備。

你再度出發，這是你第二次嘗試成為一名不食者。這次也許也會出現同樣的狀況。在不食一段時間後，你發現身體出現挨餓現象。這時再度恢復飲食以再次重建身體。你已經有了更多經驗、也學到更多了。你可以做更多研究，以更好的方法鍛鍊自己，並在之後重新來過。

你可以多次來回嘗試，每嘗試一回，你也許都可以健康的在無食物生活中待更久一點。每次嘗試後，你都會有更多經驗，也更能夠有效率的知道如何鍛鍊自己。如此，未來你將可能成功。

哲學理性

這種方法也可以被稱為是「科學」法，使用者找尋資料並且進行理論研究，然後跟著練習，也因此，我反而寧願將這種方法視為其他方法的附加手段。許多對於食氣或不食有興趣的人會藉由書本、網路、研討會、與斷食者交談、找尋科學期刊等等方法，尋找所有可用的資料。

在這種方法中，食氣或不食這議題變得像是一種科學研究與哲學討論的題目，最後目的是要產生試驗性的結果。

哲學與科學活動的主要目標，是藉由證據讓理智全面瞭解人類如何可以不依賴食物為生，第二目標則是要打造出可以讓個人適應無食物生活的最適當方法。

人們使用哲學理性法來分析事實並進行研究，會比直覺感受更為重要，根據我自己的觀察，斷食與實現食氣或不食之夢對於這些人而言是非常困難的。我有注意到這種純理性的方法對於斷食不食研究者而言是個嚴重障礙。

即使如此，我相信在未來人們可以使用所謂純粹科學的方法讓自己經過手術或藥物治療來達到食物解放的目的。基因學家、神經學家、資訊學、量子物理學家等其實已經在檯面下為這主題努力很久了。

太陽凝視法

太陽凝視法已經有上千年的練習史了，主要出現在每天可以看見太陽在地平線升起的地方。

在這種方法中我們凝視太陽，同時赤腳站在地上。這個練習可以同時治療身心，經過充分練習後，太陽凝視法可以讓人們保持完美健康、良好心情並處於高階振動的生命能量狀態中，地球與太陽能量是這方法的治療因素。

當人們可以感受到來自於地球與太陽的高階能量後，會出現以食氣為副產品的狀態，幾乎每一位練習太陽凝視法的人身上都會出現食氣反應，即使是那些不相信的人也一樣。開始練習太陽凝視法後，通常到了第七個月食量會顯著減少，如果持續練習的話，只需要三個月就會出現這種現象。

第一位讓這個方法在現代廣為人知的人，是來自於印度的希拉·拉坦（HiraRatanManek）。在他的網站（solarhealing.com）中，希拉·拉坦描述了太陽凝視法的練習程序，網頁中也有與太陽凝視法相關的論壇。

以下是對於希拉·拉坦太陽凝視法的簡介。每天早上，當太陽升起時，你應該凝視太陽中心，赤腳站在地上。第一天練習時，最多不要超過十秒，第二天與接下來的日子裡，每天都比前一天多凝視十秒，如果你每天都利用這樣的方法練習凝視太陽的話。第一個月之後，你將會到達五分鐘的凝視時間，九個月過後，你凝視太陽的定力將能到達四十四分鐘，這是太陽凝視的最大容許時間值，絕對不要超過這個時間。

這個方法的第二個重要動作，是每天至少花四十五分鐘赤腳步行，即使當你沒有凝視太陽時。

整的來說，如果你每天練習凝視太陽，這整套程序將花上九個月來完成，在那之後，你就不需要每天繼續凝視太陽。甚至要建議你不要再持續每天練習，你可以偶爾做做練習以維持自我充足的高階能量，你要凝視多久，要依你的需求、天氣與生活形態而定，建議你每天仍持續進行赤腳走路練習。

如果你住在一個無法每天看見日出與日落的地方時，這整套程序也許會花上更久的時間，假設你錯過了幾天的練習，請勿延長下回練習的凝視時間，如果你中間有段比較長的時間沒有練習（好比幾個禮拜）的話，請縮短下一回合的太陽凝視時間。

為了保護自己眼睛，非常重要的是，要在太陽升起一個小時內與日落前一個小時內，完成太陽凝視的練習，這也意味著我們不應該在白晝中凝視太陽，尤其不要在中午。

我希望以下這個警告夠清楚：**強迫自己眼睛在非日出、非日落的**

其他時段中，進行太陽凝視練習，可能會對視網膜造成傷害。如果沒有讓眼睛逐漸試著適應這練習，而是一開始就花了太長時間來凝視太陽的話，也許會灼傷眼球的細緻組織，就算之後還能看得見的話，由於灼傷所帶來的影響，也會讓眼睛以後看到每樣東西時中間區都會看到黑點或破洞。

在醫學上這種虹膜傷害是無法痊癒的。

另一位提倡太陽凝視法的人是瑜珈士烏瑪桑卡（Sunyogi-Umasankar），他發現了一個可以直接從太陽那邊吸收能量的方法，可以消除人們對於食物、飲食或睡眠的需求。借助這些能力，烏瑪桑卡在身無分文的狀況下，在印度步行了六萬兩千公里，並將這方法教給他人。

根據他的教導，第一次的太陽凝視練習，要在日昇或者是日落的那個片刻開始，第一次凝視應該在短短的時間內做完，接下來逐步將時間長度增加。如果直接凝視太陽，會讓眼睛感到目眩的話，我們可以將焦點擺在太陽上方一點點，定期練習是非常重要的。順帶一提的是，人們常常會在無知中犯下使用太陽眼鏡的錯誤。但是如果你還沒有練習過太陽凝視法，碰到太強的光線刺激眼睛時（好比電焊、在雪地中步行時看見雪山反射日光、或在海灘上，或是開車面對太陽太久時），建議你還是要用暗色鏡片來保護自己的眼睛。

在晴朗白日裡使用太陽眼鏡，通常會造成生命能量的衰減，進入眼睛裡的陽光，是讓個人身心自然程序可以正常運作的基礎，這主要與我們的皮膚、松果體與腦下垂體功能有關，如果病患願意停用太陽眼鏡，並讓日光進入眼睛和皮膚時，許多臨床疾病都會隨之消失。

值得記住的事，太陽是太陽系中給予所有行星生命的父親，當一個小孩與父母的接觸受限時，他的感覺與發展會如何呢？

煉金術

在所有斷食法中，服用化學藥品具我所知是最有效的方法，在這種狀態中，「不食」是身體的光 / 能量系統被強力啟動後所產生的副作用。

煉金藥物已被人類使用了上千年，它們有著不同的名字，比方像，馬娜（MANNA）、哲學之石、聖杯、印度灰、金之白粉、奧姆（ORME）、歐瑪斯（ORMUS）。多數狀態下，它們是以粉末的形式存在，它可以是單一的化學成分，或者混合了以下這些成分中的某些部分，如：金、銠、釕、銀、銅和汞。煉金術士所使用的並非是它們的金屬形式。例如，金在液態下看起來像玻璃，而研磨出的粉末是白色的。如果使用上述提及的煉金藥品名稱來搜尋網頁的話，你可以找到更多相關資訊。

對於可以療癒身體與恢復生命力量的神秘物質的描述。通常會以符號形式的語言出現，並可在聖經、吠陀、古蘭經、埃及文和煉金術書籍中找到。這種物質只用來提供給那些經過長期精神 / 靈性研究和實踐並在過程中做好準備的人。當然，沒有準備好的人如果吃下這些東西時，反而會引起瘋顛或死亡。

以下是將煉金藥品應用在食氣適應狀態的某種可能程序描述。首先，準備充分者需要齋戒沐浴九天，從第十天開始，服下根據配合設定目標而仔細調配出來的藥粉或藥液，每日服用，約一個月左右（根據服用藥物成分與組成的不同）。四十天後，這個人的身體就不會再需要任何食物，如果身體仍然需要食物的話，它的需要量也會逐漸減少，直到幾個月之後，這個人再也沒有任何食物需求為止，從此這個人將不再會感到饑餓。

在這過程中所做的靈性練習，會強烈地啟動光 / 能量系統，也會進一步引動神經與腺體。藥粉與練習也會導致大腦活動快速增加，尤其是松果體和腦下垂體。這一切都會帶給人很大的變化，服藥者對於世界的看法、理解力、溝通力、技能等等都會受到影響，但也不僅止於此。

對於大多數或還沒有準備好的人而言，要以煉金術來求進化之法就像是一張單程票之旅，你幾乎無法逆轉已被啟動的光能系統。理論上來說，在逆轉程式結束之前，人們有可能會死於瘋狂或精神疾病。

非物質感官經驗的過度強化，會導致嚴重的痛苦，使用者會收到許多資訊。他們所見所感有部分就跟嗑藥後的精神狀態一樣，但兩者之間仍有很大的不同，其中有個有趣的點是，這些人可以比一般人更容易達成視覺成像法。因此，在個人恐懼感中所出現的幻象，也會在真實情境中出現並創造出危險的局面。

從一九九五年開始，大衛·哈德森（David Hudson）就開始在公開演講中談論自己所發現的某些藥粉。這些藥粉屬性符合煉金術士使用的神秘物質的定義。他與其他人所做的研究證實了這些物質可以在個人身心上製造出某些非凡性與效果。你可以在網站上買到金之白粉、奧姆等藥品，也有個別販售者與公司在銷售這些產品。然而，我會建議你不要服用它們，除非你真的知道內容物什麼是。其中有些產品可能含有重金屬，所以可能會毒害人體。

意識飲食法

意識飲食（ＣＥ）法是最有效的斷食法之一，對於渴望不吃飯的人而言，意識飲食法可以滿足身體適時適量的進食需求。

意識飲食中最重要的行動，就是去**感受**你的身體與心靈反應。這是意識飲食法的關鍵，將全副心力都用來感受自己的身心反應，而**不是**放在眼前準備吃下的食物上。以下是意識飲食法的步驟說明：

讓我們假設你感到餓了

一、暫停一會兒，放鬆你的身心，並問自己：「這是什麼？」現在，**感受**答案，**不要**思考原因。感覺越多，大腦活動就越少，你會越能夠有效地理解自己的身體語言。所以，請感覺答案，別思考了。

此時，飢餓感會可能消失。這就是該結束意識飲食法的時候。

另一種可能，是過去的記憶或情緒——被阻擋的情緒、被否認的感情、被遺忘的情節等等，會開始出現。當這些記憶或情緒剛開始被本能推出表面時，它們會被定義為飢餓。這是由於本能的自我防禦機制所造成的。這種機制會將有害的數據與程式，送到腦中尋求解決方案。當這種機制開始啟動時，人們首先會感到飢餓。這也就是為何當你肚子餓的時候不該先盲目地吃飯的原因，相反地，請暫停一會兒，放鬆並感受自我的身心反應。如果你沒有等待與關注身心反應，只是直接去吃飯，這種自我防禦機制會被終止。有害程式將持續存在於你的本能中。

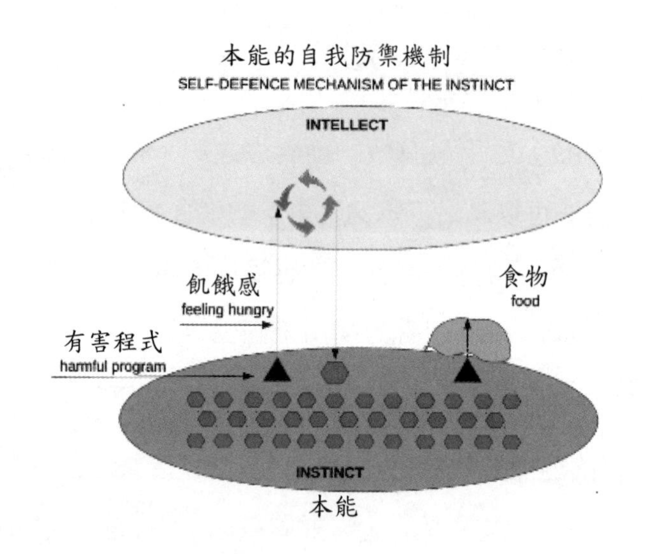

二、你仍然感到飢餓嗎？沒有過去的記憶、沒有感覺、沒有情緒出現，但飢餓感依然存在。這時進入下一步。自問：「我想吃什麼？」然後掃描不同的食物清單，感覺一下什麼食物對你最有吸引力。找到它並想像它在你的嘴巴與胃裡的感覺。

再問一次：「這是什麼？」，並感受答案。如果飢餓感消失的話，你就可以停下來。此刻在腦中可能會浮現出一些可以幫助你瞭解自我的影像或重大想法。

讓自己沉浸在其中，讓它們全然地通過你，以全部身心來領會它們，這樣你就更能夠了解它們與什麼有關。當它們離開了以後，這些情境就不會再讓你感到飢餓了。

三、如果身體真的需要食物，你所感受到的飢餓感就不會消失，所以讓我們繼續進行意識飲食法的下一步。

接近你身體想吃的食物。有意識地，感覺自己在全部過程中的身心反應。當你接近食物時，專注於自我的感受上，用你的手來拿取食物，看著它、聞一聞、吃下它、緩慢咀嚼與吞嚥。

全程感受自己的身心反應，不要注意食物。

繼續在腦海中問自己「這是什麼？」，答案可能會隨時出現，飢餓感也會隨時消失。如果什麼都沒發生的話，請繼續下一步。

四、現在你坐在讓你覺得飢餓的食物面前，因為你的身體需要它。慢慢地拿一塊食物，全程觀察自己的每個細微動作和身體反應的感覺。把一塊食物拿到鼻子前面聞一聞。讓自己享受這氣味，問自己「這是什麼？」並讓自己的感覺向問題的答案開放。你需要感覺它，而不是通過思考找到答案。這時可能會再次出現同樣的狀況，你的飢餓感可能會消失，或者情感、影像、過去的記憶會出現。如果沒有的話，就請繼續下一步驟。

五、現在咬下食物，讓食物保持在口中，沉浸在感受裡，感受整個身心的反應。**感受、感受和感受**，觀察而不要思考。

六、接下來，非常重要，長時間咀嚼，不要少於兩分鐘；咀嚼時間越久越好，在極端情況下甚至可以花上幾小時，但通常來說三到六分鐘就足夠了。**只有**當食物已轉為液態並而且味道已經改變之後，才可以吞下肚子。記住，你所咀嚼的食物味道會改變一次或多次，不要在味道改變前吞嚥它，否則就不符合意識飲食法的程序。感受、感受再感受，觀察而不要思考。咀嚼時，你可能會開始感到味道噁心而不想吞下這食物，如果這樣的話就將它吐出來。

七、以這種方式對每一口食物進行觀察程序，直到你感到自己飽了為止。這樣做可以讓你確保身體的真實需要有被滿足。透過意識飲食法，你有意識地經驗所有進食程序。這個過程從飢餓或渴望開始，當你持續進行意識飲食法時，你會發現它的真實面向。你不會強迫身體吃下它不需要的東西，對於身體的最好的照顧就是提供它真正所需，符合它需要進食的時間與滿足適當的數量。

藉助於意識飲食法，你會有意識地成為不食者，不用去奮戰或擔心自己誤解，也不會犯下錯誤。你正在發現身體、外界事物與心靈之間的真正關係。當食物終於在這個關係中停止發揮作用的時候，它的存在自然會變得無用，你將因此從這場名為「地球生命」的遊戲中出局。

有意識的飲食，有意識的睡覺，有意識的說話，有意識的 ...，都將使你更有意識，並會擴大你所在的意識領域。當你充分展開這種練習時，你將不會有更多的問題，因為你會真的知道。

接下來，如果你想成為一名食氣者、想要不靠呼吸維生、希望自己不受溫度影響等等，你想怎樣都可以隨心所欲。

遵行飲食指南

記住這一點。

不管你是在何時遵循哪種飲食指南，你一定都會傷害自己的身體。根據飲食指南來選擇食物，意味著你聽從自己對於飲食與食物的信念，而不是根據自己身體的真正需求。

與其遵照飲食指南建議，還不如遵循身體的真正需求。

飲食狂熱

有些人是如此受到飲食信念的控制，他們準備捍衛自己的信仰，至死方休，這些人甚至會將所有不願分享他們信念的人視為壞人。

你的飲食無法使你成為好人或壞人，只有你的判斷才會使你在想像中，創造出壞的人或是好的人。判斷是基於恐懼，恐懼是基於信念，信念＝缺乏知識。

你的自我

每個人都是不同的宇宙。如何才找出一個適用於每個人的方法呢？你相信有人能為你做這件事嗎？對你而言，最重要的方法就是你自己的方法。它可以包含或不包含上述我們提過的所有方法。你要用手上所有的資料與個人相關經驗，找出最適合自己的方法。

有些人喜歡系統性、緩慢與耐心的工作，有些人喜歡立刻取得成效，即使使用強迫手段。還有些人使用中間路線，有些人寧願關注在靈性層次，有些人「必須」要有證據，因為對他們而言一切都必須符合邏輯，其他的人也許會將思想與心智結合在一起。

知道各式各樣可以讓人體適應無食物生活的方法，也許可以讓你找出適合自己的路徑。舉個例子來說，你的方法可能包含改善飲食（自然法），同時，你會花更多的時間進行心智練習（靈性法），你意外發現自己可以輕鬆地隔日吃飯（替代法）。你也決定更有意識地吃飯，以便在正確的時間和數量上供給身體需要的物質（意識飲食法）。你對相關事物進行研究與沉思、參加會議和討論群組、大量閱讀等（哲學理性法），此外，你定期凝視太陽並赤腳走在地面上（太陽凝視法）。在斷食階段，你服用金之白粉（煉金術法）。

當進行越來越多的練習時，你也許會覺得自己的方法一直沒有按照計劃出現預期的結果。在這種情況下，你只需改變方法。做一個不同的同時也是屬於你自己的方案。你所使用的方法並不需要固執不變。最重要的是，當你在經驗的同時，也在朝著目標前進。

我已說明了一些追求無飲食生活的人可以使用的方法。讓我再強調一次，每個人都是不同的宇宙，都有自己的道路。與他人相比，你成為食氣者的方式是不同的，與其跟隨別人，你可以利用以下建議來製定出屬於自己的方法：

本書或其他出版物中提供的資料；
人們在網路論壇上分享的經驗與資訊；
聖人和不朽者的傳記；
從食氣、不食與斷食者的訪談紀錄片中找到的建議；
修正版的七週斷食適應性法，描述如下。

七週斷食過渡法

辟穀（不食）一詞來自於中國，「辟」意味著閃避，「穀」代表稻穀、食物。辟穀的現代含意被人視為食氣、斷食、不食或是間隔很久才進一點點的食物。

在中國，當我和對於辟穀（不食）有興趣的人聊天時，我注意到這個概念本來就是眾所周知的。中國人對於斷食並不感到奇怪，對於相關話題也有很大的興趣，但他們對它卻不甚瞭解，如何可以適應無飲食生活的相關資訊也不多。

當我與對於辟穀有興趣的人聊天時，我被要求詳細描述自己如何做到食氣的「個人方法」。跟我聊天的人讀過《無食物生活方式》一書，其中我描述了各種讓身體可以適應無飲食生活的準備方法。在那本書中，我強調過並沒有什麼普遍性的方法，因為每個人都有自己的食氣之道。

然而，他們仍然鼓勵我說出可以指導人們成為食氣或不食者的方法。

一方面，我知道，也強調每個人都是不同的個體，因此並沒有所謂可以讓每個人都可以適應食氣的有效方法。另一方面來說，我看見想要成為食氣 / 不食者的人們，真誠地想要尋求可以幫助他們達到這個目的地的方法，所以以下我將說明一種可以幫助身體適應食氣或不食的方法建議，你可以因為不同的原因修正這種方法。首先，它並不完美。其次，個人生活環境不同，第三，你得自己感覺有哪些說明適合你，又有哪些不適合。

有可能你無法滿足以下所說，讓身體適應辟穀的所有條件與狀態，對於這個問題你並不需要擔心。我建議你在可行的層次上，為自己提供適合自己的最佳條件，盡可能有效率的做好準備。換句話說，盡你所能，其他的就不用擔心了。

無論你採用哪一種方式，你應該要先想想最重要的事。理論上來說，你會成為一名食氣者，純粹是因為你所下的決定，所以無須任何的準備或適應。在實踐中，你卻永遠都無法判斷，因為每個人都是不同的世界，每個人都有自己的方法，並且都與他人的道路不同。

你對於真實的自我覺知得越清楚，對於物質世界的需要與追求也就越少，因為你知道事物是自心的投射。如果你覺得自己懂得還不夠多，請進一步閱讀「七週斷食過渡法」。但是，請注意這只是資訊。

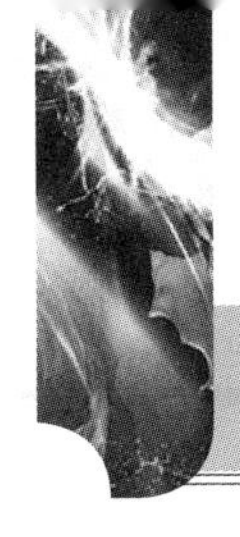

七週斷食過渡法

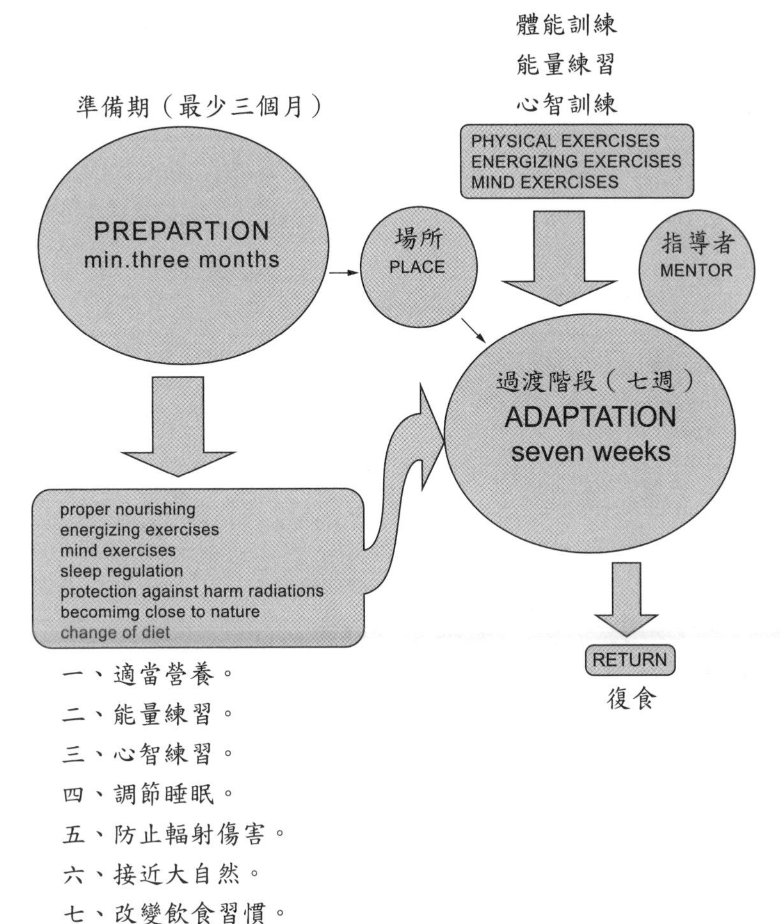

一、適當營養。
二、能量練習。
三、心智練習。
四、調節睡眠。
五、防止輻射傷害。
六、接近大自然。
七、改變飲食習慣。

我會清楚說明如何讓人體適應無飲食生活的系列方法。

這個方法適用於具有清楚感知力、有能力確知自己在這條路上是否可以走到底，也知道何時應該叫停的族群，這樣你才不會對自己的身體造成傷害。如果你決定要採行七週斷食過渡法，你得為自己的決定負責。

我的建議是，當你已經有充分斷食經驗時，再來進行七週斷食。充分的經驗意味著你至少已經經驗過三次或以上的斷食，每次三週，每次至少間隔三個月。

之前你是否輕鬆地度過了斷食階段？三週後你的感覺還好嗎？你是否覺得自己可以進行更久的斷食以體驗斷食帶給身心的更多好處？

如果你的答案是正向的，你也許就有潛能，可以讓自己經驗更長期的無食物生活。

七週斷食過渡法需要具備某些健康相關條件，如果你有以下身心狀況的話，請勿嘗試：

體內有裝心律調節器、器官維生儀器或人工器官。

身體器官經過移植（長期斷食可能會造成排斥效應）；

需要服用減少免疫阻抗藥物的人；

肥胖；

消沉；

精神疾病；

患有重症，導致患者的生命能量處於非常低階的狀態中；

需要持續看護、透析、手術或其他處理的疾病，沒有處理的話健康可能會出現嚴重惡化；

電子設備上癮（如手機、電腦、電視、碟片）或吸毒成癮；

對這種斷食過渡法的成敗有嚴重的不確定感或疑慮。

另外，以下族群不該進行斷食：

礦工

孕婦；

哺乳婦女

體力勞動者；

囚犯

值班的士兵

我建議在下決定之前，最好可以去找個對於斷食有充分知識的營養師，請醫生對你進行全面檢查，並徵求他同意你進行長期斷食。

準備

當你開始進行七週斷食過渡法之前，需要讓自己的身心做好準備。沒有任何準備會顯著降低預期效果實現的機會。

準備時間不應少於三個月。如果準備時間更長，例如半年甚至一年的話，會對你更有好處。沒有理由需要匆忙。斷食前的身體、神經系統和能量流動需要有許多改變。

在準備過程中，我們應該將重點放在：

一、適當營養。

二、能量練習。

三、心智練習。

四、調節睡眠。

五、防止輻射傷害。

六、接近大自然。

七、改變飲食習慣。

一、適當營養

稍後本書將有專章介紹這個主題，導入適當營養的原因是要讓身體遵行自然規律，以發揮所有功能並保持健康，人類的身體是自然的部分，因此它完全需要遵守自然定律，當你讓自己的身體向自然定律看齊時，就可以保持身體的完美。

請閱讀並吸收「適當營養」這一節裡面的相關資訊，即使你對於讓身體適應沒有食物生活不感興趣的話也一樣，根據這些守則為自己補充營養品，這會對健康產生正面影響並延長身體壽命。

二、能量練習

我建議你好好地學習這種練習法，我已經說明過其中的某些訓練。每天至少進行一次能量練習是值得的，最佳的時刻是在清晨，讓它變成你的習慣，在後來的七週斷食過渡法中，能量練習將成為最必需的工具之一。如果沒有能量練習的話，人們幾乎適應難以持續斷食生活。

三、心智練習

你已在前文讀過三種心智練習法：靜受默觀、靜觀內在喜悅與視覺成像法。這三種特定練習是整個七週斷食過渡法的最重要工具。它們是內在核心，而其餘練習都只是促進身體適應的附加條件。這就是為什麼我會建議你專心將心智練習，開發為某種定期與適當的習慣。

你可能還記得，我經常說，食氣與不食是人類擴大生命意識領域所衍生的副產品。因此，我們的目的地是要擴大意識領域，這就是為什麼心智練習會成為食氣與不食過渡法的核心。

放鬆練習

你應該學習如何放鬆整個身體，因為身體的放鬆程度對於心智練習的效益會有顯著影響。

此外，入睡前最好進行放鬆練習，以使身體在肌肉鬆弛的狀態下入眠，這樣可以讓身體獲得最大休息量。睡眠期間無意識的緊張肌肉會導致疾病，人們可以通過肌肉放鬆來緩解這種狀況。

許多人並不知道自己的肌肉緊張沒有放鬆。請在現在與一天中找幾次時間進行自我檢查，你的頷骨、脖子和肩膀的肌肉是否完全輕鬆，或者那些肌肉群是否處在無意識的緊張狀態下？

書籍中有許多關於放鬆練習的描述，衍生自瑜伽的「Sawasana（也被寫為－ shaw...shav...sav....）放鬆練習」是最受歡迎的練習法之一。你可以輕易地找到操作說明，以下是個簡短的指令示範：

平躺在一個平面上，雙腳張開三十到六十公分左右，雙手距離距離身體十到三十公分遠。

放鬆整個身體。深吸一口氣並進一步放鬆身體。接下來，掃描你的身體，觀察是否有任何剩餘的壓力可被釋放。你可以從頭頂開始，感覺你的頭頂，釋放那個區域中任何可能的緊張。接下來將注意力轉移到頭側、耳朵和頭部後方，接著釋放那個區域中所有的緊張。

以這種方式繼續觀察自己的臉部，從額頭到下巴。注意眼球肌肉的任何拉伸、緊張的顎骨或其他臉部肌肉，並有意識地鬆開它們。

然後專注於脖子的前後。當你感到緊張時，只要鬆開肌肉就可以釋放它們。

繼續以這種方式放鬆肌肉，從肩膀到手指，然後從肩膀穿過胸部和腹部。對於背部肌肉也是一樣，從上往下到臀部。

繼續這樣，鬆開肌肉，消除輕微的緊張狀態，直到你到達腳趾為止。

接下來，從腳趾開始釋放緊張感，逐漸往上直到頭頂。

經過全身肌肉的放鬆練習之後，你應該會感到舒適、昏沉和愉快。現在請想像，溫暖感自由地遍佈全身，身體更加輕鬆了。

剛開始進行肌肉放鬆練習時，你可能需要二十分鐘或以上才能完全放鬆身體。只要每天規律練習，以後就能輕鬆進入完全放鬆的狀態。經過多次重複練習之後，你將能在幾分鐘，甚至幾秒鐘之內就可以達到全身放鬆的能力。

進行放鬆練習時，如果不小心睡著是沒有問題的，這個練習可以讓身體進入深層休息狀態，你也可以甜蜜入睡。通常當你疲倦地上床並做這種練習時，你將會入夢。

對付不小心睡著的辦法是坐著練習。當你坐著練習的時候，如前所述放鬆所有肌肉，只要讓保持身體姿勢的肌肉群能夠穩定就好。

現在，讓我們回來做心智訓練。

醒來後可以馬上輕鬆地進行心智練習，最好在日出之前。人們通常會在身體輕鬆的狀態中醒來。剛醒時可以留在溫暖的床上是件讓人高興的事，在這種時機下進行心智練習也有好處，因為很容易出現效果。

如果你打算在完全放鬆的狀態下進行心智練習，那麼就在眼睛張開後馬上做練習，最好在日出之前。

建議以坐姿進行心智練習，以免睡著。此外，在這種姿勢下練習者的能量流動也會比較好。

如果你在進行放鬆練習時感到疲勞，即使是坐在椅子上也可能睡著。在開始運動之前，請務必採取預防措施，以免倒下時不小心傷到自己。

四、睡眠紀律

人類最好能根據自然節奏來過日子，人體的生理時鐘與自然節奏間有著緊密的關係。睡眠時間和睡眠階段也受到這些生理時鐘的影響。我們的器官、神經系統和心理狀態在睡眠之中所經歷的某些程序，是無法在清醒的時候進行的。當睡眠中斷時，這些過程就會受到影響。如果睡眠時間太短，或不符合生理時鐘需求的話，身體就會受干擾。

從實際的角度來說，一個人最好要記得早睡早起，最好能夠跟著日出與日落的節奏走。如果你住在緯度比較高的地區，四季變遷會造成當地晝夜長短差異很大，在這種情況下，你可能會不想讓自己整個晚上這麼冗長的時間裡都泡在睡眠中。但在冬季裡，你可以讓自己晚上十點之前上床，早上七點之前起床。

如果晚上十點入睡對你而言過早，那麼你可以在晚上十點到十一點之間上床，但不要超過這時段。晚上十一點以後入睡的話，身體進行自我維護的生理程式會受到打擾，而肝臟在這個過程中扮演著重要的角色。身體自我維護的時段過去後，肝臟會也需要某些休息時間。如果超過晚上十一點才睡，你會佔據了肝臟可以休息的寶貴時間。以這種方式來對待自己的身體，會導致老化加速與免疫系統的衰弱。

當準備進行食氣或不食練習時，我們應該將自我身心調整到最好的狀態。想成為一名食氣者，身體應該要先健康。

睡眠在這個準備過程中有著至關重要的作用。

另一個非常重要的因素是黑暗。睡眠中的身體應該處於完全黑暗的狀態。空間越暗，身體可以休息得越好。如果睡眠時身體處於半黑暗甚至更糟的狀態——在有光線的狀態下——這會導致某種退化。這種退化主要會影響到松果體和腦下垂體，這兩者在自我意識發展的道路上都扮演著至關重要的角色。睡眠中我們需要讓自己保持在完全黑暗的狀態，松果體才能發揮功能。當睡眠過程中接觸到光線時，松果體的發育會比較遲緩甚至可能退化。這會讓靈性難以發展，或者出現靈性發展的困難。松果體在心智（也被稱為心理或靈性）練習中扮演著關鍵作用，這些練習的成果如何，取決於松果體的健康狀況。

安靜是睡眠的第三項重要因素，臥室越安靜，你的神經系統就越能夠好好休息。室內噪音越大時，神經系統和心理就會出現越嚴重的問題。本能會使用不必要的能量，讓個人睡眠受到干擾。

順帶一提，有些父母允許小孩子晚睡。有時我看到父母對自己孩子超過晚上十點還不上床睡覺顯得得漠不關心。晚睡會讓孩童無法保持身心健康並會影響他們未來發展。當孩子們長大後，大腦將難以全面開發（與童稚期本有的潛能相比），而這會是父母們的過錯。

這就是為什麼我會建議，關心你孩子的健康與他們往後的生命。讓孩子們擁有安靜與黑暗的睡眠環境。七歲以前的孩子，應該在晚上七點或八點之前睡覺。十四歲之前的孩子，應該在晚上九點之前上床。只有當他們長到十八歲到二十歲之後，才能讓他們在晚上十點睡覺。以這種方式來帶你的孩子，將使他們的身心強壯。

總而言之，在為期七週的斷食過渡準備過程中，你應該將身體調整到在**正確的時段**、完全的**黑暗**與**安靜**之中入睡。

五、避免有害幅射的干擾

我建議你應該避免住在具有以下憂慮的地方，並應保護你的生活環境免於：

一、電磁波和電磁場；

二、磁場；

三、電場；

四、離子與放射性輻射；

五、地磁擾動；

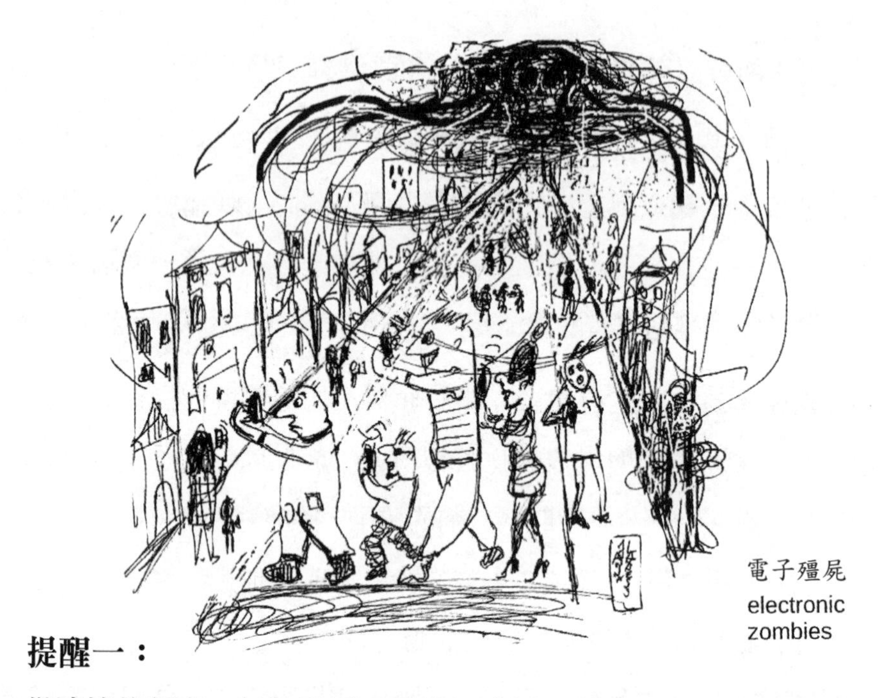

電子殭屍
electronic
zombies

提醒一：

微波爐的頻率、無線電話、雷達、廣播、電視和無線網路的發射器對人都是非常有害的。當今兒童的健康狀態與父母在同一年紀時相比顯得更糟。這些孩子的預期壽命會比父母更短。這是由於讓自己暴露於無線網路（WiFi）、手機和其他常用的無線設備中所導致的。

高密度的高頻波是造成生物體退化的重大因素之一，城市人是主要受害族群，它會弱化身體自衛系統，導致疾病數量急劇增加，縮短人類生命週期。

我希望你不是那一群走在路上，眼睛還要猛盯著手機或平板的電子僵屍一族，這些人伴隨著開機的手機入眠，這也就是為什麼他們的生命能量會被吸血鬼吸乾的原因，這些人生活在恍惚之中，忘記了自己本是屬於自然（沒有電子設備）的一部分。

電子設備會殺死直覺、弱化大腦，並重新改寫本能程式，讓人類成為越來越不具自主意識的奴隸，請看看那個人的雙眼，裡面還剩下多少意識？多少生命？

如果你想擁有強健的體魄、有效的神經系統，如果你想發展直覺和心電感應，那就保護好你的家、工作場所，尤其是你的臥室。只使用具有良好遮罩和接地設計的有線電子設備。保護你逗留最久的空間免受高頻電磁波的騷擾，尤其是臥室。

如果你居住在遠離無線基地台，電磁波強度很低的自然界中，那就不需要遮罩設備。只要記住非有特別需要時，不要使用無線電子設備就好。

微波爐並不適合用來烹調或是加熱食物，它會嚴重地破壞食物結構並使食物死亡。我建議你不要吃下從微波爐裡拿出來的任何食物，因為它不僅僅已是死物，還會弱化生命有機體。你會想讓自己吃下已經死掉的東西嗎？

如果你不相信這個說法的話，請用微波爐煮沸過的水來澆花試試，你很快就能看見植物的枯萎與凋謝。

你還記得我寫過的關於水的結構嗎？微波爐會破壞支持生物體生命的水結構。

提醒二：

如果你住處附近有高電磁波的電塔基地台，例如：發電機、變壓器和馬達，解決方案就是離開那個地方，越早越好。

提醒三：

在高壓設備與電纜的周遭會形成強烈的靜電場，解決方案是安裝金屬遮罩並且讓它有效接地，不過如果能離開那個地方的話，對健康而言會是比較好的辦法。

如果你家裡有塑膠地毯的話，最好先將它處理掉。如果你不想丟掉它，至少要用靜電噴霧劑，並讓地毯好好接地。

提醒四：

在高壓設備、放射性元素和 X 光設備附近，可以發現電離子與放射性輻射。你要不就是處理掉這些設備，要不然就是離開這個地方。自然界之中也可以找到電離子放射性輻射，它們會經由稀有礦物和氡氣排放。自然界中經常可以發現氡的存在。地下室、隧道、洞穴等空間的氡氣濃度可能會很高。如果你的房間是在地下室的話，那麼應該要檢查空氣中的氡濃度。氡氣比空氣重，所以我們的睡眠區至少應該離地二十公分以上。

有時建築物構造中會出現輻射鋼筋牆壁，許多人會因此感到不適並可能在這種建築物中生病。當他們在外待一陣子後這些症狀就消失了。如果你有任何懷疑，尤其是對於新完工建築，請測量牆壁的輻射水平與空氣裡的氡氣量。

提醒五：

自然界有許多地方都會出現地磁擾動與輻射，並且會對人體造成負面影響。

這種有害輻射會出現在許多地下水流、地下岩層、地質斷層、空穴的上方。

此外，地磁網絡線的交會處會對於人體造成傷害。這種輻射可以被有經驗的輻射專家偵測出來。最好能夠邀請一位輻射專家來家中來檢查一下，看看是否有任何有害的地磁擾動。

經常發生的是，人們感到不舒服，因為有地下水流經住屋下方，或是他們的床 / 桌子位於相交的地磁網絡線上。搬離這個場所可以讓這些人恢復健康。

最好記住人體是非常敏感的電波與輻射（通常被稱為能量）接收器。常聽見的感應力探測學（radiesthesia）與風水學，就是在研究這種環境輻射。我們可以用它們的發現與解決方案來保護自己的健康。

六、接近自然

人是自然不可分割的一部分。當人類完全脫離大自然時就會死亡。人的生活越遠離自然時，退化得越快，因為生命能量存在於自然界中。

待在都市裡、森林中、湖畔、山上或海邊時，你的感覺如何？

在充滿人工照明的辦公建築中待上幾個小時後，你還剩下多少能量？然後再感受一下你在湖裡，山上，森林裡還是在海邊度過一天後，精力剩下多少？

差異很大，不是嗎？你可以清楚地感覺到人工造照明的水泥辦公室吸收了你的生命能量。另一方面，待在自然中卻是完全相反的經驗，你會自然地接收到生命能量。

自然界中所蘊含的能量，是人類、動物與植物的自然食糧，地球與太陽都會釋放出這種能量，並適當地運作它們，這種能量運動在都市中會被干擾與弱化，尤其在建築物裡。

如果你正在朝向無食物生活邁進的話，最好讓自己保持在自然狀態中，這可以顯著地讓你加快適應這種新的體能充電模式，以自然能量來增強體能，是邁向不食生活的過渡方法。

七、改變飲食

七週斷食準備期間的飲食改變是個非凡的過程，因為它不同于人們因健康、宗教、信仰或哲學而進行的其他飲食改變法。

在這種情況下，我們可以將它稱為「飲食昇華」，而非「改變飲食習慣」。昇華是將事物轉為更純潔或更細膩形式的過程，飲食改變的過程就是像這樣。被消化的食物在物質密度方面變得越來越精妙，也會讓人更加精力充沛。

這與食物周遭的能量雲或不可見的食物光輻射（光環）有關。當你可以看見人們吃下的各種食物光環時，你會注意到它們有著不同的顏色和亮度，範圍從暗沉而近乎黑色的光環，到有著白——銀——金色的閃耀光環不等。你可能會猜到，黑暗光環的食物是生命能量最低的食物，閃亮光環的食物則有著最高的生命能量。

斷食的準備過程中，如果你放棄正常食物時，你也會吸引越來越多來自太陽與地球的能量食物。
在七週斷食的過渡期間，隨著你逐漸不再從周遭吸收能量，你也在藉由心智增強身體的體能／創造力。

結論是，為了開始七週的斷食過渡期，你的身體應該由外來的太陽與地球能量所驅動。這就是上述準備如此重要的原因。

飲食改變可以按照「方法」一章中所描述的昇華飲食方式，搭配「自然法」一節的說明步驟進行。

簡而言之，飲食改變就是不再以低階生命能量的物質為食，並逐漸以高階能量的的食物來替代。

讓我補充一點基本說明。

當你讓自己的飲食昇華，轉吃液體食物時，最好的辦法是在咀嚼植物時吸收它們的汁液，吃下一口水果，經過長時間的充分的咀嚼讓它們化為汁液，與唾液混合後吞咽下去，再吐出剩下的殘渣。

我建議，不要使用電動榨汁機或果汁機。首先，這些機制果汁的光環看起來還不如榨汁用的水果有吸引力，你可以在果汁的光環中看到死亡，這是可以理解的，因為水果在電子機器中會感到到痛苦。想像一下，如果你是水果，你會有什麼感覺？水果是活的生物，它們的意識領域比人類還更寬廣。

其次，為了讓消化過程能夠適當進行，食物首先必須與唾液混合。我們在喝果汁或吃下切碎的水果時，不會試圖去咀嚼。咀嚼不僅是與唾液混合的程式，而且也是一種重要的牙齒壓電功能 (piezoelectric function)，這是消化過程的一部分——與神經和能量因素有關。

以下是一份簡單的食物列表，從能量最為精妙的（也就是具有最大的活力與和最明亮的光環）食物開始排起。這個列表並非是絕對的。也就是說，由於地域的差異，順序可能會有所不同。在此我假設栽培食物的空氣、水和土壤是完全乾淨而無污染的。

一、山中岩石湧出的水

二、成熟的花和果實

三、成熟的堅果和種子

四、健康的活體植物

五、野生蔬菜

六、生雞蛋

七、年輕的活魚和鳥

八、年輕、活的動物

九、煮或蒸的植物、蔬菜、水果和豆類

十、天然保鮮食品（按照上述順序）

十一、天然蜂蜜、葡萄糖和蔗糖

十二、動物牛奶及其製品

十三、煮熟或蒸熟的穀物、麵粉

十四、燻肉和魚

十五、炸、烤食物，或烤肉、魚和雞蛋

十六、油炸或烘烤過的穀物或麵粉，小麥尤其有害

十七、所有經過微波爐烹煮的食物

請注意這份簡單的食物清單上面並沒有列出最好或推薦的飲食法。你的身體應該吃什麼、何時進食、以及進食量，取決於許多因素。上述清單顯示的只是食物價值，而不是飲食建議。

請遵循「意識飲食法」，因為它能滿足身體最好的營養需求。

關於化學污染與基因改良食物還有一件重要的事情是，根據自然規律，你可能知道獲得食物會越來越困難。土壤被施灑化學藥劑以保護植物免受昆蟲的侵害，並增加作物的產量，但自然不會在這種受污染的土壤中運作。

如果你要吃入一些經由化學物質生產的東西，最好經過三思。食品生產過程中使用的許多化學藥品導致的人體病變，可能無法逆轉。那種食物其實是毒藥，地球上最廣泛與難以想像的生命屠殺，其實是因為草甘膦的使用所造成的。

近幾十年來，植物和動物都出現了基因改變。基因改造生物（ＧＭＯ）從地球上有生命開始以來就已經出現，在這個領域中進行實驗的人幾乎都在製造退化性食物。在植物與動物界中引入越來越多的基改生物，是二十與二十一世紀中的食物退化與自然退化最重要的災難原因之一。

對於資訊漠不關心的人們幾乎無法瞭解這種破壞的嚴重程度。這種破壞可以在人體健康、植物抵抗力與產量、動物生育力與大規模耕地面積破壞中看到。

徹底修復基改生物造成的損害幾乎是不可能辦到的，然而如果人們立即停止改造植物與動物基因，自然就可以接管這個問題。

我對你的建議是，盡量攝取沒有農藥與非基改食品，這是回歸自然的基本原則之一。沒有回歸自然法則生活的話，身體會很難適應沒有食物的生活。

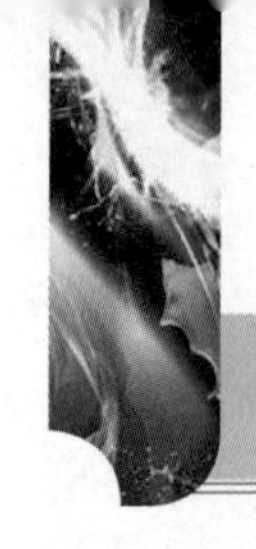

過渡階段

你可從標題本身推測出，沒有食物的主要過渡階段為七星期。當然，這是一個假設的週數，因為你可以縮短或拉長這個過渡期。延長過渡期的機會要比縮短過渡期來得多。

我記得自己需要大概四個月的時間，讓身體適應沒有食物的生活。不同的是，我是從一個固定的日期就開始不吃飯，就像勉強法一般。同時我也沒有在身體上做出任何準備。

我必須提醒你要接受一般常識的指引。有時，回歸吃飯的生活，會比前往前方可能有危險的境地對你更為有利。無食物生活方式不會逃離你，沒有人會敦促你，嘗試的時機任由你挑。你可以來來回回許多次，由你自己來設限。

食氣生活不是條競爭的道路，它沒有掙扎、沒有義務，也不是一種榮譽。適應食氣生活的過程就像獨自一人爬上一座朦朧的山頂，為的是要學習直到現在還沒有探索過的個人能力。爬得越高，所體驗、所見與所理解的也就越多。

請注意，食氣的過渡階段主要是種精神 / 靈性的程序。你的心智是一匹拉車的馬（也就是你的身體）。車隨馬行，自己不會作出決定。當馬匹前進時，馬車跟著前進，馬兒站立時馬車跟著停止，當馬匹不受控制時，馬車也會跟著滾動。馬車持續得把馬兒拉住是正常現象——除非馬兒掉頭下山。這時換成馬兒必須想辦法剎住馬車，才不會被馬車碾過。

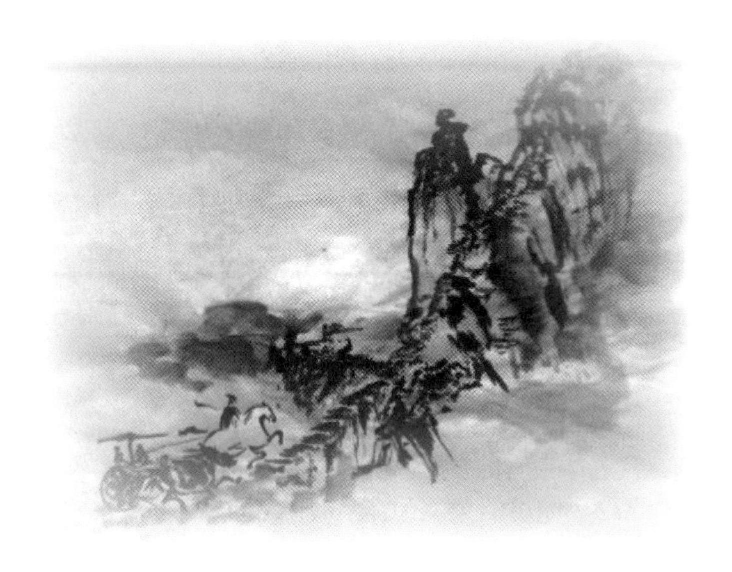

你是否瞭解這比喻？

你知道馬兒的能力有限，車體也可能會崩解。因此，不要讓馬或馬車超載。要活用一般常識以將它們推向頂峰。

指導者

我建議你要與斷食、不食或食氣領域的專家保持密切聯繫。最好能與專精於治療斷食者的醫生聯絡，這位醫生可能是你的指導者。指導者不一定要和你在一起，你甚至不需要經常看到他們，但是當你需要時，你可以聯繫他們，重要的是他們可以馬上趕到你面前。

建議你可以與指導者會面，並在需要時與他們進行交流。因為除了醫療幫助之外，你可能也會有不同的需求。

場所

在你為自己選出一個適合進行食氣練習的場所之前，請先在這個地方待上幾個日夜來感受看看，要確保這個地方的空氣、水以及土壤是乾淨的，並且沒有有害輻射污染。

這個場所毫無疑問地會存在於自然環境中，人工痕跡越少的地方，就越適合你。

你可能需要幾個不同的居住點。

例如，前三週，你可能會喜歡陽光明媚同時也有清新水瀑的山林。再往下，你可能覺得湖區附近更適合你。最後一周，你可能會喜歡逗留在溫暖又有陽光的海邊沙灘旁。

斷食過渡期間，讓自己可以待在這樣的地方，是很理想的。請確認是否有此可能，如果沒有的話，也請選擇符合以下要求的地點：

那個地方不要太冷、太熱或潮濕；
最好座落在不是很高的山或山丘上，上面有個森林，
你可以在那裡觀賞日出、日落，欣賞風景；
靠近樹林繁茂的丘陵與岩石區附近的沙灘；
可以在海上觀看日出；
可以自由進入泉水、河流、湖泊或大海中；
大部分時間的天氣都是晴朗的；
遠離人、道路、建築、發電廠、機場、墓地和天線；
只聽見大自然的聲音。

一間使用諸如石材、木材、砂、粘土等天然建材砌築而成的簡單

木屋或小舍，會是理想的選擇。它裡面應該有間浴室與舒適的房間，沒有奢侈品和電子設備。請避免使用塑膠、橡膠和有毒建材。你的衣服應該也要由天然材料製成。

你不應該睡在塑膠與金屬床上。浴室應該乾淨，水中無氯、氟或其他有害物質。沐浴水與飲用水不應與塑膠接觸。

第一天

昨天你吃完了最後一餐。放掉與那頓飯有關的想法，因為它已成了過去。你可能已經決定，吃完上頓飯以後，你就要讓自己從地表最強大的物質成癮中解脫出來。

今天你不會吃進任何東西，但你仍然要為身體補充能量，這樣身體才能正常運作。你用周遭環境能量與心智能量來驅動身體。

為了這個目的，你進行能量與心智練習，你在準備期間已經學會了適當的做法。自己感覺看看哪些練習對你有幫助？何時有幫助？

以下是你白天可以過的生活方式。

你在日出前的早晨起床，洗好臉、脖子、耳朵和手。然後走出外面找到一個可以看著太陽冉冉升起的地方。

就在日出之前，你可以通過呼吸（如之前所述）將生命能量導入體內。

在太陽升起前，完成這個練習。

放掉所有想法、放鬆、凝視著太陽。如果這是你進行這種能量練習的第一天，注視太陽的時間不能超過六十秒。要確保你注視著太陽的時間長度，要比太陽從地平線背面升起的時間還短。

接下來，你閉上雙眼並用手掌蓋住眼睛，以保護它們遠離光線。你仍然可以內視得到太陽，就像它在你的松果體附近一樣。你感受到內在太陽往四面八方流動的能量，你將注意力放在這種內境幾分鐘，直到它消失為止。

如果你正在離家幾米遠的地方，此時可以回到自己的房間，那裡應該仍是陰暗的，這樣你就不再需要用手掌來繼續遮蓋自己的雙眼了。

你覺得愉快又幸福，你在自然中漫步享受美好的早晨，聽著大自然的聲音，同時也感受地球與太陽所散發出來的能量。

在出去散步之前，你喝了杯小蘇打粉沖泡的溫開水，這將有助於提高你尿液的酸鹼值（鹼性），並刺激身體有效排泄。回來後，用水清洗腸道，以清除過去幾日留在裡面的腐敗食物殘渣。

之後，你找個輕鬆的位置坐下，並進行視覺成像練習，你看見自己是個幸福的食氣者，自從你為現在的七週斷食過渡期開始做準備起，你已經練習過好幾個月的視覺成像法了。

早先你已經決定好自己心智影像中要出現的畫面，現在繼續下去。我或任何其他人都無法為你創造這張畫面，因為這對你來說沒有什麼好處，你要有意識地創造自己的生活。我只會建議你在這張影像中看到自己發自內在的快樂，並感受到給自己的『愛』。

如果你決定要將自己是名食氣或不食者的影象放入視覺成像畫面的話，你要從準備的第一天起就要開始練習這個畫面。

你可以根據自己的需要，度過剩下的時間。重要的是，你做了之前所描述的能量與心智練習，讓自己的身體保持在健康與活力狀態。

單靠能量練習可能還不夠，人體需要一些運動才能夠正常運作。身體狀態是讓你能夠有效地適應不食與斷食生活的重要因素之一。因此，讓身體保持在良好的狀態是非常重要的。

你決定自體需要的運動量，因為你感覺得到。對於某些人來說，長距離步行就夠了，對於其他人而言，他們會覺得自己需要慢跑或是騎腳踏車，還有些其他人，喜歡在健身房裡練肌肉或是游泳。

不要運動過度，身體在過度疲倦時會失去太多的能量，這樣反而會讓過渡時期更加困難。「適可而止」就好。

晚上你練習喜悅靜觀，之後去外面看看星星、聽聽大自然，在你完成這一天之前，你讀了本有意思的文學作品（因為你帶了不少書來）。當你上床時，練習靜受默觀。你平躺在床上，放鬆整個身體，就像在做「Sawasana 放鬆練習」一般。練著練著，你不覺進入了夢鄉。

第二天

第二天的生活方式與第一天相似。

第三天

第三天的生活方式與前兩天相似。

如果你很想將殘留在大小腸中的食物殘渣盡量排出的話，可以灌洗整個消化道。你可以使用在「消化道清理」一節中所描述的方法。你的指導者最好能夠就近照顧，以便在你需要時可以提供幫助。

接下來的三天與前幾日相似。

第七與第八天

這兩天看起來和前幾日相似。在第七天，你要清理大腸，並檢查結腸中是否留有腐敗的食物殘留物。如果你看到腐敗的殘渣流出時，可以重複清潔腸道。但這過程可能會令人不快，並會引起疼痛。

之後的日子

從第九天起不要進行灌腸，即使腸內還有些殘留物也一樣，這應該不會構成問題。你可以在幾週後再繼續處理，除非你清楚地感受到腸道裡面還有些腐敗物。如果你出現脹氣，腸道隆隆作響或是氣體太多時，那麼你可以在第三週進行灌腸。之後，如果同樣的問題仍然存在，請在第五週重複灌腸。

如果經過兩個月，你仍有脹氣毛病的話，這代表你腸道中可能仍然存在腐敗物（比方像腐爛條蟲的殘餘物），尚未被身體排除。你可以再度灌腸，然而你必須非常小心，因為身體現在處於非常敏感的階段並且會對少量液體產生反應。在這段時間內進行灌腸可能會對身體造成傷害。因此，請與指導者保持密切聯繫。

當你越接近七週斷食過渡法的尾聲時，你應該進行更多的心智練習，而非能量練習。

能量練習可以為身體提供動力，但它們只是幫助身體從飲食習慣中解脫的橋樑。完全解脫則意味著你再也不用依賴任何外界能量。

你可以成為自身所需能量與物質的來源。一旦你成為所有能量的來源，就不再需要從環境中導引任何東西進入體內。

身體可以根據它的所有者意願完美地發揮作用。換句話說，當你在想像中看到身體可以根據你的自我意願完美運作時，這狀態也就能夠體現在現實之中。這就是所謂的食氣狀態。

人體可以正常運作，因為：

- 適當的飲食習慣，即以意識飲食法來個別選擇適當的食物；或者
- 透過能量練習（如呼吸導引、太陽凝視、太極拳、氣功），從環境中導引能量進入，或者
- 透過心智練習（如靜觀內在喜悅法、視覺成像法）；或者
- 身體擁有者的意志力，利用諸如視覺成像之類的方法來改寫本能。

在準備過程中你開始採用適當飲食法，並逐漸將食物昇華，直到七日斷食過渡期的第一天開始，你身體已經可以不依賴食物，只以導引能量維生。

這樣的話，在接下來整整七個星期裡，你的身體會處於被導引能量所驅動的過渡狀態中。

然後，你逐漸增加心智練習並從中獲得力量，主要是讓自己的內在喜悅浮現、靜觀『我在』與視覺成像法。

最終結果是，身體的能量並不需要外求，身體功能可以正常運作是因為它與你的意願相符。這是經由『我在』所展現出的內在力量。『內在喜悅』自然湧現，你會感受到生命創造的『愛』。

過渡期的日子

在七週斷食過渡期間，你可以根據自己的喜好和計劃來過日子。在過渡期間，你不必與目前的生活完全隔離。

因此，如果你有辦公室的工作要做，你可以快樂地帶著工作一起去。但是，不建議長時間久坐並使用電子設備操勞地工作，電子設備的使用對斷食過渡期是有害的，應該盡可能避免它們。最好的辦法就是擺脫外務，在整個過渡過程中不要碰電子設備。

如果你真的得在辦公桌前工作幾個小時，要記得經常休息。

去外面做做身體和能量練習。同時也休息一下，做做心智練習。記住不要因為辦公工作造成身體疲勞或感到睏乏，可能的話，不要在過渡期間辦公。這點適用於任何工作。確保你將工作視為一種樂趣，而非壓力。休息一下做做心智與能量練習。

如果你發現自己的身體在這七週內變得越來越虛弱，一直都在忍受饑餓，頭暈不能停止，心跳加快，或出現種種令人不快的症狀時，建議你恢復正常飲食比較好。

每個人對放棄食物都會有不同的反應。在七週斷食過渡期中，每個人的身心都會以不同的方式行事。這就是為什麼個人方法很重要。除了擔心自己的身體之外，請也諮詢你的指導者，並決定下一步做些什麼，以免身體受到傷害，並為身體提供它真正所需。

最後一天

不管你將斷食過渡期的象徵終點訂在第四十九天或哪一天，從這天起，你將不再需要依賴食物就可以保持身體的正常運作。

> 你已經將本能程式改寫到無須特別注意，身體也可以完美運作的程度。
>
> 或
>
> 你經由心智練習，獲得了你身體所需的全部力量。
>
> 或
>
> 你的身體不需要進食就可以保持完美體態，因為你透過能量練習，將環境能量導引進來活化自己肉身。

當你滿足上述條件之一，而且身體健康、感覺良好時，那麼你的斷食過渡階段就可算大功告成。

回到日常生活

此時你恢復了正常生活，因為這種生活形態與七週斷食過渡期有很大差異，所以此時你仍然要注意自己的心智與身體。最好的狀況是你自然地發散發出喜樂，健康的身體充滿活力。

有很多原因會造成身體衰弱。某些例子包括過度密集的工作、體能活動量不足、空氣污染、有害輻射、情緒造成能量耗損、遠離大自然、缺乏陽光照射、能量練習過少，或無意識地製造出的負面視覺成像。

照顧好你的身體，感受它需要什麼。如果你不能保持完美的身體狀態，就連運動也有困難時，唯一明智的決定，就是恢復攝取「正常的」身體營養。

首先要『愛』你的身體，『愛』自己。讓內在喜悅自然地發散出來，同時你總是感受到『愛』。一般來說，這種生活就是「高階振動狀態」的生活方式。

無論採用哪種方式，我建議你不要強迫自己身體不進食，因為這樣會傷害它，不要與身體打架。戰鬥只會造成傷口與傷者，當你和自己的身體搏鬥時，誰會是受害者？

請恢復正常飲食而不是戰鬥，這是比較好的辦法。

具有常識判斷的人會選擇這種解決方案。

你要知道的是，無飲食生活既不會使你變壞也不會使你更好，同時它也不會讓你超凡入聖。雖然它讓你不同於地球上的多數人，因為你選擇了一條罕有人跡的道路，但是，你仍然是許多人之中的一位。

有人可能會問你：

「你不吃東西，那又如何？」

嗯，沒什麼…我不過只是在玩場遊戲。

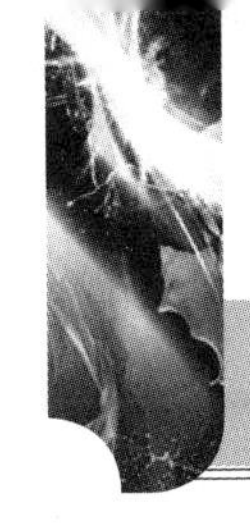

為健康而斷食

從統計學觀點而言，斷食是讓人體恢復健康的最有效物理方法，它可以適用於以下狀況；並且是最便宜最快的方法：

擺脫最嚴重的疾病，比方像癌症、糖尿病、冠狀動脈心臟病、高血壓、濕疹、哮喘等；

改善健康；

讓身體回春；

讓身材苗條；

擺脫積累毒素；

提升體能；

改善心理狀態；

許多人因為文明病而受苦，文明病通常被視為是無法治癒的疾病，健康斷食是可以恢復人體健康的一種方法。

根據個人狀況的不同，健康斷食時期可以從一天到數月不等，對於體重沒有超重的一般西方都市人而言，最長的斷食期間大約是七週，通常斷食會需要七到二十一天，幾乎所有心智正常者，在沒有恐懼與不被強迫（在斷食期間被喚醒的負面情緒，可能會讓人致死）的狀況下，都可以進行斷食。

斷食期間有幾種主要方法可以療癒身體：

一、乾斷食——什麼也不吃，滴水也不進。

二、正常斷食或是水斷食——只喝水。

三、草藥斷食——只喝草藥汁液。

四、果汁斷食——事實上，這並非斷食，應該將它稱為「飲料斷食」比較恰當，因為只喝果汁。

乾斷食

根據「最簡單的方法就是最好的方法」原則，乾斷食——也就是滴水粒米不進的斷食，可以獲得最深沉的淨化與療癒效果。事實上，如果要更有效率的話，乾斷食者真的是連水也不碰，在整個乾斷食期間身體應該維持在滴水不沾的狀態。

持續一週的乾斷食幾乎等同於兩至三週的水斷食效果，在理想的乾斷食狀態下，人們既不喝水也不碰水，連洗澡也避免，然而，在許多狀況中這會顯得太過極端，所以還是建議沐浴。

完全的乾斷食可以持續一到十四天，期程會根據某些不同的因素而定，空氣越乾越熱的話，人們可以保持的無水狀態也就越短，較多的身體活動產生的排汗，也會讓乾斷食期程縮短，當溫度、濕度、身體活動條件處於正常狀態時，一個住在溫和氣候區的人，可以連續乾斷食七天。

在乾斷食期間，身體會有輕微的脫水現象，這是可被接受的，但重要的是在整個過程中，要定期檢查自己身體，當乾斷食超過一個臨界點時，這個程序造成的後果就會難以逆轉，身體將無法再儲存適當水分，並且會停止運作（死亡）。

通常前三日的乾斷食並不需要任何特殊照顧，但之後則需要監測體內水分，仔細觀察自己皮膚的彈性，確認它是有彈性的還是變成像紙一樣的狀態？

另一個決定身體可以承受多久乾斷食的重要因素，是看身體可以排出多少物質。比方說，如果準備斷食者曾吃下許多重鹹食物，導致體內鹽分的過量累積，進行乾斷食之前，最好可以先將多餘鹽分清理出去。乾斷食前最好可以先做上幾天的水斷食。

一個好的斷食程序可以如此安排：先從水斷食開始，第八天後就開始不再進水。這樣的話，你可以在體內多餘鹽分與其他需要靠水來排除的物質被清理乾淨後，再開始進行乾斷食。

通常斷食兩到三天之後，身體對於水份的需求量會變小，所以在斷食一週後才放棄飲水，並不會是很大的挑戰。

水斷食

在水斷食期間，水是身體唯一可以吸收的物質，飲水應該要乾淨，經過自然的活化並有適當的結構，最好是來自於無污染區的雨雪或蒸餾水。如果你使用的是蒸餾水的話，首先請將它冷卻到冰晶出現，然後再讓它恢復室溫，這樣就可以飲用了，請飲用溫水或常溫水。

飲水中不要添加任何東西，不加糖、不加檸檬、不加蜂蜜、不加茶葉。飲水中有添加物時會干擾消化程式，並會讓身體無法開啟自體營養，斷食過程中如果無法打開自體營養系統時，會讓身體更加虛弱，這會透過體重下降與脾氣顯現出來，這也可能會導致體內礦物質的加速消耗，所謂的飢餓程序會因此出現，如果飢餓期延長的話，可能會導致身體的死亡。

水斷食可以持續一天至數月（在極致狀況下甚至可以持續超過一年），主要影響水斷食期程的因素，是斷食者體內與行動中所累積的多餘物質重量，主要是脂肪。平均而言，我們可以假設「燒掉」一公斤的脂肪，需要花到兩到六日。比方說，有二十公斤過重脂肪的人可以斷食四十到一百二十日，每種斷食都會對身體有好處，但較有效的斷食期程至少要超過十四日。

如果你從未斷食過，最好做一次嘗試看看，第一次斷食可以只持續一天，幾日過後你可以進行兩晝夜的斷食，休息一週後，再繼續斷食三天，你可以持續這種三日斷食數次，直到你感覺短期斷食對你而言已不再特別，並可以輕鬆進行較長斷食為止。

接下來再讓自己進行四到五日的斷食，延長下一次斷食期程，讓它們至少持續七、九、十、十二日夜，每次斷食都比上回時間久，你可以根據自己的感受，用不同的方式來進行。直到你完成十四日斷食為止，一旦你可以做到兩週斷食，你可能就會覺得自己可以辦到連續數週的斷食。

長達數週的斷食可能會對身體健康造成「奇蹟」，它在生理上可能讓身體回春，事實上，經過多次臨床、外表與心智證明，足夠長期的斷食幾乎可以除去所有疾病、平撫皺紋、恢復青春色彩、保持頭髮強健並讓身體美麗。

為了健康而斷食的人們談論著斷食對他們身心健康帶來的有利改變，「我從未想像過自己可以感覺這麼好。」、「如果你沒有經驗過斷食的話，你不會知道什麼才是好的健康狀態，即使你曾經自我感覺良好。」你也許曾聽過與這些話相近的說法。

有個可能會造成身體停止運作與死亡的嚴重危險，就是恐懼。社會影響會將信念（程式）植入人們的腦中，讓人們以為自己需要食物，或認為斷食會傷害身體。如果你當真這樣相信的話，就不要馬上著手進行四十天斷食，因為這樣可能會讓你的身體提早停止工作——只是因為自我信念。你最好可以先嘗試單次斷食，自己體驗看看就可以明白，會有這種信念其實是因為欠缺人體基本常識所造成的。。

症狀

在斷食期間身體會自我淨化，去除毒素與寄生蟲——這可能會導致不快反應，每個人對此都會有不同感受。有人在整個斷食期間都沒有特別感受也沒有不快，但另一名斷食者卻可能感覺非常糟糕，覺得自己就像快死了似的。

因此，如果你在斷食期間感覺良好的話，也許能夠享受即將出現的身心收益，也可以如常地過日子（除了停止進食之外）。如果你屬於身體會出現不愉快反應的族群之列，也要知道這些症狀是幫助身心自我淨化並讓身體回春的有益徵象。這樣，你就可以平靜地等待這些症狀的離開。在極少數情況下，這些症狀才可能讓你停止斷食。

以下列舉一些斷食期間可能出現的許多不適反應，這些都只是暫時性的。

頭痛，任何內部器官的疼痛，骨頭疼痛、關節、眼睛或身體任何部分的疼痛；

毛髮脫落；

身體虛弱；

身體的脫水；

昏眩和暈厥；

體重減輕；

關節腫脹；

心情不穩；

突然或急性疾病（舊的或慢性疾病被引動）；

皮疹、過敏變嚴重；

腎、肝、膽結石移動或消除，導致劇烈疼痛；

發燒；

血壓的下降；

心臟心悸；

噁心、嘔吐；

如果上述的某些症狀出現時，只要等待數小時、數天或數週之後就會平息。這些症狀本身並不會傷害身體。然而，值得注意的是頭暈目眩可能會讓你不小心摔傷。

如果血壓太低時，就要更加注意，因為你的血壓可能會降到更低，到達會影響身體正常運作的危險的階段，考慮這個問題的話，最好能控制與計畫你的活動。

如果你的腎臟內有大顆結石的話，它可能會阻塞輸尿管導致嚴重的疼痛，此時可能就需要醫生的幫助，你不需要因此停止斷食，但要將輸尿管清理乾淨。

簡短地說，斷食期間出現的種種不快反應，其實代表的是身體正在進行清除陳年毒素、死細胞、脂肪的程序。身體的自我修復與自我調節也可能會造成不適症狀。我們的身體是完美的生物電子自控機器，如果允許它，並給它足夠的時間，不讓它超載消化的話，它會自我恢復到最有效的運作狀態。

斷食是讓身體可以不受打擾並進行補償、清理與翻新的時期。斷食可以讓身體工作得更好更久。定期斷食是長壽最重要的秘訣之一。

腸道洗淨（灌腸）

斷食期間很應該用清水來清理大腸，即使在乾斷食時期，也可以清洗腸道，雖然在某些罕見案例中，這會減低斷食效率，因為水分會被吸收到體內。

某些人對於灌腸會有嫌惡感。如果你是其中的一員，就不必嘗試清潔腸道。但是，要注意一個簡單的事實是，腸道內有腐敗物質。由腸道腐敗物質所製造的毒素會被血液吸收，循環全身，引起不快的反應，以及排泄系統的額外負擔，這狀況會持續很久。

留在大腸內沒有排出的物質，會以糞便的形式存在，這可能導致諸如腸癌等疾病。無論如何，你可以自己決定，是想看見噁心的宿便流出體外，還是讓它們留在體內腐敗。

大腸是條長約六十到八十公分左右的管子，它有許多縫隙角落，因此必須靠多次深層清洗才能清理乾淨，其實用清水來淨化大腸就已足夠了。大腸腸壁內側有種陳年累積出來的膠態黏液，可能很難將其完全清除乾淨。在某些情況下，需要藉助幾個週次的深層灌腸，才能讓這些膠狀黏液漸次脫離腸壁，並讓它們流出體外。

斷食首週一天清洗一次腸壁，第二週開始每兩天清洗一次，再下來，每週做兩次灌腸（或是少於此頻率）應該就夠了。直到當你進行深度灌腸只剩清水從從體內流出時，此後你就可以每週只做一次灌腸。

如果你準備進行全程的乾斷食的話，請在開始前先將大腸徹底淨化，在全乾斷食期間，不要進行灌腸，以免水分接觸身體，因此，為了不讓自己受苦，最好能先進行一週的水灌腸，每天做深層灌腸，然後再開始讓自己乾斷食。

即使你沒有斷食，淨化大腸也是有效的療方，它可以去除許多病因，許多人並不瞭解大腸裡究竟累積了哪些東西，吃下的食物也許會在腸道中殘留多年，並以糞便與膠狀黏液形式附著在腸壁上。這些殘留物加上念珠球菌，是腸腫瘤成形的原因。

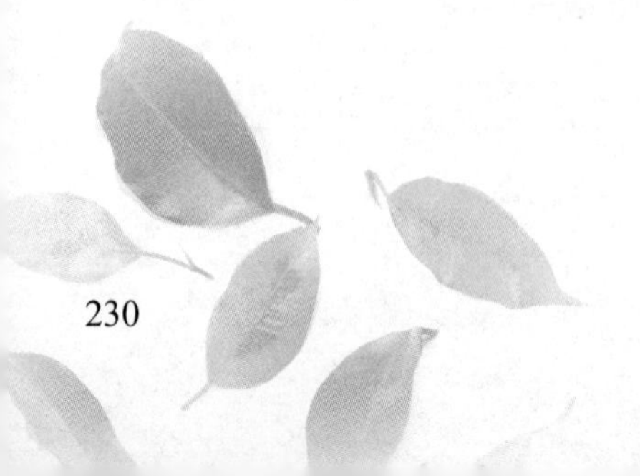

體能活動

斷食期間一定得要進行體能活動，如果你過的是所謂「座椅模式」生活的話，甚至要比平常更頻繁的運動。推薦漫步、小跑、游泳和一般體操，運動可以有助於身體更快去除毒素。

當你感到不舒服時，尤其推薦你去做些體能活動，然而，如果身體真的（非常）衰弱時，就讓它休息，絕對不要強迫自己的身體，在這種事情上要保持理智判斷。

斷食期間尤其需要重視能量練習，包括氣功、太極、哈達瑜珈與等距體操（isometric gymnastic），如果你對以上練習法毫無所知也不用擔心，最重要的事，當進行能量練習時，請將注意力保持在全身的能量流動而不是身體的動作上，當身體感受到能量流動時，肌肉將會開始隨之運動，之前我已談過這個話題。

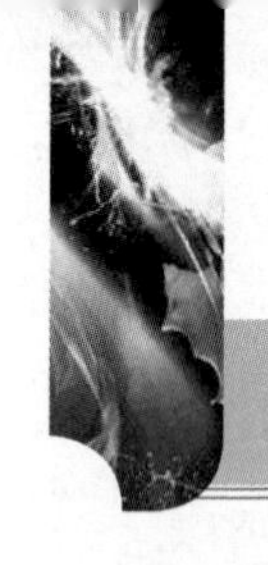

症狀

症狀在此意指由於營養改變造成的某種身心不快反應。當你改變飲食、練習斷食或不食時，身體可能會出現症狀，尤其如果這些改變快速發生時。

在此談症狀時，要先定義「斷食」一詞，斷食指的是滿足以下部分或全部情況：飲食改變、不食或讓身體適應無食物狀態。在英文中「斷食（fasting）」一詞是現在進行式，所以你可以瞭解它也同時適用於改變飲食或無食物生活的過渡程序。

以下描述是相當普遍的，但其中也有例外，因為每個人都是不同的世界。一般的描述、建議和程式並不能完全適用於大多數人，因此我建議各位只要將它們視為某種輪廓就好。針對個人狀況進行處理可以得到最好的結果、結論和指示。

直覺會是你最好的顧問。如果你能清楚聽見自己的直覺，就不需要任何建議。如果直覺沒有出現時，判斷就會是你最好的顧問。以下描述也許會是對你有用的資訊。

首先，不要對抗身體。對抗會造成傷害，當你對抗身體時，誰會受到傷害？相反地，要『愛』你的身體並保持紀律。

在此我只會描述那些經常出現的症狀，而非所有症狀。斷食過程中會發生許多事情，因為每一個人都會有不同的反應。

如果你不害怕，危及生命的可能性就很小。適當地斷食並不會導致任何疾病。

如果你在斷食期間有任何疑問，請與具有能力的指導者保持聯繫。

最好是與那些對於斷食治療有經驗，且經驗豐富的醫生接觸。

根據我的觀察結果，具有充分的斷食治療知識的醫生比例不到百分之一，即使是那些以斷食為醫療手段的醫生，有的時候也會給出有害的建議。當然，最好還是能夠找到這種有經驗的醫生，而不是落入缺乏或沒有斷食經驗者的手裡。

下方所列舉出的症狀都是暫時性的，最多持續幾秒到幾週。它們可能會不斷地出現，也可能會持續或一陣陣地出現，強度也會改變。有些人幾乎不會注意到它們的存在，所以沒有問題。然而，有些人會覺得不知所措，並擔心自己可能將死。但是，大多數被認為處於「正常健康」狀態的人們，只會在短時間內出現一些症狀。

一般觀察到的通則是，斷食者身上所帶的病越多，出現的症狀可能就會越多、持續期較長，病徵也較糟糕。

會發生這種情況，是因為斷食症狀是身心在療癒過程中會出現的結果。

一、恐懼

二、虛弱

三、脫水

四、暈眩與昏倒

五、噁心與嘔吐

六、體重下降

七、衰弱

八、疼痛

九、心理不穩定

十、不同的實相

十一、皮膚變化

十二、感覺寒冷

十三、發燒

十四、牙齒鬆動

十五、掉髮

十六、關節腫脹

十七、其他

恐懼

恐懼應該是禁食者最大的問題。在斷食或其他生活情況下，沒有什麼比恐懼更值得讓人害怕的事了。恐懼可能會造成斷食者最大的風險。

如果你對斷食有恐懼感，解決方案是，不要斷得太快，或者你可以與非常信任的人一起斷食以除去恐懼。許多人在食物突然被剝奪幾天後就會死去。當人們害怕斷食的時候，勉強他們嘗試斷食，這對於生命來說是危險的，不是因為缺乏食物，而是因為他們的恐懼。

斷食對你生命造成的恐懼越多，你就越應該提早停止斷食。對其他事物的恐懼，也會有損害生命的力量。

斷食過程中人會變得更加敏感，任何恐懼都可能造成更多傷害。

恐懼是『愛』完全不在的狀況，這種狀況會導致『生命』的消逝。『愛』的表現越少時，這個人會覺得自我越欠缺生命力，因此也會更加恐懼。

所以如果你感到恐懼，那就意味著你正在禁制 / 抑制『愛』，也就是你身心唯一的生命之源。如果你允許『愛』的表現越多，恐懼也將隨之消失。恐懼與『愛』從來都無法共存。

如果你決定擺脫恐懼的接近，可以用這個練習，讓『愛』從內在釋放出來。

坐下或躺在一個放鬆的位置，並保持安靜。自在與平靜地呼吸，專注於感覺『愛』，感受自我是『愛』的源頭，感受『愛』自你的內在自然散發出來。感覺到在你的自我中心存在著生命之源。心智允許的強度有多大，這個生命之源散發的強度就能有多大。所以現在，讓它充分展現出來。讓它像太陽一樣地閃耀，溫暖你與週遭。完全允許自己去感受『愛』。感受、感受 ... 感覺『愛』如何充滿你與週圍的一切。不需要創造『愛』，你的本然之源不需要創造，你只要允許，『愛』就會體現出來。

虛弱

虛弱感是斷食最常見的症狀之一，我們甚至可以說虛弱感是正常的斷食現象。有些人與飲食之間有強烈的連結性，只要幾個小時的斷食就會讓他們感到虛弱。這種虛弱感說明身體開始感覺到營養傳遞的差異，生活節奏受到干擾，因此身體開始反應。

有種人永遠都不會經驗到這種虛弱，另一種人在整個斷食期間會經歷一次或幾次的虛弱感，還有人從頭開始就會感到虛弱。

無論原因如何，持續長度有多久，虛弱代表生命能量的水平低落。

這種問題該如何處理取決於個人狀況。如果有人身體過動時，最好能讓他們休息甚至躺下。相反的情況也可能會發生，有人會休息、坐著，整天沒運動，那麼他們就應該去散步、騎點腳踏車、游泳或運動一下。

我強烈建議你在斷食期間進行某些運動與能量練習，運動和順暢的能量流動可以讓身體更深更快的自我淨化。運動適量就好，不建議進行強力運動，適度的體操和運動可以讓心智集中在能量的感覺，而不會使肌肉勞累，這樣對身體會有有較好的影響。等距體能訓練、瑜伽、氣功與太極練習都可以帶來好處。除了身體明顯需要睡眠來休息的時間以外，每天進行這些練習是很值得的。

在禁食期間，可能會有幾個小時甚至整天，身體會感到非常疲弱，甚至沒有走路的力量，除了休息之外什麼都不想做。這是身體需要休息的時候，此時最好去睡覺，這可能是因為毒素被誘發所導致的病徵現象。

能夠感受出身體需要休息，還是變得懶惰而需要進行鍛煉，是很不錯的能力。當身體需要鍛煉時就不該跑去睡覺。另一方面，當身體需要休息時，卻跑去運動，也會造成太大負擔。

判斷與辨別能力是禁食者需要的寶貴特質，當身體真正需要休息的時候，最好去上床睡覺。但是，如果這個狀態持續太久，又沒出現任何疾病，那麼你就應該讓自己進行一些能量練習的的鍛煉。

久臥與睡覺會使身體虛弱，而不會給予斷食者在斷食時期間最需要的能量。血壓下降、血液循環變慢、代謝減緩，會使得體內排出毒素與自我修復的速度變慢。在這種情況下，能量練習會帶來許多幫助，並讓人感覺好些。

如果疲倦持續時間過長，特別是在禁食頭三週之後，這表示恢復飲食的時機正在接近。但也並不總是這樣，因為可能會有其他原因，比方像嚴重的疾病、缺乏新鮮空氣、氣溫過高或是過度勞動。所以要決定停止斷食還是繼續下去，應該是依個人因素與個人健康狀況而定。

脫水

當你決定放棄飲水時，你就開始進入乾斷食狀態。統計上，人體可以忍受十幾天的無水生活。你可以在無水狀態下存活多久，要視幾個因素而定，主要是空氣濕度、溫度、體力活動、流失的礦物質量與脂肪儲備量。最佳狀況的安全期約為四天。

在乾斷食期間的最佳狀態下，身體每天會使用〇・一至一公斤的脂肪來產生水分。這大約等於每天失去的體重。假設身體原本狀態大致相似（具有相近的可流失礦物質與相同的生命能量），在沒有飲水的狀況下，胖子可以活得比瘦子更久。過重者的體內有較多脂肪組織，可在乾斷食期間產生水分。

如果斷食者沒有為乾斷食做好準備，或是乾斷食進行太久，身體可能會過度脫水。過度脫水會導致許多身體功能的異常，並造成死亡。

因此，進行乾斷食時，經常需要檢查身體是否出現過度脫水的跡象。百分之二的脫水率會引發強烈渴感，當脫水率超過百分之十時，就會危及生命，此時應該停止乾斷食。由脫水引起的幻想、幻覺或步履蹣跚現象，清楚的顯示出人們正掙扎於於生命邊緣。這種情況出現時，需要儘快補充身體水分。

如果生命出現危險時，必須立即喝水、洗澡、灌腸並諮詢醫生。超越關鍵點的過度脫水是不可逆轉的。這意味在這種狀況下即使補充身體水分也難以挽回局面，身體將無法吸收足夠的水份，這會導致身體功能的停擺。

如果你沒有足夠的經驗可以確認體內的保水程度，那麼當嚴重脫水症狀出現時，你會沒有警覺。如果要在這種狀況下進行乾斷食，最好能與相關領域專家保持聯繫才會比較安全。

暈眩與昏倒

暈眩與昏倒是經常出現的症狀。只有少數長期斷食者才會說他們沒有碰過暈眩，血壓低的人尤其容易出現這種不愉快的狀況，這些人會需要特別照護，以免血壓下降太多。如果你是這些人之一，你最好先進行一些斷食訓練，並逐漸延長斷食期間。以這種方式進行斷食，身體會先局部自我淨化，並產生較少的的血壓降低反應。

另一個解決方案是在斷食期，若真有需要時，可以喝藥草茶。更好的解決方案是以能量練習、指壓、針灸、按摩等治療手段，來增加血管壓力。

許多人會由於暈眩和昏倒而放棄斷食。這些症狀看起來會很嚴重，甚至可以撼動一個充滿自信的斷食者，並使他們對於自己的身體狀況感到擔憂。暈眩或昏倒本身，還不如它們的後續效應那麼危險，重要的是要確保暈眩或昏厥者在過程中不會摔傷，或不慎搞出傷疤來。

從輕微到昏厥型的頭暈，最常見的原因是由於血壓或 / 血糖過低。當斷食時，身體會經驗許多真正的革命性變化。這些變化的症狀之一，就是血壓波動。

低血壓症狀通常出現在斷食第一週到第五週之間，血壓的降低程度也會改變。之後，隨著身體自我清理與對於無食物生活的適應，血壓會穩定在最佳水準上。血壓波動也可能會較晚出現，隨著個人狀況而有所不同，並且會受到水分消耗量、攝取類型、溫度、大氣壓力和身體活動的影響。

血壓的變化還不如人的活動來得危險。為了個人的人身安全著想，重要的是避免從躺到站，或是從坐到站之間，突然出現的姿勢改變。起身時，支撐著某個物件或將手放在椅子、桌子等物件上來支持自己，並讓身體慢慢站起。當你感到眩暈出現時，就停止起身或是先慢慢坐下，動作不要太快以避免昏倒。

最好學會如何處理昏眩產生的眼前發黑狀態。失去意識是大腦血氧供應不足所導致的症狀，這會造成昏厥。在這種情況下，採取低彎身的姿勢，讓頭部比軀幹低，雙手下垂。當你感覺更糟時，在多數情況中蹲下會有幫助，將雙手緊緊地貼地，重量放在手上，並讓頭部自由下垂。

如果頭暈的問題沒有停止，就休息一會兒。躺下來，舉起雙腿靠在牆上或椅子上。

如果血壓持續不穩，並引起頻繁暈倒或暈眩時間過長，請考慮是否要繼續斷食並諮詢合格的醫生，同時建議你也要檢查一下血糖值。

噁心與嘔吐

噁心與嘔吐是身體在淨化過程中常見的症狀之一。

斷食者不需要靠能量來進行消化，因此能量可用於自體清理程序。在溶解和消除死細胞、老舊結石、累積毒素和多餘脂肪的過程中，身體會釋放出不同的物質進入血液中，循環全身的血液，也會通過控制噁心和嘔吐反應的大腦中心。所以血液循環中的毒素會引起諸如疼痛、噁心甚至嘔吐等不快症狀。

這種急性反應的其他原因也可能來自潰瘍、膿腫、囊腫、未完全癒合的傷口、積累與硬皮物質（由黏液黏合而成）或腫瘤。身體試圖打散這些東西，並嘗試以不同的方式來擺脫它們。這就是為什麼我們以斷食來幫助身體的原因，如果只因這些不快症狀的出現，馬上選擇復食，這也就等於你終止了身體的自理和自癒程序。

讓我在此舉個例子，有個四十來歲的男人，童年時曾服用過含汞藥丸以治療身體，當他進入斷食第九天時，突然覺得很不舒服，他跌倒並開始嘔吐，吐完之後，他就感到好受多了，那些收集下來的嘔吐物被發現含有四分之一杯的汞。這個故事的結論是，身體會積累和儲存童年時期吃下的汞，並在幾十年後的斷食期間，打開體內累積舊有毒素的盒子，出清內容物。

通常我們沒有必要過度關心噁心和嘔吐問題，因為這問題在幾小時後就可能會自然解決了，只有極少數情況下才可能持續數日。走進樹林、靠近湖邊或做一些能量練習，將會對你有所幫助，因為運動可以幫助身體更快地排出毒素。

另外，如果你願意，可以喝溫水來誘發嘔吐。如果感到噁心，而你的腸子還沒有用水清洗過的話，灌腸可能會有很多幫助。

如果經常嘔吐，或者嘔吐物中出現膽汁或血液時，請諮詢合格的醫生。值得記住的是，當這種嘔吐狀況出現時，往往代表著你的身體需要更長時間的斷食。

嘔吐過後症狀會出現緩解，因為身體已經擺脫了毒素：然後斷食者可以感受到內在能量的流動，人也會感覺舒服多了（體內會更乾淨）。

體重下降

體重下降也是一種會出現的症狀，應該個別考慮。如果肥胖者的體重下降時，就是非常好的狀況，他可以擺脫多餘的贅肉，並恢復正常體重。然而，如果本來就已經瘦巴巴的體重還在持續下降時，就可能就會造成孱弱的問題。對於前者而言，繼續斷食是有好處的。但對於後者來說，最好能恢復進食。

體重下降的速度因個人而異。禁食幾天後體重通常會趨於穩定。第一次斷食體重會減輕，主要是由於身體清空腸道並排除多餘水分所造成，這效果在乾斷食期間會更明顯。例如，如果身體在斷食的第一週每天減輕兩磅的話，在接下來的幾週裡，可能每週只會損失兩磅體重。

在某些極端狀況下，體重可能每天會減輕高達三十磅。我認識過有兩個人的身體是以這種方式來反應斷食過程。在長期斷食期間，也有些人的身體只損失了幾磅而已。

所以你可以得出結論，斷食期間到底會損失多少體重，其實並沒有嚴格的定律。

斷食期間，肥胖者每日體重可能會減輕到兩磅（或更多），因為身體會利用更多的脂肪來產生水分。對於瘦子或體重過輕的人而言，如果體重出現這樣快的下降速度時，可能會有危險。

斷食時出現體重減輕以及其他症狀時，首先要以理智為前導。正常體質的人在沒有進食的狀況下，能夠保持長達兩個月的生命力。如果在這段時間內體重持續下降的話，就清楚表明了，自我本能無法在沒有食物的狀況下正常運作。

那些不斷將自己過瘦的體態視為過胖的人，就是得了厭食症。斷食或不食練習並不適合厭食者。這些人應該先解決與治療自己的精神障礙。

孱弱

強迫身體斷食時間過長時，可能會導致孱弱現象。在這種情況下，孱弱是由於體重過度流失以及身體建構材料不足所引起的。同時，生命能量過低會導致人們無法正常工作。

孱弱者幾乎就是俗語所形容的那種「一隻腳已踏進墳墓」的人，只差一步就要脫離肉身了。如果不打算早死的話，越早能夠恢復進食，受到的傷害也就會越少。

統計上來說，如果營養處於「正常」狀態，且沒有過瘦與過胖問題的人，可持續六週斷食而不會對身體造成傷害。但在此之後，欠缺營養的問題可能會大到讓身體無法繼續保持良好運作。此時，身體會開始啟動以自體為食物的程序。這意味著細胞將會死亡。細胞死亡後，沒有新生的細胞可供替換。當建構神經細胞的素材不足時，身體的生命功能就會開始關閉。

因此，如果過了一個多月之後，你的身體還很孱弱，沒有活動的「體力」，早晨無法從床上起身，無法感到喜悅與樂觀，這就很清楚的說明了你應該結束斷食。因為你的本能尚未學會如何將非物質來源轉為身體動能的方法，在這種情況下不要與身體對抗，不要傷害它。此時對你比較有利與聰明的方法是逐漸恢復正常飲食。在未來，當你擁有更多經驗，本能程式也被改寫得更好之後，你可以再來一次。

疼痛

你可能會感到身體每個地方都在痛，儘管通常它並不會同時發生。最常見的是頭痛，通常這種痛會先出現。

其他在心臟、胃、肝臟、腎臟、關節、脊椎、腸和肌肉區域的疼痛隨時也可能發生，持續時間可能從幾秒到幾天（長期疼痛很少見）不等。

斷食期間的疼痛說明身體正在清除病因，以恢復器官的完美狀態和功能，這是個可讓人開心而不用害怕的原因。器官問題越大，疼痛問題就越多，修復時間也越長。經常出現的狀況是，儘管身體感覺健康，但器官仍然會發生疼痛。直到疼痛出現之前，許多人都還不知道自己的身體有毛病。

斷食時間越久，由於身體淨化與自我修復產生的疼痛感也就出現得越少。也可能你會先經過幾個月沒有任何食物的幸福生活之後，突然間出現心臟刺痛的症狀。在這種情況下，最常見的原因是由於能量發生了變化，對於非物質世界產生較高感知力以及靈性光環的自我淨化帶來的反應。這種痛苦很少是由於物質器官的變化所引起的。

斷食期間發生頻繁疼痛的其他原因，也可能是因為身體器官的移動所造成。在斷食期間，一些器官會收縮，脂肪組織被消除。這會導致肌肉緊張度與身體器官的相對位置發生改變，尤其腹部感受可能會特別明顯。

我記得當時我腹痛了約兩週左右。這是相當不快的經驗，因為它讓我很難坐直或躺平超過幾分鐘。只有當我彎曲身體時，疼痛才會停止，這是因為腸道完全清空，腸、胃、肝、腎收縮與腹部脂肪消失，導致橫隔膜下方的空間增加所引起的。橫隔膜被迫要加班工作，因為它不像以前那樣可被下方器官支撐住。

除了由於能量變化，或內部器官運動引起的痛苦之外，另一種強烈的痛苦也可能會突然出現。在這種情況下，你可能需要諮詢醫生。在此我以另一個經驗為例來讓你瞭解。

進入斷食的第四個月，在腹部和背部右側，我突然感受到強烈的痛苦，當時我痛得幾乎要昏過去，我去醫院請求醫生幫我開強力止痛藥，經過幾個小時的身體檢查後，醫生說痛因是來自於我的輸尿管被東西堵塞了。結論是，經過四個月的斷食生活後，我的腎結石經掉進了輸尿管中，因為它的尺寸較大，所以在向下移動的過程中帶給我很大的痛苦。

正如你所聽到的，這種問題或其他令人驚訝的痛苦是完全可能出現的。

在某些罕見的情況下，可能會發生意想不到的事情，並可能對身體的健康帶來危險，身體會產生強烈反應。在這種情況下，建議你去諮詢醫生。但通常這並不會是恢復飲食的理由。

心理不穩定

有些人問我：「為什麼我在斷食期間會會感到憤怒、仇恨與被挑釁？」他們想知道這種不快的情緒來自何處與成因。另一方面，家庭成員會認為這些人變得讓人難以忍受，因為斷食者可能出現難以預測的情緒性。比方說，他們可能會沒有任何理由地將果醬罐頭摔向牆面、大聲嚷嚷或爆哭，斷食可能會讓人的心情瞬間出現變化。

其他斷食者則會經驗到到悲傷、放棄或者對所有事情都缺乏興趣。對於這些人來說「一切都沒有意義」成為他們熟悉的感受。一方面，這些人會覺得自己似乎什麼也沒做；另一方面，這些人會悔悟自己的怠惰，同時他們也看見自己「生命的沒有意義」。當中甚至有些人會說他們這輩子已經受夠了，他們認為生命沒有目的，不想再活了，或者他們根本一點都不喜歡活著。

以上的反應會出現是因為心靈正在被淨化。斷食不僅會淨化身體，也會清理看不見的部分。因此，當心靈被淨化時，毒素也會浮出表面，堵塞物會被釋放出來。

順帶一提，這種心靈淨化過程，可以讓人們出現對於真實的感受力，進而找出真正的生命意義，也就是生命只是一場遊戲，除非你在心智中將它創造出來，否則它是沒有意義的。剛發現真正生命真相的人，會有什麼感受呢？

心理不穩定的另一種原因也有可能是非物質性的，一般也稱為附著於人體的星光體或附靈。這樣的星光體或附靈都是非物質化個體，它們以吸取人類的情感與思想為食。

多數地球人身上都有這種非物質體的存在。

這些靈體寄生蟲往往會吸附在那些充滿恐懼、憤怒、仇恨與其他破壞性情緒者的身上。這種精神吸血鬼會以負面情緒來滋養自己。當個人的情緒反應越頻繁與越強烈時，精神吸血鬼就越歡喜，這個人可以餵養的靈體寄生蟲也就越多。情緒平穩的人不會出現負面情緒與想法，他們身上的靈體寄生蟲會逐漸餓死或感到不適。斷食會軟化情緒反應，因此這些靈體寄生蟲會試著引動出負面情緒，因為它們餓了。如果斷食者不放棄，撐得夠久的話，這些靈體寄生蟲將離開，人也會獲得清靜。在這種情況下，進行乾禁食，同時結合『愛』與『光』的靜觀練習是非常有效的。

不同情緒反應的另一個成因，是由於對於刺激的敏感度增加，斷食者將逐漸淨化自己身體，使感官能夠接收更多的資訊。因此他們的感覺會對於外來刺激表現得更加敏感。

斷食者可能還沒有準備妥當，一般強度的刺激對他們而言可能會太過，並對他們造成干擾。例如，平常時正常音量的對話，可能會被斷食者認為是喧嚷或甚至喊叫，這也會讓人感到困擾。

除了這些情緒之外，斷食者也可能會遇到相反的情況。比方像突然出現的快樂和幸福感，感受到生命的輕鬆與『愛』。

在斷食期間，各式愉快和不愉快的情緒，可能會伴隨著某些反應出現。每個人都會有不同的變化。各種出現的狀況都是有益身心的淨化程序，所以這是值得讓人開心而無須憂慮的另一個理由。

有些人在斷食期間可能會出現所謂的超自然能力。在這種情況下，人們會接收到來自物質空間以外的資訊。如果人們沒有做好準備，他們可能會認為自己的的心靈狀態出了問題。他們的行為，可能會被其他人視為精神病，甚至會以他們為例來證明斷食這件事「如何害人」。

精神病院中充滿了特別敏感的人，不瞭解這些病患體驗的醫生，會開立出減少大腦活動的藥方。此外，醫生讓這些人相信自己是精神病患，並提出對於這些人影響非常負面的建議。這些「病人」需要與這個世界（空間維度）有關的指導，而不是這種化學與精神毒藥。這裡面有許多病患是意識高度發展的個體、覺醒的大師，他們現在迷了路，需要透過更多學習，才能瞭解與使用他們的能力。

心理不穩定的狀態可能會持續很久，幾個月甚至長達幾年都有可能。

依個人狀況選擇不同的心智練習，可以幫助斷食者更有效地控制心智與感受。

在斷食期間，如果你想擺脫掉伴隨著反應出現的某些情緒，你可以練習『光』與『愛』的靜觀。事實上，這也就是靜受默觀法。你試圖讓自己感受『光』與『愛』，並將它表現出來。當你的心智和身體散發出越多的『光』與『愛』時，負面情緒就會越早停止對你的折磨。

更容易的解決方法，是讓自己散發出內在喜悅。當內在喜悅自由散發出來時，你會充滿了『愛』與『光』。負面情緒就沒有機會出現，此時所有的寄生蟲 / 吸血鬼都會提早離開你。

不同的實相

幾星期的斷食（或更早）過後，你可能會注意到，自己看待和理解世界的方式已經不同了。此外，你的思考和行為模式也發生了變化。在你眼中，對於某些事情、事物和行為的價值觀已經改變了。

有許多可以體驗這種新鮮感受的方法。你看著人們、看著他們在做些什麼，就像在劇院裡看著他們一樣，你會覺得自己似乎並不在場，你似乎不在這個世界裡存在。

你曾經做過的某些事，與你曾經感到有興趣的某些話題，現在已經變得不重要，甚至顯得毫無價值，儘管它們對你而言，曾經是有用的事物。你會感到有些事情好像得從頭開始學起一樣，好比像開車、燙衣服、打字，這些活動可能會被你視為是新鮮的體驗。以前可以自動完成的事情，現在則可能需要特別加以注意，就好像你忘了該怎麼做似的。

以前需要集中注意力才能辦到的某些事情，現在可以更容易地進行，你會感到更加得心應手。以前無法引起你興趣的景色、聲音和氣味現在會引起你的關注，心態上會出現更多的變化，你也可能會感到自己就像處在嗑藥狀態中似的。

你於實相的看法與理解會有所改變，甚至可能會懷疑自己心靈出了什麼問題，你的家人和朋友也可能會注意到你其他的古怪反應。

到底發生了什麼事情？其實發生了許多變化。你的心智組成已改變了它們的活動方式，好比大腦變得更加平靜，內分泌腺的作用也有所不同，更多的二甲基色胺（DMT）、褪黑激素、內啡肽和較少的腎上腺素會被釋出。

這個狀態可能會持續一段時間，過程長度取決於個人。

這是觀察自己並從中學習的好機會，如果身體沒有出現孱弱或疲憊狀況時，就沒有理由需要擔心。

你可以享受這種新的體驗。

以下是阿里爾（Ariel）在乾斷食十日後所描述的自我體驗。這也與進行長期斷食、不食或食氣時期的經驗類似。

「我感受到體內有種電磁能量，當我不理它時，它會自行運作。當時我處於一種通靈狀態，可以感知人們的想法與情緒。我自己總會適時適地的得到所有答案，我可以直覺地知道體內所有的能量點，這讓我常常花上一整天的時間，只是在把玩自己的「反射點」。我的身體處於常定狀態、時間感扭曲、整個夜晚瞬間即逝。我覺得自己就像在另一個維度之中，在一個恆定的夢境或冥想之中。我有療癒能力，並可以看到自己與他人相關事情的結果，我可以感受到所有事物的疾病，並照顧它們。人與動物被吸引到我身邊，我感覺自己就像一顆會走路的太陽，我是個活的衛星導航系統，可以在沒有方向的狀況下到達任何地方。我與事物之間有著連結，可以感知所有地方的所有事物，而不需要依賴肉眼。我的身體本身就會知道它需要什麼食物。我是個煉金術士，以各種奇怪的方式來組合物質，還能產生很好的效果。我的手會直覺式地移動。我的疼痛敏感度，在清醒時顯著地降低到能夠運作自如而沒有感覺的程度，我治好了我自己的膝蓋問題，之前我幾乎無法直線行走，而是走成波浪與螺旋步伐。每當快要說錯話的時候，我的喉嚨會以卡住的方式來回應。這樣的反應，也可以讓我知道對方是否明白我在說些什麼，因此每當我的喉嚨感到卡住的時候，我就知道他們其實還不懂。我意識到人與人之間很少能夠彼此相互理解，你的真正看法或點子，幾乎無法以符合你期待的方式，傳遞給對方。這可能是當時我最大的體會。我還有開發出其他幾個或大或微妙的能力，不幸的是，其中許多能力我並沒有機會進一步探索，在那兩個月中，我幾乎就像個超人一樣。」

皮膚變化

皮膚是可以觀察身體淨化和消化功能的地方。皮脂和汗液內有身體不需要的物質，它們對身體有害，因此會被排除。這也是不同身體的氣味來源。

簡單地說，皮膚與腸道有關，甚至有人說，人的皮膚反映出大腸與肝臟的狀態。當然，全面的皮膚狀況會受到更多因素的影響。

身體可以透過皮膚排除毒素，並讓皮膚出現發紅、皮疹、濕疹等反應。如果有人皮膚本來就有問題的話，這問題很可能會在人們開始斷食時重新出現，因為身體正在擺脫導致這些問題的毒素。

禁食期間的皮膚變化也可能是由於痼疾的引動所造成的。然而，與斷食同步出現的新病也可能導致皮膚變化。在多數情況下，最好的解決方案就是繼續禁食，以使疾病早早離開。

當人們在極端狀況下持續斷食時，除了會導致孱弱之外，可能也會出現代表嚴重退化的皮膚變化，在這種身體及免疫系統過弱的狀態下，最好開始復食。

總結來說，過敏、皮疹或其他皮膚問題都不是停止斷食的原因，最好繼續禁食下去。

感覺寒冷

如果你或親戚曾經斷食過，可能會知道在斷食期間感到寒冷是什麼意思。雖然外面是溫暖的，但斷食者的手、腳、鼻甚至耳朵都會發冷，甚至就像感冒似的，儘管他們穿著溫暖也一樣。

我自己親眼看到過，也聽說過那些斷食者，會打扮得像在過冬似的，儘管室溫是攝氏二十五度，但他們的手凍得發青，臉上表情痛苦，身體被緊緊包裹起來以對抗冷意。

我的一個熟人甚至說：「這很困難，但斷食期間會發冷是稀鬆平常的。」人們會感到寒冷，不僅是因為保暖不夠或溫度太低。當然，社會觀感已造成某些人會根據外界溫度，而產生對應的冷暖反應。

溫度感知的主要因素，是人體使用能量的量與方式。簡單來說，如果有足夠的能量，即使外面天寒地凍，也不會感到寒冷，在同樣的狀況下，即使面臨酷暑也不會感到炎熱，人們在較大的溫度範圍內具有良好適應力。但如果缺乏能量，或者人們不知道如何使用能量來控制溫度感知時，那麼他們就會容易感到太冷或太熱。

你可以由此得出結論，如果在斷食期間，你因為發冷而受苦的話，主要可以透過釋放內在能量練習來幫助自己。為了實現這一點，能量練習、視覺成像和交替性淋浴等方法會很有用處，定期做這些練習會讓人不再感到寒冷。

喝下許多熱飲並不是很好的解決方案。剛喝不久時，你會感到溫暖，但體內裝了太多水份時，會造成消化系統的超載。能量的流動和對溫度的敏感性，導致我們對於冷暖的感受。你可以很容易地瞭解溫度感其實是主觀的，它取決於內在能量的管理。如果你專注於讓自己釋放溫暖能量，一段時間過後你就可以感到有所不同。溫暖靜觀練習可以讓你重新編寫本能程式，不管外界溫度如何，你將永遠感到溫暖。

影響你去感知外界溫度的身體因素，主要是腸、肝、脾的功能。如果這些器官的功能不好，就會阻擋能量循環。簡單的大腸淨化，將有助於清理肝臟，使人感受到更好的能量，冬天不會感到太過寒冷，炎炎夏日中也不太容易出汗。

發燒

當身體在對付（殺死、除去）微生物時，體溫會上升，這是自我防禦的機制之一。細菌會藉由血液循環整個身體，引起發燒。如果在斷食期間出現發燒，可能是身體正在透過打散細菌濃度來消除疾病的現象，所以這其實是是人體自癒力展現的過程。

如果在禁食期內發燒，通常最好的解決辦法，就是靜待它的消失。你可能需要多喝一點溫水（不喝茶、咖啡、果汁）、上床、休息、多睡覺。通常身體會在幾天內轉好。

服用退燒藥讓體溫下降是個錯誤的作法，它會損害身體的溫控機制，並毒化身體。然而，當出現急性高燒時，建議給具有足夠斷食知識的醫生打個電話。

牙齒鬆動

經過幾十天的斷食後，你可能會開始覺得牙齒更加鬆動，更容易用手指掰動它們，幾乎可以拔出來似的。此外，你會覺得有液體從你的齒間滲出來（膿），並有著讓人不快的氣味。

這也是身體淨化功能運作所造成的結果。身體正在淨化牙根週遭/下方的區域。鼻竇也會出現這樣的淨化模式。許多人甚至不知道自己的鼻竇中有鼻涕阻塞，只有當它們開始自我淨化時才會出現。

經過幾天到十幾天之後，鬆動的牙齒會恢復到以前狀態，並且更穩定的固著於上下顎。黏液和膿液的分泌會較早停止，令人感到不快的氣味也是。所以沒有必要害怕你的牙齒會掉下來。

如果牙齦或牙齒有蛀牙的狀況，或有破損的填充物，這會引起牙齒的鬆動，血液會從牙齦或牙齒內部滲出。在這種情況下，可以借助牙醫的幫助。對於牙齦問題，最好稍等一會，因為當淨化完全完成後，它是最有可能癒合的部分。

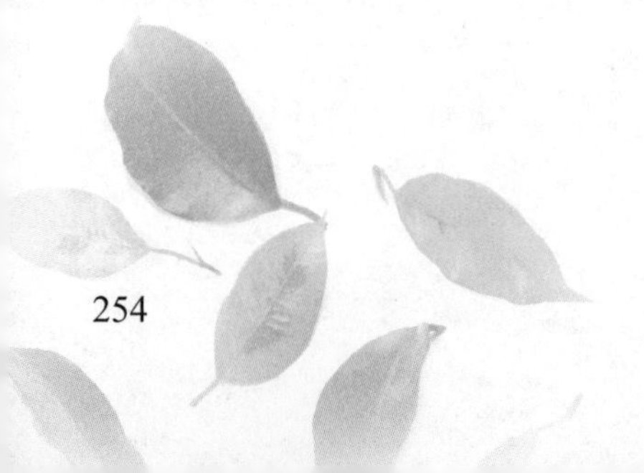

掉髮

婦女比男性更經常會出現掉髮問題。當每天落髮超過五十根以上時就應該加以注意。如果是在前四十天斷食期內出現超過「正常」數量的落髮狀況時，不需要擔心，除非身體憔悴。即使很多頭髮掉下來，後來可能也會長回來，並變得更強壯，甚至更豐厚。

如果身體孱弱，而且頭髮在斷食三週後開始脫落，這可能意味著身體正在消瘦狀態當中。孱弱的斷食者如果注意到自己掉了很多頭髮，這可能就是斷食不適合此人的明確跡象。

對於身材肥胖者而言，在完全恢復正常體重之前，並沒有孱弱的危險。在這段期間，出現許多頭髮脫落只會是暫時的現象，之後會有新生出來的頭髮來替代脫落的頭髮。

關節腫脹

關節腫脹會發生在斷食的第一個月或第二個月期間。關節會出現腫脹感但沒有疼痛，主要容易出現在膝蓋和跗骨關節。

如果關節在之前曾有舊病，你也會感到疼痛，因為你的身體正在淨化與修復當中。

關節腫脹也可能是由含鹽飲品所引起的（例如酸黃瓜、酸菜鹽水或發酵蔬菜的鹽水），甚至可能是因為斷食期間喝水太多所造成的。

如果飲水量很少或者在乾斷食時期，還會出現關節腫脹的話，這意味著身體正在淨化積聚在關節中的層積物，所以你不需要特別處理，只是等待，因為腫脹會在幾天之後消散。在這種情況下，服用消腫藥物（藥品）通常是個錯誤。

其他

每個人都會以不同的方式斷食，斷食期間可能出現各種身心相關症狀。

對於斷食者而言，更重要與對自己有利的，是要牢牢記住一個由完美、幸福與健康所主導的積極影像，如果將注意力集中在自己的病痛上，反而會在心智上放大病情，創造出有害的視覺成像效應。

面對多數症狀時，你可能只需要等待它們消停，因為它們是由身體的自我淨化所引起的，身體需要靠時間才能消除積聚於體內的有害物質。但是，你應該一直「張開雙眼」，以理性行事，不要讓恐懼占了上風。

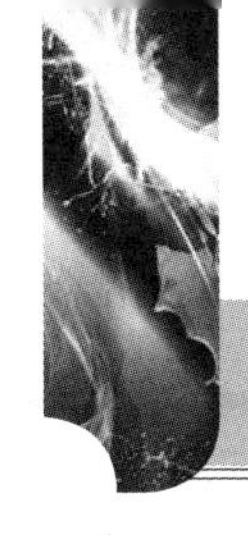

最需要重視的議題

我遇到過許多人試圖勉強自己進入無飲食生活。我經常看到這些人的身體在受苦，當人類對於身體反應欠缺充分瞭解時，就會發生這種情況。那些人並不知道勉強自己身體不進食可能會導致什麼樣的結果。不食不是空腹、餓肚皮或饑餓，它有著不同的意圖、行為與結果。

第一，基本常識

合理化意味著要考慮所有的利弊得失，預期所有可能的結果，從而做出可以帶來好處而不是傷害的決定。

當試圖進入無飲食生活時，請以理性切入，特別是在身體方面，要客觀仔細地觀察。當你看到不吃飯所造成的傷害大於利益時，就請停止繼續嘗試。

生命會有許多嘗試的機會，你可以嘗試很多次，所以沒有必要在第一次嘗試時就強迫自己。每次的嘗試都會帶來更多經驗，你的經驗越豐富時，就擁有越多可以用來幫助自我與他人的知識。當人以理性行事時，犯錯概率也會比較小。

我經常對人們說，生命永遠都不會結束，所以如果你現在不能完成這個任務，可以稍後再做，因為你總會有時間。是的，你總會有時間，你擁有全部的時間，可以自行決定如何使用。生命永遠不會結束，所以這次沒有完成的事業，總還有第二次、第三次或更多次可以嘗試的機會。每次嘗試都會帶來新的體驗，這就是你會在這裡的原因。

你決定要成為食氣者，你已經為自己制定了計畫，並開始嘗試，嘗試了卻沒有用，問題出在哪裡？也許是，也許不是，那又如何呢？

雖然沒有成功，但你擁有了一個新的體驗，你對於自我和不食生活有了更多的瞭解。這條路徑仍然向你開放，世界依然存在，你仍在生活並在創造自己的生命。

隱居

在前幾個月的斷食時間，隱居（離群索居）是非常有用的辦法，對於某些人而言甚至是必要的。最好能找到一個與自己的家毫無瓜葛的地方。深入自然，遠離城鎮、道路、人群，除了緊急情況外，不要與家人或朋友聯繫。

如果你決定採取半隱居式生活，也就是待在靠近自家附近，或在自己房子的另一區域（「萬一」有狀況時，比較容易就近處理）。你可能會想每天休息一下，以便在有需要的時候與人碰面並請求建議。最好有個可以照顧你的人，如果你需要什麼東西（一本書、衣服）的時候，這個人可以成為你與世界的聯繫管道。如果你決定使用看護的幫助，請先確定聯繫方法和協助內容等細節。最好這位協助者對於不食與斷食領域也有經驗，當你有需要時，他們可以向你提供建議，因為不同的情況、懷疑、問題、需求都可能會出現。

許多人決定讓自己處於完全閉關狀態，不與任何人會面，也不接受任何幫助。從安全角度看來，這並不太恰當。在你決定這樣做之前，請與人諮商並仔細思考。如果你正在考慮該怎麼辦的話，請聽聽自己的內在答案。如果你仍有疑問的話，請優先選擇顧問的建議選項。

為什麼隱居是重要的？它的主要功能是讓自我保持在靜默之中，並將大腦的注意力轉移到內在，轉移到生命的靈性層次上。除了靜默之外，遠離會佔據心智或容易被心智吸收的瑣事（如大眾媒體、街頭噪音、喋喋雜談等等），可以讓隱居者有更多的機會與時間，來集中注意自己的精神狀態發展。

隱居會讓諸如靜坐、冥想、視覺成像和能量練習等功課變得更加容易進行。你值得好好利用這段時間，好好進行這些練習，並善用它們帶來的所有利益。

不強迫

最好不要與身體對抗。因為它是「靈魂的殿堂」（明確地說，身體就在靈魂之內）。身體是個人的整合體，沒有身體的靈魂也不再是個人。

對抗會造成傷害、心理傷害，甚至傷亡。當你與自己的身體對峙時，誰會受到傷害？

一個經常強迫自己身體、打擊身體並傷害身體的人，他的身體會有什麼發展？或者，一個被『愛』環繞的身體，又會如何發展？

身體接受本能管理，而本能需要接受教育，這種教育就像聰明有愛心的父母對自己孩子的教育方式一樣。所以，如果你無法讓自己的身體，在某個時間區段內，安然度過無飲食生活，那麼你可能需要讓自己進行更多的靈性練習，而不是讓自己挨餓。

如果你關注身體的感受時，身體會也會告訴你它的需要。好好感受自己的身體，遠比只是想一想還來得重要。每個人都有著不同的身體，身體與主人之間的最好溝通辦法，就是透過感覺。

我常碰見某些人會認為不應該吃下某些東西（如馬鈴薯、霜淇淋、蜂蜜、魚），因為這些食物會傷害身體，或造成殺業等等。即使他們感到自己的身體需要這些食物，也仍不改堅持。

這種信念只會對身體造成傷害，這些人是悲傷痛苦的，對於自己的生活也不會感到滿意。只有當這些人的身體得到想要的東西以後，才會出現好心情和健康狀態。所以，只有當個人停止與身體對抗，並且像有智慧的慈愛父母那樣面對自己的身體時，身體才會出現適當反應。

關於營養、處理原則、適應方法等建議，還不如感受身體的需要來得重要。當你可以好好感受自己的身體，也能讓身體感受到你的『愛』的時候，身體就會朝著正向發展。對身體施加紀律，可以讓你確保它能夠盡最大可能，來為你提供服務。

什麼是紀律？紀律是充滿理性和『愛』的系統活動，為了要實現某種目的。紀律並不是強迫，因為紀律是只有正面的態度。經由施加紀律，人們可以讓身體適應許多自認為辦不到的事情。

能夠區分紀律和強迫的不同，是個重要的能力，因為這兩者之間的界限並不清楚。當你憑藉對於自我身體的感受，也具有正確知識的時候，你就能分辨出來什麼是紀律、什麼是強迫。當你要保持身體紀律時，這種能力會非常有用，特別是用於戒斷成癮時（過量飲食就是癮症之一）。

限制資訊信念

你可能會誤解某些未經充分探索，資訊也不夠完整的主題，食氣/不食過渡法也是如此。當某些特定的食氣資訊開始流行時，多數對食氣有興趣的人，會認為這種資訊可以幫助他們瞭解通往食氣生活的某些必要程序。

舉例來說，有資料說為了成為食氣者，一個人必須經歷「二十一日斷食過渡程序」，這想法已在大眾思想上深深地紮下了根。這個資訊本身對於食氣與不食的定義有所誤解，也缺乏可以幫助斷食者實現食氣意圖的方法與知識。

為了自己的安全起見，如果你的資訊來源未經證實，那就值得好好考慮是否應該使用，以及如何使用這種資訊。較好辦法是去接觸具有足夠知識的人。

還要記住，我之前曾經強調過，所有資訊都可能是半真或半假、亦真或亦假。即使那些是被當成是偉人或聖人的作者，在書中寫的事情，即使那些是被認定為權威、開明者或聖人，對他人說過的話語，仍然具有這些特質。這就是為什麼當資訊未經證實之前，你最好多靠自我的直覺感受，而不是他人寫出的東西。

即使對於某人而言，某件事情是真的，對其他人來說也並不一定如此。換句話說，一個人的真理，並非等於其他人的真理。每個人都不同，每個人的世界也不同，因此相同的信息，可能會有不同的屬性。它們可以同時是真實與虛假的。

如果你基於錯誤或不足的資訊行事，將會犯下錯誤。在無飲食生活的過渡期間，這可能會對你的健康或生命（在極端情況下）構成危險。

讓我舉個例子，我遇過許多人試過二十一日斷食程序，因為他們認為這個程序會使他們成為食氣者。即使經過數次失敗，他們仍然只是懷疑自己有問題，而不是意識到這方法可能有問題。他們對於這個斷食資訊懷有信心，即使這資訊對他們而言是個錯誤也一樣。

我在網路上看過許多致力並鼓吹靈性教育的網頁，我聽過那些所謂大師的指導，我讀過被公認是成道者所撰寫的書籍，其中充斥著許多的錯誤與虛假的資訊。

要注意的是，不管是大師還是老師，成道與否，都會提供錯誤的訊息。

讓我直接告訴你——因為這真的很重要——不要像一頭羊一樣盲從，不要允許別人以錯誤的資訊來餵養你，不要相信自己所讀、所聽以及所見，要對訊息進行思考，但是不要輕信，要對資訊進行自我查核，並看看它對你的作用如何。

在生活中，每個人都會給出正確與錯誤的資訊，這點毫無例外。

不管這個人是個無家可歸的酒鬼，還是備受敬仰的老師，他們都會給出正確與錯誤的資訊。

所以，當你盲從於這些資訊的時候，自我成長就會受限，個人也許會在自我意識發展的進程中受困。我會這樣說，並沒有影射任何人或任何教導的意圖，我只是想讓你注意這個事實，不管資訊來源為何，都可能有對或有錯，請注意這個事實。

跟隨指導者

無論你處於密集練習食氣 / 不食過渡期中，還是處於長期斷食狀態裡，請考慮與指導者（照顧者）保持聯繫。指導者會是你所信任的經驗豐富者，即使當你處於隱居狀態中，他也可以探訪你並向你提供建議。如果你無法與指導者會面的話，也可以透過電話與他們交談。

與指導者見面是為了確認一切安好，或自己是否需要幫助、建議、需要某些物件或傳遞什麼資訊等等。

也要考慮自己是不是屬於那種只要隱居起來，就不適合與任何人碰面（即使是好友也一樣）的族群，有些人需要完全與外界隔離，即使只是非常短暫的與人碰面，也會給他們帶來更多的壓力，而非開心，如果你覺得自己需要完全閉關，至少要告訴親戚與身邊親近的人，你會待在哪裡、待多久、以及你會做些什麼。

即使你已決定要完全獨處，請確保在萬一狀況之下，你可以聯絡得上具有相關經驗者，因為你可能會突然間感受到自己有所需要。

幻覺與幻象

斷食與食氣者的敏感度會增加，這會導致幻覺的出現，如果這只是偶發現象還無傷大雅，但如果幻覺出現的頻率增加時，你也許需要考慮向專家求助。這種現象的成因可能是神經系統暫時的無害性失調所造成，如果是這種原因的話就不會導致問題。但如果這種失調成為一種永久性症狀就麻煩了。斷食過久會傷害身體與神經系統，從而導致幻覺的出現，所以這會是你應該結束斷食的指標。

最好能夠學會分辨「非物質體的幻覺經驗」與「視覺經驗」的差異，身體的自我淨化會讓大腦與其他感官運作更為良好，因而可能導致超能力更密集地出現，這些能力之一，就是可以看見其他個體、另一次元，與其他時間的存在。

幻覺是身體失調的證據，這可能代表斷食過渡程序，被安排得太過密集，也可能是因為身體在排毒，所引起的暫時心智狀態。

但如果這些幻覺中出現非物質體向你提供了什麼日期，那麼它可能就不是幻覺，也不需要尋求醫治。你需要學習，如何可以正確地使用你的非物質感官意識，以及如何解釋自己獲得的意象。知識淵博者可能會對你有幫助，與他們保持聯繫會是個好辦法。

良好健康

有人錯誤地認為食氣就等於為了健康而斷食。

他們以為食氣或不食是種治療身體的方法。食氣與斷食基本上是不同的，食氣是種反映在身體上的心靈狀態，不需要食物或飲水。療癒性斷食則是種可以為人類帶來健康的方法，它是種實踐信仰的醫療手段。

當身體不夠健康時，建議你不要讓身體進行密集的斷食過渡練習。最好先讓自己恢復完全健康狀態，再去嘗試無飲食生活。

身體不夠健康的人很難適應斷食，因為斷食程序會變得更長，也會讓人不快。

許多人認為自己身體健康沒有任何病徵，但他們並沒察覺到自己的某些器官其實已經生病了，問題通常會出現在大腸、肝臟、腎臟與胰臟中。比方說，西方社會中有許多人都有大腸桿菌、消化道寄生蟲或其他疾病的困擾，但這些問題卻不會引起直接的生理痛苦，人們可以利用簡單的醫療方法來去除這些健康上的問題。

精神疾病患者不應該進行食氣或不食練習。最好別向他們提及相關內容，這樣他們才不會傷害自己。如果這樣的人決定要追求食氣生活的話，一定得受到仔細的看顧。

體溫

生活在非熱帶區域中，讓身體接受無飲食生活的密集練習時，要多加注意一種常見的症狀——發冷。多數情況下，手腳會發冷到幾乎是冰的，即使室溫不低（比方在攝氏二十五度或更高室溫下）人都還是會感到冷意。

如果發冷會讓你感到困擾的話，請將注意力轉到體溫上，因為體溫是生命能量的指標之一，當體溫低於攝氏三十六度時，就有需要充分採取行動的理由了，強迫身體在體溫過低的狀況下工作是危險的。

如果你感到發冷但還不想恢復進食時，請穿上溫暖的衣服，並經常做能量與心智練習，同時也加上視覺成像法的訓練，比方說，你可以想像自己為溫暖的源頭，身體就像火一樣地散發出溫暖。

如果身體發冷的時間持續過久，就應該要檢查肝臟與胰臟功能，因為這兩者的工作效率很有可能出現問題了。當四肢冷到發青時，你應該要溫暖它們，睡覺時應該保持四肢溫暖，即使這意味著上床時要戴上厚厚的手套與穿上毛襪。

穿上厚重的衣物與保持四肢溫暖，並非適當的長期解決方案，因為這樣的辦法並無法讓人釋放出充分的生命能量。在健康進食者會感到寒冷的狀況下，食氣者也許不會出現發冷症狀，相反的，食氣者較進食者健康，具有更為寬廣的體感溫度舒適範圍。

當身體發生革命性改變時，也許會暫時地需要更多的外界溫暖，這可以幫助身體保持溫度，並將能量運用在其他事情上。也因此對於居住在非熱帶氣候中的人們而言，夏天會讓他們比較容易進行無飲食生活的密集練習。

最重要的是，當出現寒冷問題時，要知道原因是什麼，這是因為生命能量或循環不足所造成的嗎？直到人們放棄食物之前，生命都在飲食效應影響下釋放出能量，現在，當人們再也不進食後，生命就得在沒有任何食物的狀態下，教導自我本能釋放出能量。

不進食時喝水的量

斷食者通常會犯下的錯誤是勉強自己喝下太多或是太少的水，水與其他飲料的需求量，是由你的身體所決定，如果你的進水量比你身體真正需要的更多，或是更少時，你就在傷害自己的身體。當你喝下太多水時，你就在強迫自己的消化系統處理過重負載，尤其是腎臟。體內水份過多，可能會導致腿部與臉的水腫，也可能會製造出過多黏液，讓身體藉由皮疹、陰道炎或咳嗽來排除。水是最好的溶劑和能量的來源，但是當飲水過量時，身體卻會增加對於能量的需求。

在斷食期間喝下許多飲品的人，認為這樣做可以讓體內更快地排除毒素。要知道身體並非馬桶，無法用水來沖洗乾淨，反過來說，這可能會造成體內的有害物質更難被清除。

最好的方法是在口渴時才喝下適量的水，慢慢喝、啜飲並在吞嚥下去之前與唾液充分混合。

大腸淨化

許多科學期刊與書籍都提過灌腸這個議題，很多人會將它當成噁心（雖然他們從未嘗試）但對人體很有好處的行為。在此我不會討論這個話題，但如果要以一句話來結論的話，我會說：大腸淨化層次越深越頻繁（當然得在身體能夠承受的極限之內），效果也就越好。

大腸是將不同物質吸收進入體內的的器官，包括所有經由腐敗混合物滲透進來的毒素，所有的東西都會通過大腸被血液直接吸收，然後繞行全身循環。

大腸內覆蓋著絨毛，它們讓大腸得以平順進行食物吸收程序，我們的大腸絨毛上有陳年的黏液、膠狀物質的沉積，以及其他一些難以測定的聚合物黏附於其上。日積月累後，逐漸形成某種黏膠似的絕緣物，導致大腸的功能難以運作，或不可能運作。

此外，這種附著在絨毛上的陳年物質，也會成為許多有害細菌、黴菌、與寄生蟲的溫床。這些微生物及其排泄物的增殖細菌，會損害有益的腸道細菌，從而毒害血液，乃至於整個身體。這會成為許多疾病的起源，帶來越來越多文明病的苦惱，它像流行病一樣，會發展成癌症、過敏與糖尿病。

使用水療法的醫生知道，陳年大腸沾附物（也就是多年前吃下食物的殘渣）可以從腸道中洗出來，會出現這種狀況，是因為如果飲食習慣不好時，腸壁黏液和糞便沾附層積物，也會隨著時間越來越厚。這些腸道殘渣，會導致大腸的直徑縮減，並逐漸使大腸難以吸收腐敗物以外的東西。

接著肝臟會出現中毒現象，以致毒性無法被中和，因此這個人的身體，就會一直受到毒素的影響，這狀況會清楚地呈現在臉上，與整個皮膚上，人們因此會經常生病，並出現頭痛、皮膚快速老化、兩眼昏花甚至發黃等症狀，這些都是體內毒素沒有排除的指標，而其原因又來自腸道殘留物。淨化腸道內部，可以讓大腸回歸正常功能，讓身體轉為健康。

當人停止飲食時，腸道運作速度會先放慢，然後停止工作。

消化過的食物會殘留在腸內，黏液、膠狀物質以及糞便也是如此。

斷食期間因為不會再有食物進入腸道內，所以老舊的東西也不會被踢出去。大腸裡面的殘積物會結成硬塊，這對身體是不利的，它可能會讓腸道成為寄生蟲的孵化區。

有種有效的方法是將這些黏在大腸絨毛上的殘渣和黏液用水來沖洗。在許多情況下，這種方法可以讓人會恢復健康，甚至挽救一個身上充滿毒素、腫瘤與寄生蟲的生命。這就是為什麼用水沖洗腸道會如此重要的原因，對於許多疾病的情況而言，徹底清潔大腸足以消除病源，並治癒人體。

我通常會坦白地告訴人們，尤其是那些將灌腸視為噁心行為的人，真相是：「你有權選擇不灌腸。然而，灌腸可以幫你洗掉腸道內的黏附物，也就是從你體內清除腐敗物，如果你將這些黏附物繼續留在體內的話，遲早你得面對內在的腐敗。」

從你開始停止進食的那一天起，每週至少要以清水洗一次腸道。你可以根據自己身體的需要，決定灌腸的頻率，有個好的建議，是在斷食的第一週，每天以清水灌腸一次，在第二週，每兩天灌腸一次，之後每週灌腸兩次。

將腸道用水清潔，直到內部完全乾淨為止。這動作可能得進行一週到數月，所需時間取決於灌腸的技術和腸道狀態，膠狀黏液尤其需要大工作量才能清除，因為它流得既慢，出來得又不情願。通常需要多次清洗，才能徹底清潔大腸內側。

當然，腸道淨化效率，主要取決於施行者的技術與能力。從肛門到大腸與闌尾連接的地方，也就是整段大腸區，需要多次重複清洗。

有人已經製造出了灌腸的輔助設備，其中有些是既有效也有用的工具。然而，如果你不想依賴任何設備的輔助，你也可以學習普通的灌腸法。

在頻繁進行灌腸的同時，你將制訂出最適合自己的方式。你可以自行應用並修改以下建議：

一開始你可以想像，大腸是一條充滿縐摺和彎曲的管子，就像一台長得像「ㄇ」字一樣的吸塵器。所以問問自己：我應該怎麼做，才能清除這個管子裡的內容物？怎樣可以用水和身體共同辦到？如果要用水從頭到尾清洗這條管子，該用什麼樣的動作和身體姿勢比較好？

以介於攝氏十五度至四十五度之間的清水來清洗大腸。每回合中，先嘗試熱水灌腸，然後再用冷水灌腸。冷熱交替進行。

盡可能將最大的水量灌入腸內，但不要過度。你將清水灌入腸道內的時間越慢（包含中斷時間），你的大腸可以保有的水份就越多。越多清水灌入腸內時，就可以將腸道清洗得越乾淨與深沉。當然，不要誇張，因為腸道不是氣球。大腸約可容納〇．一至二公升的清水。

當水在腸道裡面時，做些動作。如果你記得大腸就像一條倒 U 形的ㄇ字管的話，可以很容易地找出有用的姿勢和動作。例如，你可以縮放小腹、將水晃到側面、向下或向上，或按摩小腹。你也可以先抬起你的腳跟，再立刻放下，讓它們撞上地板。此外，也可以做幾次跳躍。

在進行這些動作幾秒鐘到幾分鐘之後，再把所有的內容物從腸道中推出去。你的想像力，也能幫助這種動作。例如，為了排出腸內所有的水份，你可以將雙腳靠在牆上，然後將腹部向上抬起，直到接近筆直。在這個姿勢上縮脹小腹數次。然後轉向左側，並將雙腳放下。在這種側臥姿勢（左側）下，同時抬起臀部縮小腹，但頭部保持在低處。在這個動作之後，盡可能蹲低，排出腸道內容物。重複這個過程多次，以使所有的水從腸道中流出。然後你就可以再次將水灌入腸內，並重複執行整個程序。

上述灌腸方法需要練習才能熟練。

它是清潔腸道的有效方法，可以去除糞便，並恢復這個重要器官的正常功能。

有些人會用尿液、草藥汁、咖啡、檸檬汁或其他液體來沖洗大腸，這在某些情況下可能是個好主意，特別是當你想要給予身體一種止痛藥或藥物，來軟化膠狀物質時。過去有人會使用肥皂液，但這並不是個好主意，因為它會刺激腸道，並可能毒害身體。其實最簡單的解決方案，通常就是最有效的解決方案。在大部分狀況下，一般清水就已足夠。

如果你打算進行乾斷食的話，請先仔細淨化腸道。至少在停止飲水前一週，就要開始只喝水以清潔腸道。在你停止飲水之前，大腸內部必須乾淨。感謝這方法，讓身體可以比較容易適應乾斷食，因為與體內排毒所需花費的時間相比，經過灌腸的身體，對於水分的需求量會減少許多。

進入斷食的第二或第三天時，你可能想要引起腹瀉。為此，可以服食草藥或無毒化學瀉藥。一杯約百分之五的小蘇打溫水溶液可能會非常有效，另一種是硫酸鎂水溶液（即 EPSOM 鹽），可以用一杯溫水搭配約二十五公克的硫酸鎂製成水溶液。也可以用大約一公升純度百分之百的梨汁，你可以在購買或自製，效果會很好。

值得一提的是，許多人在喝下大量梨汁之後，都會出現腹痛。這過程可能是相當痛苦的，這種症狀的輕重性取決於飲用果汁之前人們已經斷食多久，以及腸道內還有多少殘留物。喝下果汁後，腸道會出現強烈痙攣和蠕動，此時如果腸道內沒有太多堵塞物的話，腹瀉可能會在幾分鐘內就出現。

你可以加熱約一公升的梨汁，然後在五分鐘內全部喝完，但不要太快，否則會引起嘔吐。

以這種方式飲下梨汁，會有持續數小時的效果，由於腹痛、頭痛等症狀，過程可能會讓人很不愉快。你可能整個下午都會感到不適，這取決於你的敏感度。梨汁的功效發作很快，因此在使用前一到三天，最好能先做清水灌腸，以免腸道堵塞，造成更強的疼痛和痙攣感。

當然，並不是每個人對梨子汁都會有同樣體驗。有些人在喝下一公升梨子汁之後，只會感受到肚子裡出現小小的隆隆聲，還有些人在喝了兩杯果汁之後就開始噁心，並感受到強烈的痛苦。在這種狀況下這方法可能並不適合他們。

我已將這種方法公開給有興趣的人，如果你無法確定它在你身上的作用效果的話，可以先從一杯果汁開始，看看會發生什麼。如果一杯果汁對你而言效果太弱，在下回嘗試中，你可以增加飲用的果汁量。

還有一些其他用於淨化腸道的方法，不僅可用於大腸，也可用於小腸。整個消化道和膽囊都可以被淨化。最著名與最有效的方法來自於瑜伽練習。我在「消化道清理」一節中有說明過。

咖啡灌腸

水會被大腸吸收進入血液。因此，所有溶解於水中的物質也會被吸收進入血液中，醫生一直在利用這種功能，讓患者身體有效地吸收藥物或食物。進行灌腸時，身體對於水溶性物質的吸收量，會比食用時高出好幾倍。腸道吸收效果遠比嘴巴吞咽高出很多。

當你將大量的水和咖啡溶液灌入大腸內時，所有已經溶解在水中的物質都會進入血液循環。

咖啡粉在烘焙與加工過程中，會產生許多有毒化合物。因此，飲用咖啡對於身體造成的危害會比咖啡灌腸少。

咖啡灌腸在灌腸界中很受歡迎。但是，你可能要考慮是否要進行咖啡灌腸，因為它的加工有毒物質會污染整個身體。簡單地用水淨化大腸，會帶來相同的機制效益。

如果你想要在水中添加一些東西，來提高淨化效率，只需將白菜、檸檬或葡萄柚汁加入水中即可。如果你堅持要更強烈的淨化效果，可以將一湯匙小蘇打與一湯匙鹽，溶解在一公升溫水中，來製成灌腸溶液。

肌肉運動

許多正在斷食，或正在讓身體適應無飲食生活的人，會抱怨身體虛弱，這可能會伴隨著肌肉疼痛的出現，有些人肌肉會開始萎縮。

這些人覺得自己很虛弱，任何體力活都會讓他們覺得疲倦。他們需要花很大的力氣，才能處理像搬動重物的這種簡單瑣事，這些事甚至會讓他們呼吸短促、雙腿顫抖。

這樣虛弱的肌肉需要鍛鍊，肌肉活動過少時就會萎縮，當人們在斷食或強制身體適應無飲食生活時，如果不經常鍛煉肌肉的話，肌肉會加速萎縮。身體可能會認為自己不太需要肌肉，而吃掉它們。

因此，如果你想要保持肌肉品質，請經常鍛煉。最好不要因為運動鍛煉而使身體過於勞累，所以不要使用太多的力量。讓肌肉鍛煉時間適中與規律。與其一次就要屈膝百下，伏地挺身三十次，還不如一天內將它們分開交錯五次。小小的慢跑和適度游泳，對於肌肉也是非常有益的。

前面提到的能量練習，對於肌肉和整個身體都是非常有益的，特別是對於身體的能量場。我曾提過能量練習，只會使肌肉輕鬆地工作，不會讓身體疲勞，它們也可使肌肉變得更強壯。

你可以去學些技術甚至嘗試它們，但是你不必成為瑜伽或任何門派的學生。你可以單獨鍛煉身體，依靠身體和能量流動的感覺，從而誘導肌肉運動，如前所述。在這種情況下，肌肉的運動是最重要的，這將使它們不會萎縮，運動可以強化肌肉，並為身體提供更多的能量。

在這種情況下，對於完美藝術境界的追求，其實並沒有那麼重要。

消化道清理

我喜歡將消化道比擬為幾米長的管子，或者是可膨脹的卷管，我們需要清除留在其內的腐敗物質。

請上網搜尋「shankh prakshalan」消化道淨化法。

你可以找到許多相片與影片的詳細說明，它是淨化胃部、十二指腸和腸道（這些器官構成了消化道）的有效方法。

「shank hprakshalan」消化道淨化法的資料說明如下：使用濃度約百分之一的稀釋鹽（NaC_1）水，也就是約將一湯匙的鹽溶解於一公升的水中。

我曾經成功的以如下配方淨化了自己的消化道：

一公升溫水＋一湯匙鹽巴＋一茶匙小蘇打 ($NaHCo_3$)。

小蘇打會增加溶液的鹼值，引起腹瀉。

增加溶液鹼性是有好處的，因為它會去除血液、尿液的酸化，並殺死真菌。真菌與許多細菌並無法生活在鹼性環境（PH 值超過 7）中。

另一方面，腹瀉也是有利的，因為它有助於腸道清潔。

我認為使用碳酸鉀或碳酸氫鉀，會比使用碳酸鈉或碳酸氫鈉更好，因為鈉元素幾乎存在於所有食品中，所以使用鈉可能會破化體內的鈉鉀離子平衡，身體通常都不會缺鈉，反而比較容易少鉀。

有個重要的提醒是，要確保這些碳酸鹽製品的純度，它們必須是食品級的，絕對不要使用工業級製品。

我也用過以下這種配方來淨化過我的消化道：

一公升溫水＋一湯匙鹽＋一湯匙瀉鹽（$MgSO_4 \cdot 7H_2O$）。此溶液還可以清潔膽囊及其導管，但我並不推薦這個方法，因為並非每個人都可以忍受這種強力又讓人相當不快的淨化過程。

清理過程中可能會引起眩暈、嘔吐與昏厥。如果你的消化道內有任何傷口、潰瘍或癌症時，就絕對不要這樣做。如有任何疑問，請諮詢知道「shankh prakshalan」消化道淨化法的醫生。

如果你希望進行消化道的強效清潔，並經過醫師同意，可以準備以下方案：

一公升溫水＋一湯匙鹽＋一茶匙小蘇打＋一湯匙瀉鹽。

只準備一公升的容器通常是不夠的，除非你的個頭不大。例如，像我體重八十公斤，身高一百八十六公分，大約需要喝下二點五公升的溶液。之後，我只喝乾淨的水，直到我的腹瀉物變成近似無色的水。有時如果這過程讓我疲倦時，我也會縮短程序。

要注意的是，這種淨化有時會讓人非常不愉快，身體應該要夠健康再來進行這程序，這就是為什麼你應該尋求具有「shankh prakshalan」經驗的醫生的建議。

你也可以使用草藥而不是上述方案來淨化消化道，這可能是個更好的替代辦法。要找出有哪些草藥可以清潔腸道（引起腹瀉），並適用於你的所在區域。請諮詢有能力的草藥劑師。

恢復飲食

當身體顯示出以下任何孱弱跡象時：

- 大部分時間都很虛弱；
- 身體變得越來越細瘦；
- 重量減輕（即使每週只減零點五公斤）；
- 你的心情越來越糟糕，或大部分時間都不好；

這就說明你該恢復進食的時間到了。繼續餓肚子（有時會被錯誤地稱為食氣）下去，會讓身體進入不再適合繼續生存的狀態，它會餓死。

與其繼續保持饑餓的狀態，我們值得以不同的方式去看待與思考，也更聰明地面對這件事，將這個過程視為另一次寶貴的生命經驗。面對這樣情況，我會說：「生命永遠不會結束，所以你到現在為止還沒有經歷過的事物，可以稍後再體驗。到目前為止還沒有實現的目標，將來可以去做。」

因此，不要擔心。擔心只會製造生活的困難與受苦，『愛』的自然表現也會因此受到限制。下一次，隨著更多的經驗，更多的意識領域的擴展，你只會表現得更好。到時你也許就可以自然而然地實現自定的飲食目標，而且不會在過程中失去任何精力。

另一方面，你並不值得與自己身體進行抗爭，這樣的行為不會帶來任何好處。對抗會造成傷害和痛苦。如果你與自己的身體打架，誰會受傷與痛苦？所以當回去吃飯成為明智的解決辦法時，就應該選擇它。**即使人們不再將你視為成道大師，你的世界也不會停止。**

復食是個相當危險的過程，因為如果做得不好時，反而會使身體健康比斷食前還糟糕。斷食後的身體重建過程，就像嬰兒身體的快速成長般。首先，這意味著身體主要得依賴食物來重建自我，所以，如果進食量大於人體需求時，會導致身體物質構造的弱化。以這種方式打造出來的身體，除了較為虛弱以外，也將更容易生病、耗損、以及老化。

最好的解決辦法是，在斷食後的復食期間，使用意識飲食法。意識飲食法可以根據身體真實的需求、需要量與時間，來為身體提供食物。這種方法可以讓人們可以在飢餓或禁食後，建立起一個強大與堅強的身體。復食過程的處理，會比斷食期間更為重要。

如果你沒有耐心進行意識飲食法，那也至少應該遵循適當飲食的原則，稍後我會加以說明。以下是三點最重要的注意事項：

一、即使你在空腹狀態中，也要限制飲食量。距離開始復食的時間點越近，你吃下的食物就應該越少，隨著時間變長，才慢慢逐漸增加用量。空腹感可能會很快地出現，但如果你支持它而不限制飲食量，就可能對自己身體造成嚴重的傷害。

二、從吃入第一口食物起就開始使用意識飲食法。慢慢、慢慢地咀嚼是最重要的基礎。

三、盡量親近自然，盡量少吃加工食品，盡量攝入較好食材，以此方式打造身體。吃進的自然食材所經過的加工程序越少時，對身體越有利。

失敗

在實踐過程中，經由錯誤所獲得的經驗與知識，會為你帶來更大的可能性。墊基於此，下次當你再次嘗試實踐時，會具有更多知識、信任與確定性，這道理也同時適用於食氣或不食的追求過程。這也就是「讓身體過渡為食氣者的不成功嘗試」會成為寶貴過程經驗的原因。

再次開始嘗試無飲食生活之前，應該要確保自己身體健康、營養良好，本能也經過充分的教育。所以你值得用些時間來滋養身體，從事一些精神、靈性鍛煉。不要把重點放在不食上，而是用更多的時間和精力來擴大意識領域與整編本能的程式設計，因為食氣比較是種心靈技術而非身體技術。前面所描述過的靜觀練習，尤其是「允許內在喜悅」的練習，可能會給你帶來很多好處。

在這種情況下，無論如何都不應將自己視為失敗者。此外，如果你感到內疚，或者你使身體內疚，反而會使自己處於更糟糕的境地。這種做法並沒有幫助，它會成為你在意識自我發展的道路上為自己設下的另一個路障。

還沒有實現追求目標，並不等於你失敗了。歸咎於自己沒有成功可能是個錯誤，因為事實上它可能是別的東西。當你挖掘出自己內在深處的真實答案時，你可能會發現自己的真正目標並不是在放棄食物，而是這段經歷。

如果你沒有成功地成為食氣或不食者時，最好可以再次復食，就像自己經驗過一段充滿意義的有趣旅程後，再度返家一般。重要的是，嘗試不食的這段時間對你身體健康帶來的好處。

在無飲食生活的嘗試過渡期以及之後期間，感受自身抒發而出的『愛』對身體而言是非常重要的。當生命被創造之時『愛』就在那裡。身體需要生命，因此它會需要你的『愛』，尤其在艱困的時刻。

適當體重

社會輿論對人們會造成很大的影響，甚至會使他們相信錯誤的事實。身體的外觀與體重就是個例子。在多數人體重過重的社會中，有些過重的人會被視為健康。肥胖是由身體功能的不正常所引起的，這意味著身體有病，雖然也有例外。

在同樣的社會中，一個體重適當的人卻會被認為是瘦子。

適當的體重是身體具有完美健康的特徵之一。

> 當身體沒有暴飲暴食或缺乏飲食，系統正常運作時，身體就會處於理想的體重狀態中。無論體態看來如何，無論人們如何判斷它。

人的外觀的判斷往往與其適當的體重相反，重要的是要注意到這一點。

當身體完全健康時，你會覺得很完美，這是一個可以持續數月和數年的正常狀態，你身體具有理想的體重，無論人們認為你是胖是瘦，都沒有意義，因為那只是旁觀者的個人意見。如果你開始改變飲食，減肥或增重，可能就會傷害到自己身體。

注意自己身體的健康，而不是身體外觀或他人的意見。

為了身體功能的正常運作，要提供它所需要的，正確飲食法和適當地運動對於身體健康是必要的。要將注意力放在這裡，而不是人們對你外觀看法的判斷。如果你依照旁人觀點來調整自己的外觀，反而可能會對自己身體造成損害。

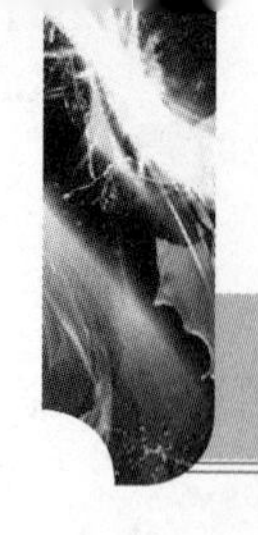

自我提問

我建議你自問自答，並深入思考以下問題：

一、為什麼所有進入體內的東西，都會以糞便、尿液、黏液、皮屑、氣體等方式排出人體？這是否意味著人身這種完美的有機體，其實是用來處理食物並排出糞便的機器？

二、為什麼不食或斷食不會導致疾病，卻有這麼多疾病會因食物而起？

三、為什麼這麼多（長年造成人類困擾的）疾病，會在長期斷食期內完全消失？

四、為什麼對於斷食的統計顯示出，這是目前地球上最有效的物理治療法？

五、當人們在戒斷藥物（酒精或尼古丁、麻醉劑、咖啡因、糖等）成癮問題時，身體會出現不快的反應（臨床症狀）。當人們停止進食時，身體也會出現一樣的臨床症狀。為何兩種不同行為卻會出現同樣症狀？當戒癮成功者重新回到舊癮懷抱時，他們的身體會出現與歷經長期斷食後又復食的人同樣的徵狀。同樣的，明明是兩種不同情形，為何卻會出現相同的身體反應？

六、研究顯示，有些人可以在沒有食物的狀況下生活數月乃至數年，但有些人卻只能支撐十幾天之後就會死亡，為什麼？

七、為什麼會有身高體重條件相同的兩個人，儘管飲食量和飲食成分差異很大（每個人吃的東西都不太一樣），卻都能享有良好的健康狀態？

八、為什麼有些以非常「健康的食物」維生的人卻經常生病，但有些垃圾食物的愛好者卻非常健康？

九、人與動物生病時，會缺乏食慾。動物在生病時會自行斷食直到健康恢復為止，如果一名病患進行斷食也會較早恢復健康。為何身體會有這種反應？

你還有任何其他任何相關的問題嗎？

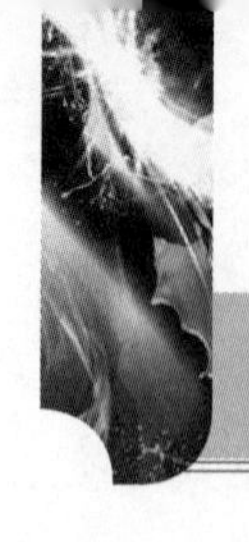

進食原因

人為什麼要吃飯？人類會因為什麼原因而決定進食？這問題看來也許很奇怪，因為它有個簡單的答案：「飢餓感」。那麼：「在什麼時候與哪種情況下人會感到飢餓呢？」

人類進食的原因很多，我們可以用不同的條目來分門列舉，以下是部份原因：

一、身體的真正需求（RNB）。

二、情感。

三、習慣。

四、成癮。

五、信念和恐懼。

六、無聊。

七、決定做出改變。

八、陪伴。

九、味道、氣味、外觀。

十、貧窮、節儉。

十一、引人注意。

十二、獎勵。

十三、扎根（Grounding）。

也有些其他原因會讓人想進食，但大多不脫以上數點。

對於想要成為食氣或不食者的人來說，找出自己為何會想吃東西的原因，是最有助益的步驟之一，這可以讓個人對於自我的身心狀況有更好的認識。

身體的真實需求（RNB）

「身體的真實需求」亦名「RNB」，人體（也有例外）有時會需要特定的外來物質，這些物質有數千種。其中有些是已知物，有名字與分類，例如：碳水化合物、脂肪、蛋白質、礦物質、微量元素和酶。當身體可以適時適量地攝入這些物質時，就能發揮它的最佳狀態。

讓我問個問題。有誰知道身體需要什麼食物？要多少量？該在何時進食？肉體個個不同，也都處於不同的生活條件下，這樣該如何才能提供普世適用的常態飲食建議？常態飲食建議會造成多大的誤導？

誰能知道身體需要多少食物量？需要吃些什麼？以及需要在什麼時候吃飯呢？你只能假裝自己誰也不認識，才能給出所謂普世適用的建議，至於第二個問題，你也知道答案：「並沒有什麼放諸四海皆準的好的飲食法。」

讓我補充說明，理想的飲食是會不斷變化的，今日的完美飲食到明天可能就會成為毒藥。人類不斷地變化，隨著人類生活情況的改變，他們的需要（包括飲食）也在變化。

依照「RNB」吃下所需食物，是可以有益於身體的唯一辦法，因為其他原因而進食都會傷害肉身。雖然這些做法在其他層次上也許有它們的好處。

當身體的真正需求，也就是「RNB」出現時，最好的解決辦法就是提供身體它所需要的。如果「RNB」不被滿足時，身體就會受傷與受苦。

阿萊納拉（Alenara）提出了一種方法來確定飢餓感是否是起因於「RNB」？還是由情緒所造成的？為了確認這件事，你得想像自己不會吃下眼前想吃的東西。此時，請注意自己身體出現的情緒反應，如果情緒反應沒有出現時，就代表這食物是你身體的真正需求。如果情緒反應出現，特別是恐懼出現時，就代表這個進食慾望應該是基於恐懼、或情緒的釋放。

意識飲食法（如前所述）的開發，可以讓人分別出「RNB」與「情緒」的差異，有意識的進食可以幫人建立起適當的飲食法，並讓人們保持在最適當的飲食狀態。

情緒影響是人們最常見的進食原因之一。我們本能中存留著受阻的情緒反應、感覺、影像和想法，這些問題打從娘胎起就開始累積，其中也有些起源於前世。大腦並不知道這些情緒記憶的存在，無法處理這些情緒印記的本能（我之前已經說過：本能的工作是儲存印記與進行身心程序的運作，在大腦不知不覺的狀況下）則會試圖將它們送入大腦以找出理性的答案。

因此，當本能嘗試要將這些情緒與印記資訊送進大腦時，人們可能就會開始感到飢餓了。如果在這個當口，我們將充分的注意力轉到飢餓感上，並詢問自己是否真的是餓了，通常我們會得到的是「不餓」這答案。因為這並非是真正的飢餓。然而，許多人在飢餓時並不會停下來感受自己，並試圖停止這個慾望，他們習慣將食物馬上塞進嘴裡，此舉反而會讓身體因為吃下太多有害物而受苦。

當飢餓感出現時，即使只用部份心力來練習意識飲食法，也可以幫助人們學習區分「RNB」與情緒需求間的差異。

當人們的意識沒有放在飢餓感的覺知，只是專注在想要取得的食物上時，會發生什麼事呢？受阻的情緒、感覺、影像與思想會被推回本能的更深處，問題依舊沒有獲得解決，因為人們既不留心這些問題，對它們也沒有深究。如此一來，未解的問題依然會留在深處撕咬人心。

斷食期間如果有許多情緒體被釋放出來的話，可能會使人感到非常不快。搞不清楚這到底是怎麼回事的斷食者，會變得非常敏感、緊張和不耐煩。此時人們仍會將情緒問題歸咎於飢餓感，當他們再度開始進食後，身心會獲得抒解。但如果在那當下，斷食者不選擇復食，而是專注於感受內心，找出自我想要溝通的事情到底是什麼的話，飢餓感將會減少或消失，如此一來，斷食者將有機會擺脫這個心理障礙。

過重者在斷食期間會面臨更多的心理障礙，過程也會更讓他們更感不快。他們之所以會發胖，正是因為每當內在想要清除有害的情緒印記時，飢餓感就會隨之出現，他們也會馬上以進食來回應問題。想而易見，這種最需要斷食的族群會在斷食階段經驗到最大的挑戰，極端時會導致斷食死亡。這並非因為身體沒有收受食物，而是因為情緒體被釋放，使過重者難以應付。

在此我們可以看到食物在地球上所扮演的另一種角色。食物是種藥物，它可以讓人們不用思考那些擾人事物。只要看看這社會上有多少過重者，就可以知道這個社會的食物成癮症有多嚴重了。

飢餓也會經由生活在體內的微生物（例如腸中的黴菌）引起。例如，念珠球菌可以影響大腦中樞的飢餓感或口味，以讓人們對於念珠球菌成長所需的物質產生慾望。許多嗜食甜品者身上其實充滿了念珠球菌，尤其在腸道中。

習慣

是在特定情況下會進行的活動。飲食習慣是在「RNB」沒出現時，會讓人們進食的主要原因之一。與其他習慣一樣，人們並不會思考身體是否需要正在吃進的食物。人們只是因為習慣而進食。

最常見的習慣之一，就是因為用餐時間到了而坐在餐桌上。早餐、午餐、晚餐或其他用餐時段的區分，讓人們經常處於進食狀態之中。

另一種習慣就是食物的類型。比方像：來杯無糖茶飲配一片餅乾、起床後的早晨喝下含奶有糖的即溶咖啡、餃子搭配酸菜與沾醬、看電視時來盤炸薯條配啤酒、走在大街上舔著霜淇淋，以上是關於飲食習慣的幾個例子。你也可以舉出一些自己的習慣。人類會依情境來選擇自己喜歡與不喜歡的食物，情境又取決於某些原因。而其中最重要的就是社會影響力。

習慣會引起身體的自動反應，所以在特定情境（例如時間、環境）下，人們會對特定食物產生飢餓感，這就是社會影響如何譜寫本能程式的很好案例。

習慣比成癮容易去除。我們可以藉由情緒反應來區分習慣和成癮的不同，一般來說，如果放棄某種具體行動時沒有出現情緒反應，那麼這種行動就是一種習慣。但如果當你嘗試戒斷癮症時，卻會出現像煩躁、憤怒、仇恨爆發等（也可能伴隨著不快的身體反應）不快情緒。換句話說，情緒反應較少，成癮症狀較低。然而習慣和成癮之間其實並沒有什麼明確的界線。

成癮

進食是地球上最常見的癮症之一。沒錯，人們是可能依賴食物或飲料，並對一般或特定食物上癮。成癮貌似是種習慣，但當你試圖放棄它時，你卻會發現自己從身到心都在抗議。

人們最容易沉迷於糖、咖啡、軟性飲料、鹽、乳製品、米、麵包或肉類食物之中。當癮君子突然決定戒斷癮症時，他們會感受到自己的身體對它的渴望。例如，一個沉迷於葷食並被剝奪肉類食物的人，會渴求肉食的滋味，甚至會到影響心情的程度，他們會持續感受到自己難忍的渴望，連夢中都在吃著牛排。

我們很難判斷對於某種特定食物的渴求是否是因為成癮、「RNB」，還是因為寄生蟲的慾望所引起。這也就是為什麼如果不是意識飲食法的專家時，人們其實難以無誤地判斷出自己的身體到底需要些什麼、需要多少量、以及何時進食。然而，經常以意識飲食法來訓練自己，將讓人可以有能力分辨出自己的渴望：到底是因為「RNB」、成癮還是其他原因的影響。

寄生蟲也可能引起對於某些特定食物的強烈渴望。人們可能很難想像居然會有這類寄生蟲，喜歡棲住在人體之內。許多寄生蟲具有可以強烈影響人類胃口的能力。事實上，我們甚至可以說人類會被某些寄生蟲所奴役，以至受害者會吃入大量幫助寄生蟲順利成長的食物。真菌可能就是個很好的例子，當它們在腸道內攻城掠地到一定程度後，人們就會成為甜食的上癮者。

人們越沉迷於食物，也就越難斷食，禁食過程也會讓人更難以忍受。嗜食者會出現跟酒精、香煙或藥物成癮者一樣的症狀，這就是進食是種癮症的臨床佐證。人類幾乎從誕生起，就生活在這種癮症中。

以進食為癮（與食物成癮共存）是人類壽命難以過百，經常生病以及老化的主要原因之一。

信念或恐懼

信念或恐懼經常是人類用來創造自我的重要因素。我們會將自己生命構築在相信自己的身體缺乏某種物質，認為一定得借助某些特定食物才能成就生命的恐懼之上。除了恐懼身體的欠缺之外，人們也相信進食會給身體帶來好處。

以下有些例子，我只選出幾條錯誤的概念。

喝牛奶會使骨骼和牙齒變硬，因為它含有大量的鈣。

人類需要進食。

人類必須吃下很多水果和蔬菜。

肉類可以讓身體正常生長，因為它會為身體提供維生素B12。

每天至少得喝下兩公升水。

應該少量多餐。

多吃才能夠應付大量工作。

多吃才會長高長壯。

這些說法與許多其他信念，代代相傳，經常被人盲目追隨，並影響人們的飲食習慣。具有這種或其他飲食信念的人，會讓自己只吃某些食物。因為他們相信這些食物會對自己的身體產生特定影響。當某種飲食法被創造出來與倡導起來後，這種信念就會出進入人類生活之中。比方想減肥就得讓身體排毒並療癒身體等等。

事實上，身體是自給自足的，它只需要可以讓它適當運作的心智。當人類越相信自己身體需要外界食物時，就有越多人會讓自己的身體對食物產生依賴。

另一個事實是，每個人都是不同的世界，會各自創造和採納不同的需求與信念。這就是為什麼沒有一個可以普世適用的飲食方法。對於個人而言，合適的飲食就是完全滿足這個個體「ＲＮＢ」的飲食法。

尤其經常會出現的一種信念是，多吃帶來足夠的熱量，才能讓人有力量，將食物視為身體能量（就像石油之於引擎）不可欠缺的燃料，將使人更容易暴飲暴食。多數人都具有這種本能，之前我曾說明過。

錯誤的信念會使人吃下身體不需要的食物，並導致超重、身體受損。例如，相信「人應該多吃水果」就是種誤導信念。事實上，人們不應該為了要吃水果而追加進食量，提升原本飲食中水果所佔的配比，反而可以為身體帶來更多好處。

與飲食相關的恐懼與信念想當然爾地會帶給人更多傷害，而不是好處。尤其那些面對父母強迫吃飯卻毫無抵抗力的孩子們，會承受到更多的痛苦。

我聽說過有人相信：如果不吃光所有為你準備好的餐點的話，未來可能會招至食物短缺的噩運。

關於信念的另一個基本議題是，如果食物中含有大量的某種物質（維生素、礦物質、元素），這並不意味著將它們吃下去後，身體才能獲得該類物質。像具有大量鈣質的牛奶就是個很好的例子。人們可能相信常喝牛奶可以防止缺鈣。然而，這種行為卻會導致相反的結果。喝下大量牛奶，特別是煮沸過的牛奶，反而會導致身體缺鈣。我們得另闢章節討論特定食物對人體的影響，才能解釋這問題的原因。

無聊

無聊與飲食在某些方面是有關的。你有沒有因為當時吃飯可以讓你覺得比較有事可做，或者吃飯可以讓你打發無聊時間的經驗？「為什麼要吃飯？」──「因為沒有別的事好做」或「打發時間」，你聽過以上或其他類似的說法嗎？

準備食物、吃飯以及後續相關的清潔活動，會產生讓人行動的充分吸引力，當這些人還沒有找到其他可以打發時間的事情時。

當你感到無聊時，與其吃飯，不妨考慮進行靈性練習。你也許知道，因為無聊而吃飯會造成身體不必要的負荷，並且浪費時間、金錢和精力。

人們會吃飯是因為無聊，經常會出現這種行為，也是因為他們喜歡食物的味道。這就形成了一種關係：無聊＞＞想要擺脫無聊的意志＞＞暫時上升的心情。你可以很容易地猜出，這種共生關係對人類而言具有自我毀滅性，並經常會出現肥胖與相關身體疾病，此外這習慣也容易讓人上癮。

改變的決定

信念通常會成為改變飲食的原因之一。會做出改變飲食的決定，可能是因為身體的外貌、身體工作的方式，或當事人的心情或心理因素。

最常見的原因之一就是為了要減肥。多數人都知道過度飲食會導致肥胖，他們當中有某些人會決定改變飲食習慣，以減去多餘的體脂。

立下決定後，人們會選擇食物、數量、時間和飲食方式，其中個人知識與信念尤其會產生至關重要的影響。

有意識地進行自我發展的人，經常會注意自己的飲食。這些人會決定吃下某種食物並放棄另一種，此外他們也會改變進食時間。如果這些改變是根據「ＲＮＢ」所決定的，那麼這樣做就會為他們帶來好處，否則可能會對身體造成傷害。

在做出飲食相關決定時，最好能遵循「ＲＮＢ」法則。如果你渴望不食，但「ＲＮＢ」表現出需要吃飯，那麼正確的方法應該是努力去逐步地改變「ＲＮＢ」。

聚會

聚會可能會讓人產生進食意願。社交聚會通常會出現餐飲活動，這是有害身體健康的習俗之一。身體在那段時間中通常並不需要多數食物，附帶而來的傷害是暴飲暴食。好比說，主人會鼓勵客人品嘗所有食物，此外，聚會活動並不利於食物消化，因為人們會邊吃飯邊交談。

你能想像自己去參與一場沒有食物的社交聚會嗎？這是可能的，也許也可以辦得非常成功，如果所有參與者都有提前收到通知，讓他們知道為什麼這次聚會不會準備餐點，這樣一來，至少不喜歡這個想法的人不會參與。

你可以組織一場派對，並要求所有與會者自備食物，告訴參加者你不知道他們的「ＲＮＢ」是什麼，所以你無法替他們準備任何食物，鼓勵他們照顧自己的「ＲＮＢ」並自備餐飲。

食物的色香味

眼前食物的色香味可能如此誘人，這讓人即使不餓不渴，也會將食物吃喝下去。烹飪藝術其實是人類生活的一大重點項目。不過通常看起來很有滋味的食物，嚐過後卻往往並非如此。

人們對自己所造成的最大傷害之一，就是使用調味料。鹽、糖、香料、味精，可以改善食物氣味與外觀的物質都屬於調味品。為什麼調味品會傷害身體？主要是因為它們會欺騙感官，讓身體的運作（就是經由味覺找到營養物質的能力）出現不正常反應。

「這沒有味道。」「這東西味如蠟嚼。」當人類對於食物出現這種感受時，就清楚地表明了身體其實並不需要這種食物。與其在食物中加上調味料並欺騙身體的自然運作，還不如不要吃下這道菜更好。當味覺感官直接依賴「ＲＮＢ」時，身體會運作得很好。當身體需要什麼食物時，這種食物傳出的味道，會讓人高興地將它吃進去，即使它本身並沒有什麼滋味。放入調味料將會破壞菜餚本有的滋味。

當身體有需求時，即使沒有鹹味的馬鈴薯也會變得很好吃，但如果吃下這種東西會對身體造成傷害時，馬鈴薯就會顯得淡而無味。草莓、漿果、覆盆子等，當身體需要它們時，就能讓人吃出驚人的滋味，但如果吃下它們會導致身體負荷過重時，感官會告訴人們——它們太酸了、不夠甜等等。這就是為什麼有些人會說這種水果「加點奶油和糖來調味會更好」。

使用改變食物味道或外觀的物質來欺騙身體，會使人貪圖味覺享受，而不是因為「ＲＮＢ」吃下更多的食物。當身體習慣調味品之後，就會更加沉迷於它們的味道之中，而不會對「ＲＮＢ」的食物感到飢餓。

調味品會使人沉迷，糖和鹽是經常使用的食用藥物與用來欺騙味覺的物質。

味覺是以「ＲＮＢ」來控制飲食的一種身體自然功能，放棄調味品，特別是對於美食的追求，將會為人體帶來很多好處。如此一來味覺就可以更準確地告訴人們：身體需要什麼東西與多少食物。讓身體維持在這種簡單的運作方式下——如果沒有添加調味品的食物讓你吃起來感到索然無味時，這就意味著你的身體其實並不需要這食物。

有些人會利用他們對於調味料的瞭解（主要是美味的調味料），打造出獲利豐厚的公司——像某些速食公司就是很好的例子，它們的巨大利潤是建立在行銷手法以及一般人對於味覺的無知之上，但它們也對數百萬人的健康造成了重大的傷害。

貧窮與節省

貧窮與節省會讓某些人感到丟棄吃剩的食材「是在浪費食物」。像這樣的行為通常是由於人類的節儉。沒錯，丟棄食物是種浪費，將它保存到以後食用可以節省金錢與時間。然而心理分析通常顯示的是，這種人的行為基礎中具有某種恐懼感。

即使我們忘記了「ＲＮＢ」，吃下早先曾被加熱過的殘羹剩菜也會對身體造成更多傷害，許多處理過的食物會比原始食材更容易腐敗，加熱會製造出更多有害身體的物質。

有過貧窮、天災或是戰爭飢餓經驗的人們，也許會更有不該丟棄食物的強烈信念，當他們想到地球上有上百萬人正在經驗飢荒時，這些人會有罪惡感，甚至會認為自己應該對此負責。

我那有著勇者之心的祖父就是這樣，他會吃下在冰箱裡放了好幾天的熟馬鈴薯，不願將它們丟棄，即使不餓也一樣，這也是他會飼養一頭豬以免浪費食物的原因。

另一方面來說，有些人只能根據售價來購買食物，他們的生活貧苦所以無法隨心所欲的購買自己所需，為了要省錢，他們只買最便宜的東西。也有些有錢人會介意食物的價格，並挑選比較便宜的食材而非自己身體真正需要的食物。

強迫性

強迫進食是父母對子女可能造成的最大傷害之一——父母會強迫孩子們吃下超過他們想要的食物量，或是他們不想吃的東西。父母應該讓孩子自由選擇食物以及數量，但最好要能保護孩童的健康，別讓孩子們接觸諸如洋芋片、薯條、披薩以及牛奶或麵粉烘製品等有害食物，這樣他們才不會上癮。

有些父母會欺騙孩子好讓他們吃飯，父母會告誡孩子如果不吃下所有飯菜就會有壞事發生，比方像臉上長雀斑或有某人 / 某個東西會把他們帶走等等。這種說法是有說服力的，它會傷害孩子的心靈，並可能讓這孩子日後在食物相關領域中出現創傷症候群。

強迫進食也適用於進餐時間。有些人不允許自己或別人在肚子餓的時候吃飯，而是要求他們得等到飯煮好了再說。「現在別吃！等下晚飯就要開動了。」甚至更糟糕的是，他們會命令別人在用餐時間吃飯，「現在是晚餐時間，請你好好吃點東西！」

迫使自己或他人在每天的固定時間內吃飯，將節奏帶入日常生活秩序，會使人產生依賴，並難以配合「ＲＮＢ」法則。

禁止某事，也是一種強迫。如果一個人禁止另一個人吃下自己「ＲＮＢ」的食物，就是在傷害那個人的身體。

為了保護自己或其他人，特別是不要讓兒童吃入有害食物，如糖果、油炸物、烘烤燻製食物或動物牛奶製品，可以暫時使用強制性的方法。但是，在這種情況下，應該要加強心理及教育工作。這些食物與身體的真正需求並不一致，它們的吸引力是由成癮所造成的。成癮問題可能是心理性的，也可能是因為味道或寄生蟲所引起。

報償

以食物來替自己或其他人找安慰，也是讓人進食的充分原因。當你感到悲傷、不滿或想要以某事來獎勵自己時，是否也會吃點東西？

好比像：「這是個緊張的日子，所以我要吃點東西。」「我考試沒過，何不買個霜淇淋來安慰自己！」「我們應該開心一下，何不找間餐廳來頓豐盛晚餐？！」

在這種情況下，吃飯可能會被認為是種反饋，甚至是逃避問題、困難、不快情境的辦法。人們會將吃飯行為與食物味道視為某種歡樂的給予，這種程式通常來自童年記憶。許多父母會犯下這種錯誤，他們會用糖果或霜淇淋來獎勵孩子做一些「好」的事情。父母以這種方式在孩子的本能中建立起一套機制，讓孩子認為吃下有滋味的某種東西可能是種獎勵或安慰。

所有的食品都可能成為獎賞，最常見的是糖果，它們通常會用來獎勵那些比賽獲勝者、畢業生與行為表現良好的孩子。這種獎勵方式強烈地暗示著人們，能夠吃到某種特定食物，是值得去奮鬥爭取的獎品。

只為了自我獎勵或自我安慰而進食，並不符合身體的真實需求，身體會因此受到傷害，同時這也會使人更加沉迷於味覺世界，而無法釋放出受阻的情緒反應。我們最好可以自行檢查，找出自己是否具有這種程式設定，如果需要的話，你可以有意識地刪除它。這將使你從癮君子狀態中解脫出來。

扎根（Grounding）

產生扎根感是特殊的進食原因之一，這往往會成為想要成為食氣或不食者考慮的問題。進食有助於他們「接地氣」，以免在靈性的雲端「飛」太高。此外，食氣生活也需要兼顧物質與精神間的平衡。

進食的功能之一，是保持人與物質（特別是地球）之間的聯繫。以圖像描述的話，我們可以說，進食會讓人體變重，這樣人們才不會像氣球飄空一樣地脫離地面。另一方面，太多的食物也會使人類墮入地球，使得他們「精神狀態無法揚升」。

當不食者還沒有學會如何保持物質與精神間的平衡時，進食就成了一種助緣，藉由飲食的幫助可以讓這些人產生現實扎根感。這也就是為什麼不食者有時可能會想吃重口味食物的原因。食物的振動頻率越低，就可以讓人更容易與更持久地保持扎根感。比方說，拿一杯胡蘿蔔汁與等重的多脂漢堡相比，胡蘿蔔汁讓人保有現實扎根感的時間會比較短暫。

不食者對於自己想要吃下某種東西的慾望，也許會有不同的解釋。例如，他們可能會覺得是因為不想浪費自己訓練了一輩子的味覺，想要去感受。此外，很多時候保持現實扎根感的需求會與「ＲＮＢ」平行共存，在這種狀況下進食對這些人而言其實是更有好處。

不只不食者如此，也有些人會覺得自己需要加強自我現實感。通常這都是些重視精神生活的人們。基於這些人的微細特質以及我對於這群人的感受，通常我會將他們稱之為天使。這些天使們為了不要「飛」太高，有時需要吃點低頻食物，這會使他們感覺更好，也更能改善他們的健康。

當與地球的接觸（物質）過份鬆動時，人們可能會失去所謂的「現實扎根感」。這種鬆動的可能結果之一，就是身體會出現疾病。

我認識有人因為扎根感不足而受苦。這些人可能很難找到好工作、總有債務問題、長期生病。在某些情況下，身體檢查不出任何病因，但就是感到疼痛。當他們將飲食改為較低頻的食物時，情緒問題也許會隨之改善。因為疾病的痊癒或症狀明顯的減少，這些人也會更清楚地知道該如何改善自我經濟狀況。

因為飢餓而死其實並不一定是因為飢餓而死，儘管它的確是因為久未進食所造成的後果。許多人會在沒有食物的狀態中死亡，並不是因為器官飢餓，而是他們與物質之間的連結過度鬆脫所造成。欠缺物質連結力的人，是無法在地球上好好以人身過日子的，他們最終可能會決定前往另一個物質密度並不那麼高的空間。

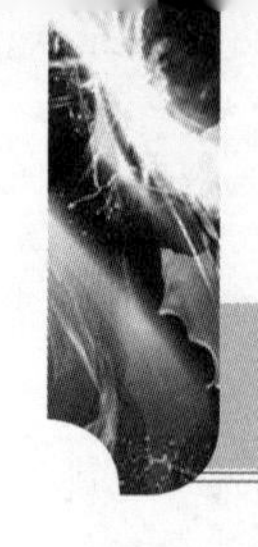

食氣／不食或斷食

提醒各位：

食氣——是種經由身體反映出來的心智狀態，它讓身體因為充滿能量以致於不需要進食。

斷食——是種醫療程序或信仰實踐，它強迫身體在某段時期中遠離食物，為的是醫療目的。

人體在長期沒有進食的狀況下還能繼續運作，依賴許多因素。主要原因是：個人所處的意識狀態、體內保有的脂肪與肌肉、心理狀態、環境條件與身體活動。研究顯示斷食（非食氣）期程最長有超過十五個月的紀錄，斷食者每天最多喝下兩杯水，並且全程感受良好。長達三個月的斷食並不算特例，對於原本體重過重者而言也不算非常危險。

食氣與斷食主要的不同在於：

體重變化；
性情；
身體建構的方式。

體重變化

當人們不再繼續讓食物飲料進入體內以後，身體首先會將阻擋它正常運作的最大障礙排出體外，身體需要以水為溶液，來排除體內的多餘及有害物質，這也就是為何身體會在斷食前幾天到斷食後幾週內需要水分的原因。你也許會問，需要多少？通常並不多，從每天一杯到一公升左右，這會與身體、氣候、體能活動與其他因素有關。身體經過充分淨化後，就會降低它對於水分的需求，此時每天只需要幾杓或十幾杓湯匙的水就夠了，在有利的環境條件下，如果身體不需要水分時，也許不必一定要喝水。

飲水會影響身體重量，如果斷食者只喝下自己身體所需的水量，他們的體重會下降，直到最好的體重階段為止，適當的個人體重也許會不同於一般常識、某些公開圖表或某些程式（如 BMI 值）的計算。

適當體重代表身體不過重也不太瘦，它可能與社會主流所認知的體重不同。

多數人並不相信：適當體重可能會讓一個人看起來瘦得像個皮包骨一樣。當個人保持在適當體重狀態下，身體的感覺會最好，因為在這種狀況下的身體功能運作正常。兩位同身高者的體重差異，可能會高達百分之十五，即使他們都處於適當體重的狀態下也一樣。

斷食期間，過重者的身體會朝向適當體重前進。斷食一段時間之後，身體將達到適當體重狀態。體重過渡期所需的時間，會取決於諸如個人意識領域、初期的多餘脂肪、水分和肌肉、精神與身體活動。如果體重超重太多的人，想要達到適當體重狀態，可能得花上好幾個月的時間。

當身體達到適當體重之後會如何？

如果一個人可以不依賴食物維生，也就是說他們可以成為食氣者的時候，他們的身體會維持在適當體重上。如果一個人必須要依賴食物維生的時候，他的體重會持續下降，會有這種現象，是因為身體持續使用並清除細胞，但並沒有吸收任何足以建構身體的材料，當這種現象出現時，這個人就不是食氣者。如果這個程序，又稱為「消瘦程序」或「自食程序」持續下去的話，身體最後會停止運作，個人會因飢餓而死。

要記得：

食氣／不食期間，體重會保持在適當體重上，或在適當體重附近擺盪，並保有完美體態。
斷食期間，體重會持續下降，一直到身體進入消瘦程序，最後停止運作為止。

性情

在最初兩到三週的斷食期間，你的性情可能會相當多變。在這段時間內，你無需擔心（當然是在合理的限制條件內）身體虛弱、疼痛、頭暈、噁心或其他症狀。這些都是身體淨化或自我修復的跡象。然而，當身體接近適當體重時（肥胖者通常要花到兩到三周或以上的時間），你的情緒會變得完美。然後你會明白什麼是感覺良好、身體健康的意義。你有這麼多的精力，以及對於生活、工作和活動的意志力。此外，在你想法中還會湧現許多創造力。

接下來會如何？

如果你是處在食氣／不食狀態中，好心情以及其他相關狀態將會一直保持下去，面對他人時的好心情、快樂、自我滿足以及樂觀的態度代表你身心處於良好狀態之中。波蘭人有句話說「健康的靈魂會住在健康的身體中。」

然而，如果你一定得依賴食物過日子的話，那你只會持續消瘦，你會感到自己變得孱弱，沒有意願去從事任何活動或是感到憂傷。身體對於食物的渴求越高的時候，你也許會感到自己的身心狀況越糟糕，這意味著你應該重新回去進食。

身體建構的方式

食氣者的體內細胞構造材料來自於炁／普拉納，這種能量的來源就是心智，因此食氣者並不需要將任何東西吃進自己的消化道中。

非食氣者的身體構造材料來自於外界，並以食物、飲料、空氣以及光能等形式出現。如果建構身體材料的數量過少時，身體就會出現功能障礙與問題。事實上，對於非食氣者而言，他們的身體細胞也是由炁／普拉納所建構，然而這種程序並不足以支撐他們的身體。

結論：

如果你已斷食幾週，並仍感覺自己狀態良好，體重也沒有低於適當體重，這樣看來你應該可以享受無飲食的生活。

然而，如果幾週之後你的體重低於適當體重值，感覺也不好，你應該可以推論自己的身體已經受傷。在這種狀況下，如果你仍不進食的話，身體可能會倒下。

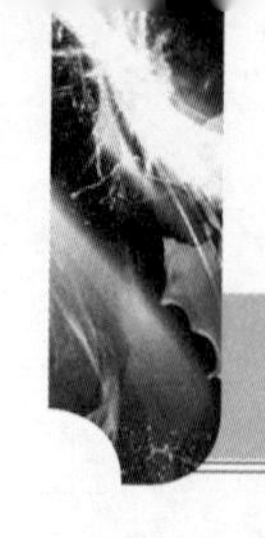

個體與不食

地球人類將食物視為某種必需品，換句話說，一般人會將飲食習慣視為一種天生本能與不可缺少的生活部分。飲食是地球人生的重要基礎經驗，因為它讓我們的肉體與地球上的其他物質產生連結。

為什麼會有這麼多的生命個體來到地球，在許多不同的原因之中，飲食體驗也是其中之一。為了體驗與食物相關的五花八門事物。此外飲食也有足夠的吸引力讓個體在此逗留。這就是為什麼對於多數的地球人而言，強迫自己不吃東西，意味著剝奪了這些個體所期待經驗的生命歷程。這當然會使他們離開自己的物質身。

其他星球的高等生物有著非常不同的飲食關係，有著各式各樣的情形，從什麼都不吃的個體，到經常進食並與食物合一的個體都有。

這個宇宙中的個體可以被區分為三種不同類別：

一、非物質性個體

二、半物質性個體。

三、物質性個體。

非物質性個體

非物質性個體通常都具有肉眼看不見與不可思議的身體，雖然比較敏感的人可以看見或感受到他們的存在，他們的身體並沒有所謂的內在器官，這些個體可以根據自我意志幻化為各式形狀。

我們可以很容易地猜出非物質性個體與實體食物之間，其實毫無關聯。那個世界的一般居民，可能連食物是什麼都搞不清楚。他們所消化的是被我們稱之為「能量」的東西，這也就是為什麼當人們在有情緒時所散發出的能量，可以成為非物質體豐盛食物來源的原因。

地球人類所從事的飲食行為，對於非物質個體而言是極難體會的經驗。有些非物質個體會夢想著可以經驗真正的飲食生活，他們會進入像地球這樣的星球過日子，這些個體突然改變了自己的生活環境，而且這裡的生活對他們而言無疑是困難的。當他們在此以肉身度日時，他們也許會經驗到飲食的困難，許多厭食症、暴食症者、過度飲食者、以及會讓自己餓肚子追求食氣生活的人，原來都出自於非物質個體。

進入肉身之中的非物質個體，會發現自己並無法完全地適應這種環境。這通常是物質適應困難所造成的。飲食打造出物質與這些個體之間的強烈連結，這也是這些人想要努力獲得飲食自由的起因，因為對於這些人而言，無飲食生活曾是他們的原生狀態。「現實扎根感」可以幫助這些個體，與物質保持穩定的關係，並讓這些個體更容易棲住於肉身之中。

許多這樣的個體，並無法在人身模式中保持不吃不喝的狀態，因為這樣會讓他們與肉體之間的連結，變得太過鬆散，並導致這種關係被永久打散。飲食對他們而言不只是必須，也是他們期待與物質產生連結的渴望經驗，對於這些人而言，放棄食物也許就意味著失去了生命的意義。

有時我在地球上會遇見這些人，這些人多數並不知道是什麼樣的原因，造成他們與（不）飲食之間的問題。我會向他們說明，讓他們可以得到這個問題背後的有用資訊。有了這些資訊之後，這些人就可以更有意識的選擇，看是要體驗物質，還是讓自己成為食氣者。

如果你碰見某個人，通常他們也許會顯得過胖或者過瘦，這些人會散發出像太陽一樣的愛及溫暖，具有敏感的天使特質，卻有著（不）飲食問題，你就可以知道，他們其實是來自於一個不知道食物是什麼，密度比較低的世界。

統計上來說，這些人經驗到的（不）飲食問題越大，他們在地球上的物質經驗也就越短。

部分物質化個體

這些個體的身體的密度介於不可見與不可思議（類似霧一樣—這些個體密度，幾乎就像沒有骨骼的人體，宛如膠狀物）之間。這樣的個體可以成為不斷改變形體的霧狀幽靈、膠狀物或類橡膠物質。將你的手插入或穿過這些個體，會是個有趣的經歷，如果它們允許你這樣做的話。

你可能可以很容易地猜到，這些人吃的食物也是鬆散的組織體。它們會吃膠狀物、液體、氣體、火、光能以及其他生物的情感。這些個體中有不少天生的不食者。 與人類相比，這些個體比較容易適應食氣或不食生活。

部分物質化個體會寧願選擇其他星球，而非地球，作為他們的棲住地，雖然他們也有可能在地球上居住，但這對他們而言，卻不是個很好的選擇，因為它們在此地會很快失去能量，這裡很難能夠讓它們找到豐富的食物。

如果一般人決定像半物質化個體那樣進食時，他們可能很快就會變得瘦、弱、感覺也不好。這就好像平常習慣重口味食物的人，突然轉為只喝果汁一樣。

物質化個體

人們可以很容易地理解，被食物束縛在物質之內，意味著什麼樣的感受。物質化個體如此固著在稠密的物質世界中，試圖破壞這種結合，可能會導致死亡。他們真的很難做到不把食物放入體內。只要他們的物質涉入程度越深，就越難適應無飲食生活。

這是個重要的資訊，因為它意味著努力追求無飲食生活，將導致物質化個體轉化為物質化較低的個體。就像其他的改變一樣，如果這種轉換是被迫的或進行得太快，可能就會導致失敗。

另一方面，其他星球也有像地球一樣的人類，那裡的人類根本不吃飯。他們看起來就跟地球人一樣，雖然有相同的消化道，但他們不吃飯。吃飯的行為，被那裡的人視為等於服用藥物，類似我們地球上的喝酒行為。因此，進食在那裡被視為是有害身體健康的活動。

這些人的消化道被用來當作神經系統的感官。當你在地球上成為食氣者後，你的消化道功能，會變得與這些外星人完全一樣。消化道會成為你神經系統的感官。

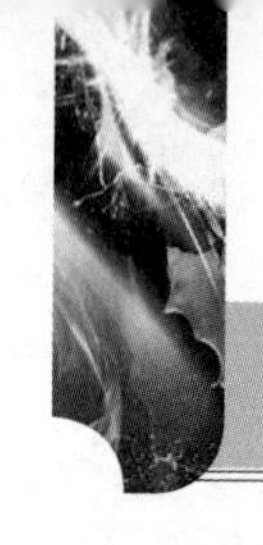

適當的營養原則

雖然這本書是在談論食氣、不食與斷食，但非常建議大家要以健康的身體作為起點。身體健康的因素之一就是飲食習慣，請善用此資訊並與他人分享。

一、有意識地進食

> 每個人都是個不同的宇宙，這也就是為何沒有一個可適用於所有人的飲食法。當你遵循某種飲食法時，你就在傷害自己的身體，當你遵循「ＲＮＢ」時，你就在強化它。

我建議你重讀「食氣、不食與斷食」一節中所描述的「意識飲食法」，並用它來有益於自己。意識飲食法是適當營養最重要的原則。實際上，如果你在進食過程中使用意識飲食法的話，並不需要閱讀本文的以下段落。

二、咀嚼

打從人們將東西放進自己口中開始，咀嚼就成為吃飯最重要的部分。適當地咀嚼極為重要，這樣身體才能夠恰當地處理食物。未經充分咀嚼的食物進入胃部時，會使消化系統沒有適當的處理機會，因此會造成身體負擔，這種食物會結石化，從而傷害消化道。

胃是身體消化系統的第二個中心，它接受已經準備妥當的物質，也就是那些已經被充分分解、與唾液混合過並經過最初消化的食物。如果這些過程有哪個項目沒有被好好執行的話，胃就不能完成它全部的工作。

接下來，這種沒有經過適當消化過程的食物，會從胃進入十二指腸。這個過程會繼續往下走到排泄點。由於這種不完全的消化過程，身體的排泄物將無法被完全處理。 如果食物未經適當咀嚼，也沒有與唾液好好混合的話，身體就無法吸收這個食物，因而會造成食物的結石化，這是導致身體疾病和衰老的原因之一。

簡單的咀嚼行為，卻會對於身體造成很大的影響。如果你想比較，可以很容易地做個測試。某天你吞下咀嚼較少次的食物，經過幾天休息讓身體恢復後，再將食物細嚼慢嚥吃下，然後，你比較自己身體前後的健康狀態、感覺和身體排泄物外觀時，你將不會對此再有疑問。

什麼是適當的咀嚼？

吞咽之前，首先必須經過咀嚼，才能使食物達到最大的液化可能，並且，食物口味也必須達到改變。例如，當你在吃麵包的時候，至少需要連續咀嚼三分鐘以上，然後才能吞下它，這樣麵包會由碎屑轉為液體，它的味道也跟剛開始吃入的麵包不同。

如果轉變後的味道讓人感到不快，這就說明身體並不想要它。然後，你要毫不猶豫地吐出來。身體已經從食物咀嚼中收割了它所需要的一切。如果你吞下它，你就等於讓身體的淨化系統，充了次不必要的電。

咀嚼液體也是有益的，也就是說，藉由讓液體在牙齒周遭晃轉，可以讓液體與唾液混合。液體在吞咽之前，需要的咀嚼時間較短。

喝冷飲時，與唾液充分混合是重要的，因為它的額外優點，就是可以讓冷飲在進入胃部之前變暖。

當遵循適當咀嚼的原則時，人們很快就可以注意到，自己的身體可以藉由咀嚼食物，獲取充分營養。身體很少會需要吞下經過長期咀嚼的食物。

這樣可以讓我們容易意識到，身體會藉由它對味道的觀感，排除掉多數的加工食品。有個很好的例子，是吃進諸如蛋糕、披薩、薯條、香腸和乳製品等高度加工食品，當這些遠離自然的食品經過長期咀嚼後，它們的味道會變得噁心。很少有人會想要吞下這些食物。

水果與其他一些沒有經過加工的食物，在經過更長期的咀嚼後，味道會變得比最初的滋味更好。當然，在這種情況下我們應該將它吞嚥下去，而不是將它吐出。

經過長期咀嚼後，人們可以感覺到什麼時候與哪些食物，會對身體有益。此外，人們可以感覺到自己是否吃入正確的量。

另外，通過適當咀嚼所獲得的經驗，可以幫助你在不食的道路上，創造出必要的知識。

咀嚼，如上所述，是意識飲食法的一部分。

三、不進飲品

咀嚼同時喝水，會讓消化系統更難進行適當的食物處理程式，人們通常會在進食之間喝點飲料，以便可以更快地軟化與分解固體食物。可以想像的是，如果飲料可以幫助人們將固體食物更快轉為食物泥，那麼食物就可能在還未充分與唾液混合前，就被人們快速吞了下去。這樣的話，胃會接收到的反而是沒有經過正確處理的食物。

邊吃邊喝也會干擾消化程式，因為這會稀釋唾液與消化液，稀釋的消化液，得花上更久時間才能消化食物，這會創造出容易讓腸道內容物快速腐敗的環境。

進食前不要喝東西，以免消化液被稀釋。吃東西之前，不要用液體來填胃。如果飯前會感到口渴的話，先喝足量的水解決自己的口渴，再等待十五分鐘後才開始吃飯。

進食後立即喝下飲品，是比飯前喝水還更糟糕的舉動，這種做法會稀釋消化液並惡化消化程序。最好等消化好的食物離開胃部之後再喝東西。

如果你覺得吃東西時沒有足夠的唾液分泌，你可以改變自己所吃的東西，讓它們更潮濕，而不是喝飲品來幫助咀嚼。但是請記住，長時間的咀嚼會將任何食物由泥轉為液態。

四、適當地食物結合

適當營養的最重要的原則之一，就是一餐中只有一種類型的食物。例如，當你吃飯（碳水化合物）時，不要將飯與蛋或肉（蛋白質）結合在一起。吃飯時就純吃飯，當米飯從胃部進入腸道之後再去吃蛋。

每種食物都需要特定的消化液。處理某種特定食物的消化液化學成分，會不同於處理另一種食物所需的消化液的化學成分。這些不同的組成可能會引起兩種消化液（主要是酶）之間不當的化學反應。

因此，當這兩種不同類型的食物在同一餐中出現時，分泌出的消化液將難以適當地處理這種混合物，並會經由腸道腐敗物、脹氣、便秘和其他消化系統失調表現出來。

適當地整合食物，對於非自然食物尤為重要，尤其是在進食前經過煮食、油炸、烘烤、燻製等處理的食物，當人們吃下直接取之於自然，沒有經過加工處理的食物時，身體就可以更輕鬆地處理將不同食物整合於一餐內的消化過程，這種不同，是來自於食物裡所發現的酶（主要與後者有關）。

・以下是組合食物時，最常出現的錯誤範例：

・含有大量碳水化合物（如馬鈴薯、麵包、米飯、義大利麵）的食物與含有大量蛋白質（如肉、蛋、大豆、豆類）的食物在同一餐中一塊吃進肚子裡。

・水果與乳製品混合在一起的食物（如含有水果雞尾酒的優酪乳）。

・用水果和蔬菜組合製成的沙拉或蔬果汁（例如蘋果與胡蘿蔔）。

・含有大量碳水化合物/糖（如米、馬鈴薯、麵包）與油（椰子油、牛油、豬油）組合而成的食物。

我建議你要進一步瞭解各式食物如何結合的相關資訊。

通常在一餐中只吃一種食物對人體是最有益的。例如，你可以製作主要由碳水化合物（如米和蕃薯）所組成的早餐，午餐僅有蔬菜，晚餐主要進食蛋白質（如豆類和蛋）。

如果你覺得這樣做太難了，或者飯菜太簡單的話，可以自己進行如何將食物適當結合的研究。

五、天然食物

自然是一個整體，各式元素在其間彼此完美調適互動。觀察大自然時，你會看到一切運作的完美。有時，你會覺得某些自然程式似乎可以被改善得更好。但當你瞭解這些程式後，你就可以看到它們本已經是完美的。構成自然的元素，已經在理想的和諧狀態中，任何的人為「修正」都只會傷害這個秩序。

自然界中的某些元素是轉化程式。在這種轉化中，有些個體會經由食用其他生物體來改造自己。有個典型的例子就是吃飯。植物吃（吸收）水份、空氣、礦物質和陽光，人吃水果或是或整棵植物，地球和空氣吃（吸收）人或人體的產物。

在這些階段中發生的轉化，並不需要任何干預，因為材料、能量和代謝物，在自然界中會以適當的形式出現。如果人類干預自然功能的話，自然產物就會被修改，造成轉化過程被打擾。人們打擾自然會造成難以與自然程式相容的後果，進而對人類造成傷害。

干預自然轉化的典型例子就是食品加工。烹飪、煎炸、烘焙、燻製等程序，會製造出自然界中沒有出現過的人工物（也有些例外）。

人體是自然的產物，受自然界的機制約束。用自然界中沒有發現的人造物質來餵養人體，會擾動自然轉化，並進一步干預自然規律。自然界的經驗和觀察顯示，干預自然程序會擾亂人、動物、植物、水、土壤和空氣的生命。

除了人類以外，自然界還有哪些物種會做飯、烘烤食物？除了人類以外，地球上還有哪種生物會修改食物的基因？這些活動造成了人體外觀、健康和預期壽命的惡化。

自然已經為人類準備好現成可享的食物，自然為人類準備的每樣食物都有完美的組成，身體可以正常消化這些食物。對自然食物進行任何處理，都會產生不曾在自然界中存在過的物質，讓人體難以接受。

自然食物的熱處理程式，會造成酶的破壞。天然食物中的酶是適當消化的必需品。 以溫度來破壞酶，會造成食物消化不良，毒害身體。此類食物會迫使我們身體利用自體的酶，這種自體酶的消耗通常是不可再生的，我們體內有足量可以維持多年的酶，但是當體內的酶完全耗盡時，身體就會死亡。這就是為什麼與其他人相比，吃生食的人們身體會更健康，壽命也會更長的原因。

請注意，商店內沒有天然食物，除非是從真正的自然界中取得的。所有其他販售的食物都是工業產品。它可能會被標記為「生態」或「有機」，但仍然是工業產品。即使最自然的農場也是一種工業，自然界並不知道什麼是農耕。

地球居民的身體幾乎從出生起，就開始被迫吃下加工食品。這就是為什麼突然讓身體改變飲食習慣，只吃生食，可能會引起不快的原因，這就像戒毒的症狀一樣。所以重要的是讓它逐漸過渡，因為身體並不喜歡突然的變化，雖然它在適應上非常有彈性。

順道一提的是，可以想想當人們只吃生食時，對於你、社會與環境所產生的積蓄效果，我可以用另一本書來談論這個話題。

有許多人住在並不適合全年居住的環境中。人們住在那裡，是因為他們已經學會了居家保暖與儲存食物的方法，以應付土壤不產作物（食物）的季節，主要是冬季。

地球已經為人類準備好適合居住的亞熱帶和熱帶區，那裡不缺食物，也不需要保存食物。

如果你生活在寒帶的話，就很難全年只吃生食。冬季時，最好前往溫暖的地區，在那裡你可以隨心所欲地享用新鮮食物。

六、無調味食物

你聽過以下類似的評論嗎？「不夠鹹，沒味道。」「沒有糖，太苦了。」「沒有調味的飯不好吃。」「食物應該要好好調味。」

當人體不需要某種特定食物時，人類就不會喜歡吃它，換句話說，他們面對這些食物時並不會覺得餓。但如果這種食物經過調味（糖、鹽、草藥、醋、油等）時，多數人會高興地吃下它。這證明了人們進食經常不是因為身體真正需要，而是因為味道。

當不需要的東西進入身體時，會毒化身體，因為身體被迫移除或是儲存這些多餘物質。這是老化加速與身體過早死亡的原因之一。

調味品是欺騙我們味覺與嗅覺的物質，味覺與嗅覺的作用是身體在自然狀態下的真實需求指標。請看看大自然並告訴我，除了人類以外，還有什麼生物會在食物中加上調味料？

當身體需要食物的時候，人們會知道他們想吃什麼，他們會特別渴望某種東西。食物味道會成為人體是否需要這些食物的指標，當指標方向正確時，即使沒有添加任何調味料，你也會品嚐到很好的食物滋味。

你可以自行驗證這個理論。在飽足狀態下，你不會想吃沒有調味過的食物。只有經過調味與看來開胃的食物，也就是，只有當食物看來夠美味時，你才會想吃它，沒有經過調味的原生食物一點都無法吸引你。

再等久一點，不要馬上吃下這種無調味食物，經過幾個小時或幾天之後，你會很清楚地感到自己想吃下它，因為你餓了。即使它沒有調味料。甚至可能是生的。只有當身體真的需要這種食物時，才會出現以上情況。

另一個例子。多數肉食主義者都不會吃生肉，這是因為他們喜歡經過妥善準備與調味的肉食品。但當他們的身體需要肉食時，即使是生肉，他們也會有胃口地吃下。有些人在經過長期禁食之後會想吃肉，甚至連生肉也不排斥。

自然不會煮食，所以它只提供生肉給人吃。如果你不想吃生肉的話，這意味著你的身體其實真的並不需要它。如果你強迫自己身體吃肉，反而會傷害身體。

你可能曾經聽說過使用香料會有助於消化。這是個事實，香料等物質會影響消化、滋味和食欲。另一個事實是，人體其實並不需要這些東西。人體需要的是正確的食物數量、適當的進食時間與吃入正確的食物。接近大自然與觀察身體味覺指標，可以促進適當營養的攝取。

對於某些食物的上癮，會欺騙身體感覺，請注意身體需要，不要追隨味覺。

要注意這一點，別去追求味覺。

糖果、洋芋片、薯條、甜甜圈、蛋糕、小麥麵包、巧克力棒、霜淇淋、熱狗、披薩、玉米片、爆米花、汽水和五顏六色的優酪乳對人的吸引力，幾乎都是由於成癮的錯誤指示所造成的。

七、飢餓與口渴時才進水穀

這個主題是上述適當營養原則衍生出的結果，因為這與飢渴表現出來的真實身體需要有關。

讓我在此強調，定時吃飯以及為所有人烹調同樣餐點的這種常見做法，會對身體造成更多的傷害而非利益。

一方面，人體在固定時段（早餐，午餐，晚餐）吃下為全家人準備好的餐點，是強迫身體在不需要營養的時段裡接受食物。另一方面，我們也通常會將身體不需要的食物吃入體內。

使用意識飲食法，可以讓人感受到固定的用餐時段，對人來說其實並不妥當，身體最好是能夠吃下它有需要的食物，在有需要的時候進食，同時食物量也由身體來決定。

讓我來談談強迫孩子吃飯這種事。父母會抱怨自己的孩子不想在用餐時段吃飯，但他們卻在其他時間裡，哭著要吃東西，這是自然的行為，因為一個孩子的身體，會知道自己什麼時候需要什麼。關心孩子的父母面對這種事情時，會接受孩子的指示。他們會讓孩子們自由選擇吃飯的時間與食物類型。同時父母會保護兒童免受有害食物的侵害。

迫使孩子吃下或吃光為他們準備的食物，會對手無寸鐵孩子的身體與精神發育造成創傷。這種強迫法，有可能會播下未來精神疾病的種子，並可能反映在孩子未來對於飲食的態度中，出現諸如厭食或貪食症等問題。

八、水與飲料

只有自然提供給人們喝的東西，才適合人類。大自然為人類所提供的主要飲料是自然流入清泉、河流與湖泊中的水。

當你剖開一顆水果（好比椰子）、砍下一顆植物（好比仙人掌、樺木）的時候，植物會流出汁液，有時你可以飲用這些汁液，要注意這些植物汁液應該沒有被殺蟲劑污染過，不含防腐劑，也不能用塑膠瓶承裝。自然界中是找不到塑膠瓶的。

人類已經失去了藉由嗅覺或品嚐來檢查水質的能力，這對動物而言是簡單的能力。 以下讓我們進行個簡單的實驗。

取一些水並將它分成兩部分。將一部分的水儲存在玻璃瓶中，另一部分的水放在一般用來裝水的塑膠瓶中，經過一個晚上。接下來，將兩個相同的玻璃或金屬碗並排放在房間中間。將玻璃瓶中的水倒入左側碗中，然後將塑膠瓶中的水倒入右側碗中。

將一隻狗、貓、兔子或其他動物叫到水碗前面，讓動物選出一碗水來喝。你覺得這隻動物會從哪個碗裡喝水？你也許會猜到，動物會選擇在玻璃瓶裡保存一個晚上的水來喝。

現在，你聞聞這兩碗水，可以聞出什麼不同嗎？

不行嗎？

那就喝下這兩碗水。

你還是無法感受到這兩碗水的差異嗎？

天啊！

檢查水質是基本能力，你在這方面的能力如何？

沒在自然界中居住的人很少能保有這種能力。

人體主要由水所組成。水的品質對於人體會有直接的影響，即使你感覺不到。例如，添加到水中的氯或氟，會損害我們的神經系統、骨骼、牙齒和眼睛，用這種水來洗澡，會傷害我們的皮膚和頭髮。

如果你住在都市裡，你的自來水可能已經中毒了。為了自己的健康，請盡你所能在喝水之前先將水質淨化，或者去購買好水。

儲存在塑膠瓶中的水也不是飲用水。水會溶解塑膠中的有毒化學成分，即使有食品級證書也一樣。當你購買 / 儲備水時，請選擇玻璃、木材、不銹鋼、銀、瓷器或其他不會滲出毒素來毒害水質的材料。

如何處理飲用水，是可以用來寫出另一本書的大題目，我不會在這裡詳述。 但是，關於這個主題已有大量有用資訊，你值得花時間找找。還有什麼比健康更重要呢？

每天應該喝多少水？這完全要根據身體需求而定。過量對身體有害，過少也有害。廣告建議每天應該喝下兩公升水，這個飲水建議量不見得對你身體有好處。要跟隨自己身體的真正需要。

九、不要超過下午四點

多數人都有個普遍的共識，下午四點是每天用完最後一餐的最好時間。考慮到器官的功能性，最好能在下午兩點到六點之間吃完本日餐食。

重要的是要在晚上睡前四至八小時（依食物類型而定）吃完最後一餐，晚餐越晚吃得話，應該要選擇越容易消化的食物。

此外，太晚進食，會導致睡前吃下的食物無法完全消化，這會迫使消化器官負擔太重，造成消化道內容物處理不良的結果。在消化道內停留太久的食物，會敗壞與毒化身體。

迫使器官在身體休息、重整與排毒的期間工作，會容易造成第二天一早的疲軟感。 你會不想起床，感覺虛弱。此外，骨頭、頭部與胃部也會感到疼痛。

睡覺前吃東西不僅是成癮的徵兆，也類似緩慢自殺的行為。像這樣的人體會吸引疾病的接近，幾乎難以保持健康。

十、禁語

波蘭有句俗語說：「不要邊吃飯邊講話，這對肚子不好（「Przy jedzeniusi nie gada，bosi w brzuchu leuk ada」）。」吃飯和說話是不相容的行為，它們對彼此都有負面的影響，也讓人容易被食物噎到。

吃飯時說話，會讓食物無法經過充分咀嚼。在進餐期間聊天，會造成之後可能胃痛或腹瀉的壓力。

聚會是人們坐在餐桌前聊天的一個例子。有些人無法想像沒有零嘴可吃的社交聚會。但是要籌組一個在進食過程中完全保持安靜的聚會，是可能的。

全程靜默可以讓人專注於吃飯。因此，生命能量會更有意識地導向消化系統。人們在沉默的時候，可以更關注於咀嚼、吞咽、並感受吃入食物對身體的影響。

專注於靈性發展的人們會練習安靜進食，這是一種非常有名的瑜伽訓練，也被許多的寺院採用，這個練習的主要目的，是要辨識出進食的喜悅，並專注於當下的行為。之前我曾說明過的意識進食法，比較適合在靜默的狀況下執行。

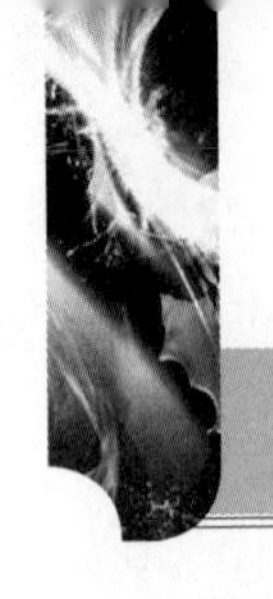

發展的共同操作

地球人類文明成長的特徵之一，是人們開發出了越來越多的能力，這證明了人類本就具有寬闊的能力，也有許多未知能力還有待開發，這些能力的成長，來自於人類所在意識領域的拓展。

其中的一種能力，就是不用進食，還能讓身體保持正常運作的能力，這種能力雖然在地球上仍罕為人知，但它已經成為越來越多人的某種生活方式。

人類會為自己選擇較糟解決方案的原因之一，是由於資訊的不足。錯誤的信念、迷信、虛假、誤解，都是由於欠缺真實資訊所造成的。現代人幾乎對於無飲食生活毫無所知，這也就是為什麼我會覺得值得提供給人們更多具有真實性與科學化的研究資訊，以便當他們決定要對自己生命做出有利改變時，能夠更有自信。

我對於合作採開放態度，特別是與科學家、醫生、記者、編輯，以及對於食氣、不食、斷食有興趣的機構合作。這種合作的目地是為了創造出可以有益於人類使用的整合文件。而且食氣也可以是碩士、博士或其他論文的一個有趣題目。

請不要擔心這種創建，請以開放的心智來探索這個題目。為了人類的福祉，我可以隨時與你合作，所以不要猶豫，請與我聯繫。

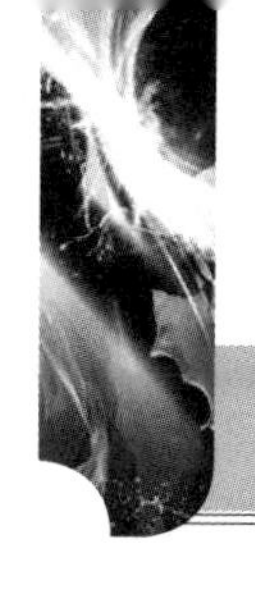

食氣者與不食者

這世界上到底有多少食氣或不食者？ 我不知道在統計上這個族群的人數到底有多少。根據我曾聽說過以及別人給過我的數據，從數十到超過十萬都有可能。依我感覺判斷，目前應該有成千上萬的人可以不需要依賴食物在地球上為生。

事實上，許多不食者都是精神高度發展者，他們大多對名氣並不感興趣，這群人不廣為人知的原因，也是因為大眾媒體們並沒有報導過他們的存在。

另一群（最多的）不食者則是從未聽過任何關於無飲食假設、哲學和運動的族群。他們不吃飯，只是因為他們不喜歡吃飯。同時經常出現的是，這些人所在的社會會認為他們是病了、不正常或奇怪，這會使不食者感到不安。

還有種特殊的厭食症族群。事實上厭食是心理狀況紊亂引起的疾病。另一個事實是，這些人並不全都是真正的厭食者，其中有些人並不瞭解自己是先天具有或已經發展出不食能力的人，他們會屈服於社群的共同信念。強烈的社會輿論有能力使這些人生病乃至死亡。

某些不食者不被人所知，因為他們會讓你邀請他們喝咖啡、吃晚餐，甚至參加宴會。他們只會為社交因素而吃飯，因為他們並不想成為他人口中的有趣話題。這是他們吃飯的唯一原因，他們其實並不需要食物。

以下我按英文字母順序排列出的，只是那些被大眾媒體所知道的少數食氣/呼吸者，或是正在/曾在積極推廣這種生活方式的人。這些人在過去曾經是或目前正是食氣者/不食者，但我並無法擔保這點。我只是找到這些訊息，但我沒有調查過這些人。下述的大部分資料來自於二○○一年。

愛蓮娜拉（Alenara）

來自瑞典，她在青少年期就發現了食物對她身體有非常負面的影響。從此以後，她就一路朝著「呼吸主義」方向邁進，尤其是當她不想被迫進食時。愛蓮娜拉雖然不認為自己是名呼吸者，但她具有許多關於無飲食生活的知識，並可以從不同的角度來解釋呼吸主義。她的網站內有許多資訊：

www.ethereallights.com

以及

www.angelfire.com/stars3/breathe_light

巴拉尤基妮．薩拉瓦提（Balayogini Sarasvati）

來自印度的阿瑪（譯注：對於女性修行者的尊稱），三年來只有進水，根據一九五九年六月的《羅西克魯西文摘（Rosicrucian Digest）》報導。

克理斯多福史耐德（Christopher Schneider）

他自稱：「從一九九八年八月以來我一直處在不食狀態，這帶給我許多經驗與事件。有時我每天都會吃點巧克力、糖果、乳酪，有時每週吃一次。我吃東西是為了滿足我的胃口，為了產生現實扎根感，而不是為了吃飯而吃飯。幾乎每天我都會喝卡布奇諾咖啡，或是加水稀釋的果汁，對我而言這是種儀式。」

自從一九九九年起，克理斯多福開始在德國開辦二十一日斷食課程。幫助那些想要以光維生的人們適應斷食。他也是名自然療法師、重生治療師和應用肌肉動力學（kinesiology）、靈氣與靈魂治療者。他組織課程，並通過分享這些知識來幫助他人。正如他所說的，「這一切都是為了要找出『內在整體』與『神聖內在』的力量和聯繫管道。」克理斯多福的網站是：www.chi-production.de

伊夫琳·利維（Evelyn Levy）

巴西人，她與丈夫史蒂夫定居在巴西。在某次前往秘魯的個人旅程中，她斷食了五天，回國後她就開始對生命不朽與以光為食產生興趣。在這段期間內，她開始讓自體適應高階振動的飲食，這讓她失去飢餓感。後來，當她的先生在一九九九年起決定停止進食後，她也決定跟著一起斷食。伊夫琳的網站是：

vivendodaluz.com

吉里·巴拉（Giri Bala）

印度婦女，出生於西元一八六八年，自西元一八八〇年以來就沒有進過水穀。她一直生活在比亞爾（Biur）孟加拉（Bengal）村子裡。她的食氣經驗曾經接受過當時的巴爾達曼（Barddhaman）大君嚴格的調查。她利用某種瑜伽技術，以陽光與空氣中的宇宙能量為自己的身體充電。

知名瑜伽行者尤迦南達（Yagananda）聽說了吉里巴拉的故事，並在六十八歲時與她相會。當時，她已經不吃不喝超過五十六年，並且仍然在謙卑簡單的鄉村裡生活著。當她的故事謠傳出去後，她被帶到了當時的邦國宮殿，在那裡受到嚴格的監察，最終裁決認定她真的是可以以光維生的人，並將她釋放。

當她小時候，經常因為自己的貪婪胃口而被譏諷與嘲笑。她在九歲時訂婚，並很快地住進了丈夫家中。有一天，她婆婆毒言毒語地嘲笑她貪吃，這讓吉里非常崩潰，她大聲嚷嚷著：「我馬上向你證明，只要我還活著，我再也不碰任何食物了。」

她跑出村裡哭泣，並祈求上師可以教導她如何只以上帝之光來過日子。然後上師出現了，並教導她克里亞（Kirija）瑜伽的技巧，這使得她的身體可以不需要繼續依賴物質的餵養。從那時起，吉里練習瑜珈，既不吃也不喝，並從太陽和空氣中吸收身體所需的能量。

希拉·拉坦馬內（Hira Ratan Manek）

印度人，有七位醫生從他展開長期斷食的前幾天就開始對他進行身體檢查。首先，他只以水維生度過了兩百一十一天，然後是四百一十一天。希拉·拉坦馬內的官網是：www.solarhealing.com.

傑克·戴維斯（Jack Davis）

住在夏威夷。當他參加完威利·布魯克斯（Wiley Brooks）的研討會後，他說：「那些年，我大大地減少並改變了自己的飲食型態。[…]到了西元一九八二年，我已準備好開始練習布魯克斯的指導。」他的故事細節刊載於 breatharian.info

潔絲慕音（Jasmuheen）

澳洲人，當她在一九九三年完成二十一天斷食後，就停食了兩年。然後，她開始如她所說的，實驗一些少量的美味佳餚、咖啡和茶。她聲稱自己可以不用進食，但對於自己的味覺喜好採取寬鬆的策略，所以她會在長途飛行旅程中喝咖啡、吃甜食甚至馬鈴薯，降低身體頻率後她才容易入睡。根據她的說法，她日常食物每天的平均熱量不會超過三百卡路里。潔絲慕音的網站中有很多有趣的數據 www.jasmuheen.com。

魏鼎 （Joachim M Werdin）

你可以在本書後方找到我的個人故事。如需要更多資訊，可以上網站：inedia.info 以及 breatharian.info。

卡蜜拉（Kamilla）

生活在倫敦的波蘭女性，對生命的秘密、神秘學的哲學觀有興趣。一九九九年八月，當她在一個修道院進行完全閉關的時候，因為獲得天啟而開始進入無飲食生活。她的決定開始於幾週前參加過潔絲慕音的講座。從那次會議的第一刻起，卡蜜拉「馬上知道，自己已經通過了這個過程」。然後她承認：「這就像是一次沒有動刀的手術，卻讓我有著深刻的感受。」

她也不是禁慾主義者，正如她所說：「我有時會吃一兩茶匙辣根、醋泡蘑菇，並快樂地享用它們。」卡蜜拉的精神變化，讓她斷除了對於食物的癮症，這對她的健康也有好處。以前的健康檢查顯示，她患有血癌、糖尿病以及右腿癱瘓。現在這些症狀都消失了，卡蜜拉的身體恢復了健康。

卡齊米日·卡爾沃特（Kazimierz Karwot）

波蘭人，一九九九到兩千年間在他開始「以光維生」之前，他生活在大自然中，在那裡努力開發自我靈性，就像其他不食者一樣，經過十幾年的靈性之旅後他完成了自我的轉變，卡齊米日用非常溫和的方法達到食氣目的——他居住在村郊裡。兩〇〇一年二月起，他以閉關的方式，開始了二十一日斷食程序。現在他說：「我以光維生。」他的網站是 http://karwot1.pl

瑪莎羅賓（Martha Robin）

法國人，一九〇二年出生於沙托納德加洛爾（Chateauneuf-de-Galaure)，一輩子從未離過開家鄉。從一九二八年三月起，她吃不下任何食物，當她嘗試這樣做時，身體會吐出所有東西。她既不能吞嚥、無法消化，也不能喝酒，甚至連純水也喝不下去，同時她也無法入睡，醫生對此毫無辦法。她只以聖餐（聖體聖事）為食，並將很多時間用禱告與靜觀。

帕拉賈尼（Prahlad Jani）

《印度時報（India Times）》在二〇〇三年十一月二十一日發表了一篇文章，刊載《BBC 新聞》等大眾傳媒對一名聲稱自己已有六十八年滴水滴米未進的人所做的報導。醫院中有許多醫生對他進行了醫療檢查，經過十天的嚴格觀察後證實，在沒有攝入任何食物或水的狀態下，他的健康狀況良好，體重沒有改變。

史蒂夫·托倫斯（Steve Torrence）

美國人，伊夫琳的丈夫。一九九九年初，他對《雪山大師傳（Life and Teaching of Far East Masters）》一書產生了深刻的印象。這讓他得出了一個結論，「我們的身體並不需要實體的食物，只是因為自我強迫才讓我們習慣食物的存在。進食不僅不必要，也對我們的健康與脾氣有害。」

瑜珈士烏瑪桑卡（Sunyogi Umasankar）

烏瑪桑卡發現了一種可以直接從太陽吸收能量的方法——太陽凝視法——可以消除飲食或睡眠的需要。他對《印度監察報（India Monitor）》說：「一九九六年八月十七日至一九九六年十二月七日，我停止進食，但經過親屬的持續要求後，我恢復正常飲食。」

蘇亞焦爾（Surya Jowel）

拜日瑜珈基金會（The Suryayogi Fundation）成員，在他網站上可以找到更多資訊：www.suryayog.org

特里莎·諾曼（Theresa Neumann）

出生於一八九八年的巴伐利亞北部。二十歲時，她發生意外導致失明與癱瘓。然後在一九二三年奇蹟似地癒合。之後，特里莎每天除了一片小小的聖體餅乾之外；不進水穀。

每個星期五，她都會經驗到基督肉體所承受過的痛苦激情並進入恍惚境域，此時基督的神聖傷痕會出現在她的頭部、胸部與手腳上。瑜珈大師尤嘉南達後來說，在過去世中，她曾是抹大拉的瑪麗亞。她（就像吉里巴拉一樣）是為了見證一個人可以「活在上帝的光之中」。

三十六年來，特里莎身上每隔一段時間就會出現這種聖殤，成千上萬的遊客參觀過她的小屋並目睹過這種奇蹟。特里莎死於一九六二年。博拉吉瓦弟（Paola Giovetti）曾以《特裡莎·諾曼（Theresa Neumann）》一書為她立傳。

韋桑塔·艾吉瑪（Vasanta Ejma）

韋桑塔持續多年禱告著：「我的主，求祢讓我住在你裡面，無時無刻不沐浴在祢的大能之中。求祢賦予我服事祢的恩典，求求祢，作我的雇主。」十年來，韋桑塔經常斷食、祈禱、冥想、前往僻靜之處並在內在找尋上帝。他說：「我不知道神如何履行我的要求，但是在二〇〇一年八月十三日，我開始了二十一日的以光為食的生活。這是上帝令人難以置信的恩典，它讓我的心靈可以自由地擺脫了三維空間。我經歷了神聖自由的道路，然後，我明白了知道與經驗是不同的，在二十一日的改造過程中，我經驗了自由之境，沒有規則與界線；它是個一切都可能的自由世界，這狀態實在難以言語描述——我體會到了上帝的寶地。」韋桑塔的網站中有更多資訊：www.vasanta.prv.pl

沃娜譚西（Vona Tansey）

根據她的網頁所述：「沃娜自從二〇〇一年九月起就常住於宇宙靈魂之光中，她不再需要食物來維持自己的身體，然而她仍能保持既有體重，也能維持適當的身體能量。當身體越來越靈性化後，她的身體進入一種較高的能量頻率震動態，並可與上帝意識頻率的無條件之愛共振。」

威利布魯克（Wiley Brooks）

美國人，最廣為人知的呼吸者之一，據他所言自己已經有超過三十年未進飲食，他說進食是一種獲取的習慣，想要更多資訊的話，可以拜訪他的網站：www.breatharian.com

威爾范德米爾（Will van der Meer）

住在蒙大拿（Montana）的荷蘭人，二〇〇三年十一月，他在波蘭做過一次演講，他自稱從二〇〇一年三月起，就已經不再進食。

徐方（英譯名）（Xu Fan）

中國女士，彭莊（英譯名）曾（以日文）撰稿報導過徐方女士的神奇事蹟，並發表於一九九六年十二月的日本雜誌《邊緣地帶（Borderland）》，報導當時徐方已經辟穀九年。在華勒裡馬莫諾夫（Valery Mamonov）所寫的《控制生命延續（Control for Life Extension）》一書中可以找到更多資訊，請參見：www.longevitywatch.com

席納達·巴拉諾瓦（Zinaida Baranova）

俄國女士，六十七歲，老師，自從西元二〇〇〇年三月開始就不進餐飲，在二〇〇三年七月十八日的《真相（Pravda）》日報文章《來自克拉斯諾達爾（Krasnodar Taught Rostov）的不食者》曾報導過此事。

其他上千名案例

全世界到底有多少人可以不依賴飲食過日子？人們有著不同的屬性、不同的生活習慣、不同的信念與行為，每位不食者都有從食物中解放出來的獨特個人故事，他們之中有許多人從來都不承認自己已不再進食，以躲避周遭社會可能會產生的負面反應。

你可以在網路上找到許多文章、照片與影片資料，所以我決定在此不要多言。

我只想提醒大家，網上有許多錯誤資訊，你不需要相信那些自稱為不食者所說的話，或是別人對他們的評論。你可以將不食視為一種可能，而不是某種必定的事情，以這種態度面對，就不會受到他人的影響而創造出新的信念，並可讓自己保持獨立與獲得更多資訊。

名單

在網路上，你可以找到許多食氣者、不食者、呼吸者、以普拉納為食者、光食者等等。

在此我按英文字母順序編排，列出那些我在網路上發現到的名字：

AlwayLoveMe

Anne-Dominique Bindschedler

Anne Catherine Emmerich

Elizabeth the Good

Helen of Enselmini

Camila Castillos

Dirk Schröde

Edith Ubuntu

Elitom ben Yisrael

Erika Witthun

Genesis Sunfire

Henri Monfort

Isabelle Hercelin

Louise Lateau

Maria Domenica Lazzeri

Mary J. Fancher

Fu Hui 大師

Guang Qin 大師

Jue Tong 大師

Liao Fong-Sheng 大師

Mony Vital

Nun Shi Hongqing

Oberom C. Silva Kirby

Oleg Maslow

Olga Podorovskaya

Peter Sorcher

Peter Straubinger

Phan Tấn Lộc

Ray Maor

Reine-Claire Lussier

Ricardo Akahi

Veni – Zofia Buczma

Victor Truviano

ViSaBi

你是其中之一嗎？如果是的話，請與我聯絡，並將你的故事分享在 forum.breatharian.info 論壇上。

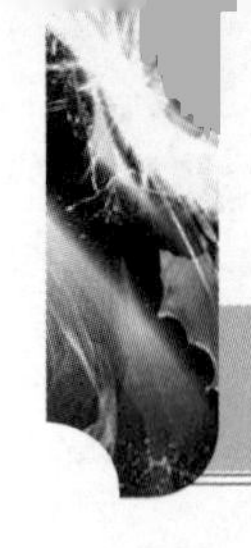

問答集

以下是我在呼吸者論壇（breatharian forum）上最常碰到的題目，如果你有其他問題，並認為值得附加於此的話，請將它們登在 forum.breatharian.info

對於人類而言，什麼是最好的飲食法？

並沒有一個可以放諸四海，適用於每個人的最佳飲食法，每個人都是不同的世界，所需進食的類別、時間與數量也不同。

如果你想讓自己的身體獲得完美的營養，請使用意識飲食法。當你熟練了意識飲食法，這種人類本自具有的能力之後，你就可以在恰當時間內，供給自己身體需要的食物與食物量。

如果你不準備有意識地進食，並且仍在尋找所謂的完美營養的話，請觀察自然狀態中的人類，你會看到在統計學的平均上關於自然人類的飲食，植物約佔百分之九十八，肉類（包括雞蛋、魚、海產、蠕蟲等）約占百分之二。而身體越老，真正需要的肉類也就越少。

自然界中沒有天生的素食主義者，一些狂熱的素食主義者堅信，猴子是吃素的。 其實它們會吃昆蟲、蠕蟲、雞蛋，有時會抓小動物。特別是黑猩猩和大猩猩，它們偶而會去追逐小動物，並且將它生吃下去。

自然顯示出強制吃素可能是有害的。有許多人強制自己只吃純素卻傷害了自己的身體。只有當他們開始進食雞蛋、魚類或其他動物食品時，才能恢復。特別是人類的神經系統對於自然營養的缺乏會出現敏感反應。

為何我們會有消化道？

這答案是顯而易見的——為了處理和排除所有進入體內的東西。人體是由本能所控制的電子生物體，是所謂「自然規律」（構成物質世界的一系列程式）的主體。

人類具有「自由意志」，這表現在大腦的創造力上，使他們能以『我在』所決定的方式來體驗生活。人體是幫助人類產生物質經驗的工具。

創造與維持身體的本能會受到社會觀感影響。因此，我們有許多與他人相同的心智創造產物。如果這個身體是出生在飲食社會之中，它的系統和器官就可以適應消化和排泄行為。人類所誕生的社會程式會決定他們的身體。

人體可以非常靈活地讓自己適應被定義出的生活條件，從而可以廣泛地體驗事物，它是自然界中最先進的自控機器。人類需要運用所有的感官與器官，來進行生活體驗。這些感官與器官，全部都可以廣泛地適應某些特定需求。

消化和排泄系統，是讓你可以體驗物質世界的工具，只要人們以食物的形式（味道、一致性、溫度、飲食疾病、酒醉等）來體驗物質時，這些系統對人而言就是不可或缺的。當這種經驗完成後，消化道就會成為對身體無用的東西，也會因此消失（萎縮），對於食氣者的研究顯示，它會變成別種東西。.

換句話說，只要人們藉由讓物質進入人體（經驗工具）來體驗物質時，身體就會擁有、發展和改造這種體驗的系統。當人類完成這個經驗後，他的身體將適應新情況，消化道將被其他系統所改變或替代。

為何人們會死於飢餓？

饑餓本身並不會導致死亡，但如果食物不足，人體就會死亡。這就是人類本能的程式設定。

地球上的每個人都具有不用依賴食物過活的潛能，但潛力並不等於相關技能。潛力只意味著有待開發與實現的能力。如果維持身體完美運作的技術沒有被充分開發時，長期未進食反而會造成死亡。

只有已經改變本能飲食程式的人，才有可能完全不依賴食物度日。只有出生於食氣社會中的人，才可能從出生起就過著沒有食物生活。這些人本能中負責食物與身體關係的程式，不同於正常人類的飲食功能。

本能不會思考，它只是按照程式執行的方式運作——不管結果如何。如果特定程式沒有經過修改時，在缺乏食物的狀態下，這些程式運作會導致身體死亡。所以如果人們相信沒有食物會讓人死去，那麼這種結果就一定會發生。食氣者知道自己的身體並不需要依賴食物，就可以保持完美運作。

為何不食者不去那些饑荒區教導斷食？

你可以向你遇到的每位不食者諮詢這個問題。我想，每個人都會有不同看法。 如果你問我，以下是我的答案。

我的任務是回答問題，所以我是個資料來源。我不會尋找那些需要幫助的人，我也不主動提供幫助。當有人詢問時，我會提供幫助。同時我也希望自己能幫得上忙。這就是為什麼我會前往人們邀請我的地方。我沒有收到飢荒區的邀請。如果我有收到邀請的話，我會考慮是否要去那裡。

除此之外，還有其他資訊。

地球上有人會為了自身利益，而讓人們處於饑餓、不治之症、文盲和污染自然環境等等。這些人具有很多的金錢與權力，他們願意做很多事以讓他人處於貧窮、無知和虛弱的境地，因為這群弱勢者是既無自覺，也容易被操控的奴隸。

在飢荒區教導民眾食氣法，可能會危及自己的生命，那些絕望的民眾行為很容易受人操控進而「什麼事都做得出來」，只為了換取「一片麵包」或是「一碗飯」。

還有一種方式通常會比較有效率，就是教育那些「肚子飽飽」的民眾，因為他們可以成為示範案例，這是因為住在「未開發（工業化）」國家的民眾，會追隨「已開發」國家的腳步。

順帶一提，我們可以問：「為什麼那些有能力又有影響性的組織會照顧餵養這群飢餓災民，卻不太教育這個族群。」「為何早有可以充分提高食物生產力的簡單辦法，早有可以解決全球糧荒問題的簡單辦法，卻無法用於飢荒災區？」如果深入挖掘，你可能會發現這些問題非常有趣，答案也令人震驚。

如何成為不食者？我是否也可以不靠食物過日子？

並沒有一種可以適用於每個人的共通辦法，因為每個人都有自己的方式，每個人都是不同的世界。可以成為食氣者/不食者的方法數量，幾乎就跟食氣者/不食者的名單一樣長。

如果你知道食氣或不食是為了自我的話，你已經走在正確的道路上。你可能已將目標放在擴展生命意識領域的活動上。

如果你問某人你是否可以不靠食物過日子，答案會是，不，你沒有辦法。只要你不知道，你就無法做到，即使你有潛力。只有資訊是不夠的，但一旦你開始感受到內在相關的知識與力量，你將有機會選擇這種生活方式，你會知道該怎麼做，以及如何做。

如果你已經知道食氣或不食其實為的是自己的話，你已經走在正確的道路上。在你面前有許多可能性，你可以按照計畫來實現它們。

該怎麼辦？先做你覺得對你自己最好的。首先，不要以為食物不好（許多人會犯這個錯誤），放鬆點、輕鬆些，生命永無止盡，這不是場比賽，所以你總有時間嘗試。現在做不到的，可以稍後再做。

人類不可能不靠食物過日子，你如何能證明自己的立論？

在此我要說明，我並不覺得自己有必要證明無食物生活是可能的，或者我與任何其他人是不食者。我並不打算證明這一點。不過，我願意開放自己，並參與可以向某些人證明此事的實驗。

地球人各自走在獨特的道路上，體驗與建立自我知識。人類各自建立起自我的世界，而且每個人都是不同的世界，這些世界個個不同，儘管它們包含相似或甚至共通的元素。

你只能親自去證明事情的是非對錯，對於其他事情或別人所說的話，你只能選擇信或不信，因為它們不會對你證明。你也可以定義出某個信念層級對你而言是可相信的。所以，如果你認為我現在說的是廢話的話，是的，你是對的，這對你來說是正確的。

人們通過自己的信仰、經驗和知識建立自己的世界。因此，對於一個人（在他們的世界裡）而言的真相，相對於另一個人（在他們的世界裡）而言可能是不存在或虛假的。這意味著事實與人類的世界有關。

如果有人可以一輩子不用進食，這並不意味著每個人都會自動出現這種情況。沒有食物的生活，對於某些人而言可能是真實的，他們甚至可以練習。但是，對於其他人來說，這同時也是虛假的、不可能的。因此，當一個人可以不靠任何食物幸福地過日子的時候，另一個人卻可能因為這種嘗試而死。

這只是同時既可能又不可能，既真亦假的某種事例。當然，這狀況並不會讓人無法收集資訊、改變信仰、體驗生活與建立自己的知識。

天性寬容者可以允許他人體驗任何自我的選擇，因為他們知道這是人類自由意志的體現。

食氣者的能量從何而來？

當人們想到不吃飯的時候，他們通常最先考慮的就是能量供應。人類預期生命所需的能量（用於建立身體細胞、發揮器官功能、思考、情緒）來自於外界。

科學家對於身體物質與能量運作的研究是有偏見的。能量如何被身體功能所引導？特定合成物（碳水化合物、蛋白質、礦物質等）對身體功能的影響又是什麼？科學家們試圖想要瞭解人體運作的方式，然後提出假設和創造理論。其他人接受這些理論，並將其視為唯一的真實，而不做深入探討。

事實上，人類生活在自我信仰的世界裡，並從中獲取能量。如果人類相信麵包、馬鈴薯或蘋果能夠給身體帶來能量，那麼這種事就真的會發生。如果人們相信太陽是身體運作的能量來源，那麼事實就是這樣。類似現象，當有人認為呼吸、普拉納或『光』是身體運動所需的能量來源時，這種事情就會發生。

人類會依賴他們所信仰的能量維生，就算是不食者也是如此。有的不食者可以依賴太陽能量維生，另一個不食用者則會以普拉納或是吸入的空氣為身體提供動力。

當你知道自我是身體/心智生命的能量來源時，這現象確實會發生。但，只是相信還不夠，你對它的知識與清晰的覺受是不可或缺的。在這種情況下，你不需要任何來自外界的東西。作為自性代表的『我在』會創造出一切。這就是這本書的座右銘：『我在』就是自性，一切都是它的創造。因此，我知道『我在』是生命的源泉。

用我的智能來解釋這件事多少有點複雜。智能沒有感覺，只能思考（分析、解決、創造），所以它無法理解上述的解釋。

直到人類可以經由深刻的體驗來認識這種實相之前，他們的智能是無法理解人們如何能夠在完全沒有飲食與沒有呼吸的情況下過日子。除非它已經成真，否則智能將無法理解，甚至人們可能會否認這種情況出現的可能性。這取決於某一特定者的智能理解力、他的經驗值，以及個人意識所在領域範圍有多大而定。

如果你對身體能量與人類飲食有關的主題有興趣的話，請閱讀希爾頓荷泰馬（Hilton Hotema）所寫的《人類的高階意識（Man's Higher Consciousness）》一書。在這本書中你將會發現很多有趣材料。

物理學家不斷發掘物質世界的實相，並試圖做出闡釋，好讓人類的智能能夠理解。這讓他們創造出比幾十年前的科幻故事更具幻想性的物理假設。如果你對於基本粒子、波、能量、量子和資訊等現代物理感興趣的話，那麼你可能可以為以下問題找出一個大腦可以解釋的答案：為什麼有人可以不靠吃飯、喝酒、呼吸以及溫暖環境來過日子呢？

你為何會重回食物懷抱？

食氣與不食經驗帶給我的結論是：它可以讓人類生活更加便利，讓人體驗到完美的健康、迅速、清晰與創造性的思維、豐富的能量、超能力。食氣生活會讓人慢慢地將自己轉變成超人，也就是人的原生狀態，這些經驗我在過去都曾經體驗過，甚至還有更多。這就是為什麼現在我會分享這些知識的原因。

目前，不食並不在我的人生道路上，因為它會阻礙我完成我在地球上的行動使命。我選擇過普通人正常的原始生活，這將有助於我更有效地學習地球上的生活。

我們大約有百分之九十的生活經驗與食物脫不了瓜葛。作為一名以自我身心為實驗的科學家，我仍在體驗這百分之九十的部分，這樣我才能夠學習與理解到更多事物，並且不會脫離地球現實太遠。這就是我恢復正常飲食的主要原因。

我的目標是要好好地瞭解在地球上生活的人，並知道他們需要哪些可以幫助他們恢復自我原生之道的資訊。

當越多人回歸自我原生狀態時，他們也就越能夠恢復自然的生活方式，也就是讓自己的生活與地球的自然規律一致。

只有當一個人過著像普通人一般生活時，才有可能完全瞭解那些被奴役者。

同樣原則也適用於想要寫出一篇關於街頭流浪漢的好報導的記者。他可能會為了這個報導在街頭住上一段時間，過著既沒錢也沒有居家便利感的生活。這就是為什麼我需要像其他人一樣地過著正常日子，體驗一名不斷學習與發展自我的普通人的生活。這也就是為什麼我現在會正常進食的原因。

你現在吃些什麼？

我會隨意地吃，無論什麼東西到我手上我都很少注意。我通常會吃家人吃剩的剩菜。總之，我的伙食並不好，大多是對身體有害的，也就是普通人的食物。

當我是客人的時候，我會吃喝下為我準備的餐點。當主人問我想吃什麼時，我會說隨便他們想準備些什麼都好，這樣我就不會替邀請者製造麻煩。

我並非任何主義的狂熱份子，我通常會將主義視為麻煩製造者更勝於利益製造者，我曾說過人會因為自己的信念而造成自我設限。

每一或兩年我會讓身體休息一下，通常是在早春或早秋時分，我會斷食一段時間，也許是幾天或幾週，只喝一點點水，有時我會以藥草飲品或果汁為飲食配方，根據我的身體對療癒的需求而定。

食氣者、不食者是否需要戒斷性生活？

如果他們希望的話當然可以，這就像想要正常進食的人一樣。

人體這種生物電子機器會以能量來發揮功能。人類的性活動是由一個基本程式所產生的，其目標是經由兩個人的身體以生產出另一個人的身體。這是本能最重要的程式之一。

通常在性交期間，男人會通過精液排出能量，女人則會接受這種能量。一般而言，這符合自然界的生物學，男性身體會產生一定的能量，以便將其置入女性體內，從而創造並發展出新的生命。

人類可以改變這個過程，但這會是個不同的議題。

思想與外來刺激都會引導身體能量的流動。瞭解能量流動的人就可以進而以諸如引導、集中、採取、給予等方法來控制它。

由於脫離了自然與環境刺激，一般人通常不太能夠控制自己的身體能量，並會將能量累積在生殖相關區域中。當人越年輕時，對於自己的情感與精力控制力就越薄弱。

食氣者的能量通常會積聚於身體的上半部，這也就是為何他們性行為會減少的原因，他們仍然可以進行性行為，但他們會發現自己的需求似乎變少了。

如果食氣者、不食者或斷食者在性興奮狀態中可以使用能量控制技術讓精液不外洩，那麼他的性能量就可以更加活躍。如果做不到的話，每次只要射精之後，他就會失去部分的生命能量。許多書籍都會將如何控制能量以及成因等等，當作一大題目來說明。

斷食中的女性食氣者或不食者，並不會在性交過程中失去任何能量，她的性欲通常也會減少，因為能量大多累積在上半身。

不食或斷食期是否會讓女性的生理期消失？

當一個女性經過長期斷食，而且身體處於完全健康狀態時，她在生理期間就不會出血。這意味著身體健康，也就是身體恢復了正常運作。

幾乎所有的婦女在生理期間都會出現失血現象，這被認為是正常的事實。實際上，子宮是女性健康的敏感指標，因此，只有當身體處於不夠健康（不管她的營養狀態如何）的狀況下，才會在經期間出血。一個健康處於完美狀態的女人，在生理期間不會失去任何血液。

對於健康女性而言，沒有經血並不意味著不孕。相反地，這代表身體已經完全準備好受孕，禁食可以幫助治療不孕婦女，它對於過度肥胖與生理期間大量失血的女性相當有療效。這種情況需要經驗，因此最好遵循在斷食領域具有豐富經驗的醫生的醫囑。

當女性無法自然地過著無食物生活時，她的身體就會處於挨餓狀態，此時她的生理期可能會出現紊亂導致經血不足，這種狀況下，女性可能會變成不孕。當女性準備懷孕時，不要強迫自己身體進行斷食。

哪些人不應該斷食？

那些不想斷食的人。

那些害怕斷食的人

一個人不該被強迫斷食。

此外，請閱讀「七週斷食過渡法」一節內的清單。

不食（辟穀）階段是否可以使用藥物或草藥？

對於這個問題，請尋求具有斷食治療經驗的醫生建議。簡單來說，藥物的化學成分，會被身體消化以消除或趨避疾病症狀。在斷食期間，疾病的成因會被去除，那麼為何還要繼續使用化學藥品？草藥也是同樣的事情，因為它們也含有化學合成物。

處在斷食期間的身體，會對於進入體內的物質更加敏感，因此可以停藥或者顯著減少劑量。

有時在斷食期間，會因為特定原因服用化學藥品，例如想引起腹瀉。這將取決於特殊或個人情況，這是用來諮詢合格醫生的好理由。

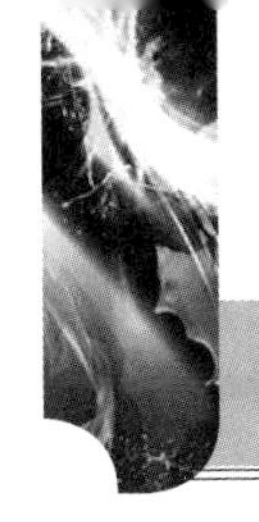

關於作者

簡短生平

西元一九六三年六月二日，我降生在這個世界。打從青少年起，我就對於所謂的超自然現象很感興趣。在嘗試過感應力學（radiesthesia）後，我的興趣擴展到瑜珈、生物治療、意識自我發展與相關練習。這些活動也讓我開始對健康飲食，（自我）療癒以及禁食療癒產生興趣。

我在波蘭的青少年時期，很難找到神秘學的相關著作。只能找到一些非常昂貴的複製書。當時也有感應力學組織，他們會經常組織超自然事件會議。為了能進一步的學習和體驗，我會盡可能地參與他們的活動。

一九八四年，當我在服義務役之前，我在一間天主教神學院待了四個月，這對我而言是另一次有趣的經驗，也讓我更能夠瞭解神職人員的生活。

一九八九年起，我在亞洲國家旅行了三年，擔任國際輔助語言：世界語（Esperant）的教師與推動者。在那段時間，我找到了更多關於神秘學的書籍。每當有機會的時候，我都會閱讀與練習我所學到的東西。我也訪問過旅途中經過的一些靈性發展中心。但是，儘管閱讀到珍貴的書籍、與「成道」者交談、訪問過靈性中心，但是我並沒有找到（現在的我已經知道）自己尋找的答案。

現在，我知道了答案就在自我之內，我是答案的根源。越深入自我，我就越能看到一切所需知識、所尋找的一切以及更多的東西，打從一開始就在我之內。我唯一需要做的就是讓它們經由我抒發出來。所有偉大著名的「靈性大師」都不能給我自我一直擁有的東西，他們只能成為一種資訊來源，幫助我將自己的注意力轉向內在。

職業生涯

當我在一九八三年畢業後，我在肯傑任科茲萊（Kędzierzyn-Koźle（波蘭南部））的「重有機合成研究所」擔任了一年的化學家。在該研究所任職期間，我經常前往歐洲參加世界語會議。一九八八年我離開了研究所，前往亞洲國家教導世界語。

當我在四十多個國家中旅行時，我瞭解了為何波蘭人說：「旅行會教育人」—沒有任何一個學校曾給過我如此豐富的經驗與知識。

台灣是我旅途的最後一站，旅程結束時我在台灣開了一家私人出版公司。我出版了一本書，並且用波蘭文和世界語發行了「ＭＯＮＯ」雜誌。

回到波蘭後，我資助成立了一間外語學校，幾個月後我的太太王鍾伊，從台灣前來與我相會，我們定居於波蘭。

一九九六年我關閉了學校，並開始經營一家名為「ＲＯＳＰＥＲＯＳ」的貿易公司，這家公司主要是進口電腦中央處理器的升級零件，多數來自台灣。中央處理器升級可以以便宜、有效率與環保的方式幫老舊電腦升級，這對於想要升級電腦，卻有預算限制的人而言，是個很好的解決辦法。

二〇〇五年我關閉了「ＲＯＳＰＥＲＯＳ」，這成為我事業資歷的終點。

二〇〇六年起，我開始進行一個實驗，想要製造出一台可供免費發電的裝置，如果有了這台免費發電機的話，人們就再也不需要依賴電力公司供電。你不用購買燃料，支付電燈、冷暖氣等費用，也不需要像奴隸一樣地工作，只為了獲取那些原本免費的東西。

實驗

一九七九年（我十六歲）起，我開始在自己身上階段性進行實驗，以追求自覺發展，我在二〇〇一年七月一日起決定開始嘗試的無食物生活，只是其中的實驗過程之一。

二〇〇一年七月，我的家人外出去度假五週。那段時間裡，我照例在辦公室裡工作。每天我比平常練習更多的靜觀，以適應身體功能的變化。

當時我計畫花上三到五週，讓身體適應功能的變化，但後來我花了更長的時間才成功。多數的變化對我來說並不是什麼新鮮事，因為我從十六歲以來每年至少會斷食一次，以清理療癒自己的身體。

決定要體驗無食物生活後，我只是放棄食物，不過後來我意識到對於多數人的信念而言，放棄食物在實際上是不可行的。這就是為什麼我決定要先進行研究，然後再說明如何能讓人體適應無食物生活方法，這也就是本書的起因。

這樣的考慮讓我獲得一個結論，也就是實驗之路應該可以讓我獲得最佳資訊與經驗，這個想法往下一步的自然進展，則是恢復對於「正常」物質身的食物供養，使身體再次依賴食物。所以現在我可以說，我在這議題上所建立起的知識庫，讓我有能力向有興趣的人提供更多資訊。

當本書的初版發行時，我還沒有決定什麼時候要開始進行下一次實驗。我在推遲最後決定的時間，試圖與可能對這議題有興趣的科學家、醫生、生理治療師或透視者之類的專家合作。有些人對此有興趣，但他們只表達出形式上的興趣，或者就停在起步上。

對我而言沒有食物的生活是最方便的生活方式，它帶給我諸多好處，這是讓我可以堅持六個多月不放棄的主要原因，儘管我有感受到外界壓力增加。然而，此生任務才是真正讓我有重視感的事情，不進食會阻止我完成其中的某些工作。最後我決定要在二〇〇三年三月停止我的不食生活。

更多關於斷食的實驗資訊

許多讀過二〇〇五年出版的《無食物生活方式》一書的讀者，要求我寫出更多關於我從二〇〇一年至二〇〇三年所進行的不食實驗。之前我沒有寫下這段過程的原因，是因為我相信 ：

每個人都是不同的世界，因此關於我的食氣與不食經驗，不應該成為他人的指引。

每個個人都有自己的道路，他們應該依靠自我內在的力量，而不是依賴他人的建議。

我不喜歡談論自己，特別是關於我在非物質領域裡的事情。

然而有很多人遊說我說這一切都是重要的資訊，我應該與他們分享。所以現在我以下文實現這些人的願望。

我決定放棄食物，並從地表最強大的物質癮症中解脫出來。六月三十日，我和我的妻子一起吃飯，這是我斷食前的最後一餐。我吃了披薩，直到我胃痛出現，從七月一日起，我就再也沒有將任何東西放進我的嘴裡過。

當時我正在經營一家公司，每天在辦公室和儲藏間裡工作十四個鐘頭。我的工作類型和處所都沒有改變。我繼續做每件事，就像開始斷食前一直做的一樣。

與我以前做過的長期斷食相比，這次斷食在最初的幾個星期中並沒有什麼特別之處，身體淨化的典型症狀出現，例如當我起床太快時會出現頭痛和眩暈，在我身體不同部位會出現疼痛與心痛，頭暈大概持續了五周，最後停止。

持續最久的症狀是橫隔膜的疼痛，三個禮拜以來痛苦逐日增加。後來大約兩個月後疼痛逐漸消退直到完全停止。我的橫隔膜、背部和胸腔肌肉為了適應我器官的尺寸變化經過了一些辛苦的努力。

第四個月底，我突然感到自己的腎臟區域出現非常強烈的痛苦。我的X光照片顯示輸尿管被膠狀物擋住，醫生也確認了。幸運的是，在接受抗痙攣和止痛注射後，輸尿管自我淨化，疼痛感完全消失。

前四個月中，我的心態也感受到了變化。我的心靈敏感度增加，這就是為什麼在開始斷食時，我經常會因為微不足道的原因而煩惱，並表現出緊張和不耐煩的原因。後來我藉由心智練習來穩定自己的心靈。

我的心靈大概經過了半年的顯著變化，然後一切歸於穩定，平靜出現。我可以感受到自己的心智狀態比斷食之前還好。我可以更容易地喚起被動智慧並讓它存在更久。這導致了我心靈感應力的顯著發展。我可以更頻繁地感受到人們在想些什麼和感覺些什麼。

我的大腦以更高的效率運作，我可以從早到晚進行大量消耗腦力的辦公室工作。下班後的晚上，我會覺得自己的大腦與早上一樣保持在有效率的狀態下。 此外，我思考得更快，更容易專注於單一事物而不會分心。

我也觀察到本能的變化。例如，我的夜晚睡夢與白日實相之間的界限變得不那麼明顯。晚上做夢到白天清醒之間的過渡期顯得更加流暢。夢境內容與我的日常生活更息息相關，就像一個接著一個的延續。

我分配五到八個小時給睡眠時間，雖然六個小時就夠用了，但我會花較多的時間躺在床上進行心智練習。

在那段時期中我的心智狀態有種並不讓人十分討喜的特質出現，我更能夠看清生命的幻象，可以深刻體會更多細節。我看見自我心智如何創造一切，所有的物質與個體都在其間活動。

人體、動物體、植物體和礦物體僅僅是根據其他程式來運行的程式，在實相中無物存在。

除了『我在』之外別無它法。我的身體乃至心智都只是影像 / 程式 / 想法。為了要創造出所有的一切，必須付出努力。我看到這一切都是場無意義的遊戲。『生命』及其目的必須藉由事物幻象（如：存在、完美、改變、對立、發展、靈性與事物）的創造，才能使遊戲繼續下去。然後，當這種持續創造機制開始運作後，關於『我在』與『我在』的一切創造力都必須被遺忘，這樣萬物才能夠在毫無覺知的幻象中，將這場遊戲進行下去。

然後，我也看到了食物只是種毒品，是我們早在嬰兒時期就形成的一種癮症，人們會在這種物質上更深入地忘我，也因此可以玩得更好。

我看到了這個點以及其他更多事情，現在我仍然能夠看得見它們，但我想忘記。這樣我就可以像原始人一樣再玩一次。

斷食期間我最喜歡的就是我的體力。與正常飲食的日子相比，我可以保持更長的體力，也比較不容易疲勞。

我同事和我在炎熱的某天搬了三百台顯視器，每台重十公斤，搬運距離為五十米，這大概花了我們一個半小時的時間。因為不覺得累所以中間我都沒有休息過。搬完顯示器後，我回辦公室工作，一點也覺得不疲倦，我汗出得不多也不需要洗澡。

兩年斷食期內，我主要喝少量的水，有時是果汁、茶、咖啡或花草茶，有時每天不會超過半杯，曾經有個星期我什麼也沒喝。

有天晚上我做了個實驗，我喝下零點七公升的紅酒。我驚訝的是這對我沒有任何效果，就像喝了水一樣。

在那兩年中，有時我會吃東西，例如當我在國外認識的人家中作客時（我不想讓自己看起來像個怪胎）、在家庭儀式中（我不想讓家人傷心或營造孤立感）。我也測試過某些食物對不食者身體的影響。

通常在吃下東西後，我的身體在幾十分鐘後就會以腹瀉的形式將食物排出來。 喝了超過半杯的濃稠果汁後，我的身體也會出現相同反應。

那兩年中有幾天我會感到虛弱，彷彿沒有任何能量，饑餓感也回來了。那時我會進行能量練習，就是吸收大自然的能量，特別是裸體日光浴。

然而，更重要的是定期練習靜受默觀，這種練習的好處是可以讓我更能夠感受到『我在』的內在力量，最後當我的能量與力量回歸後，所有的饑餓幻象都會隨之消失。

當我開始進行不食實驗時，我的體重是七十八公斤。之後我的體重減輕並保持在六十八到七十一公斤之間。當我的情緒與精神非常積極時，例如研討會期間，我的體重會多減兩公斤。當我後來透過心智練習讓自己放鬆後，我的體重會重新恢復到穩定範圍。

總結我的不食實驗，我知道我不需要進食就可以保持身體健康。我可以在沒有任何準備的狀況下放棄食物。然而，經過準備的逐漸斷食過渡期會對身心會更加有益。我知道身體只是心智的影象，而這影象又是心智的主題。

肥胖與疾病

二〇〇一年七月至二〇〇三年三月之間，我過著食氣生活。這種經驗讓我獲得了充分的知識，並讓我可以告訴他人食氣生活的相關細節。在二〇〇三年三月之後，繼續過著食氣生活對我來說雖然很方便，但也會讓我無法履行自我使命。那時候的我，感覺自己就像走在一條路上，沿途碰到的人告訴我：「你可以繼續走這條路，但如果你走另一條路的話，可以做得更多，因為那將更符合你的初衷。」

二〇〇二年九月起，我開始嘗試停止食氣生活，以履行我的人生使命，然而，無食物生活為我帶來許多好處，所以我一直拖延這個日期，最後，在二〇〇三年三月，我終於恢復正軌，我停止了不食生活並向我的任務目標前進。

以下是我在二〇〇三年三月為自己所擬下的一年計畫：

- 讓自己增肥至最高一百三十公斤（兩百八十六磅）。 我從來沒有超重這麼多過，這讓我無法完全瞭解所有與肥胖相關的身體與心路歷程。
- 讓自己得到如癌症、糖尿病、高血壓、心臟病等被認為是無法治癒的疾病，然後完全治癒自己。

二〇〇四年三月我決定結束上述實驗。我已學到了足夠的經驗而且我不想強迫自己繼續受苦。我的感覺比我剛開始進行實驗前能夠想像的還更糟糕（健康狀況惡化、能量水準低落、情緒低迷）。此外，我覺得這是繼續延伸計畫的恰當時間點。

二○○四年三月一日，我開始了第二次的不食實驗。那天我再次把食物從身邊推開。當時我超重三十公斤（六十六磅），我可以感受到兩種不食生活開始期的顯著差異（與二○○一年七月第一次斷食相比）。

我在增胖實驗中讓自己胖到一百公斤，這讓我學到了許多肥胖者的感受。這種學習不僅與過胖者的日常活動（例如運動的限制、上癮的胃口、高血壓的感覺）有關，而且還涉及斷食在這種人身上如何作用的研究。

現在我可以明白為什麼最需要斷食的肥胖者（就像魚需要水一樣），在斷食過程中會如此困難。讓自己的肥胖肉身經歷斷食過程，幫助我體認出過重者的斷食艱辛。

肥胖者會更加沉迷於食物，這樣的人最好有更強大的意志力才能成功地通過療程，這就跟幫助吸毒者戒除毒癮一樣，過程中個人會承受更多痛苦。

我發現並經歷了許多關於肥胖的議題，這一切帶給我更多關於人類的知識。為了描述它們，我需要再寫一本書，我知道以這種方式來進行實驗是值得的。

請記住以上是我的個人經驗。我的意思是，我的感覺不一定與別人一樣，我正在進行所有實驗以求更多瞭解。一方面是為了好玩，另一方面是為了能向人們提供資訊，如果他們提問的話。

任務

我知道我目前的主要任務是向人傳達有價值的資訊。為此，我回憶、收集、闡述並傳遞以下相關的資料：

自性、『光』、『愛』、『生命』；

人的心智與身體功能；

人體適應力；

以不損害地球生命的方式使用能源；

個人意識自我發展的能力。

本書的出版目的就包含在上述第二點內。

論壇

如果有問題或希望分享自己經驗、建議的話，請參與以下網站的論壇討論：

http://forum.niejedzenie.info（波蘭文區）

http://forum.breatharian.info（英文區）

當打開 http://inedia.info 網頁後，你可以找到不同語言的論壇，請自行選擇適合的語言進入。

捐款說明

順便說一下，如果你想樂捐，我這裡接受捐款。請使用 http://breatharian.info 網頁左下方的連結。

如果你想用其他方式捐款的話，請聯繫作者。

如果你在本書中看見任何錯誤或不實資訊，請聯繫作者以便修正。

謝謝。

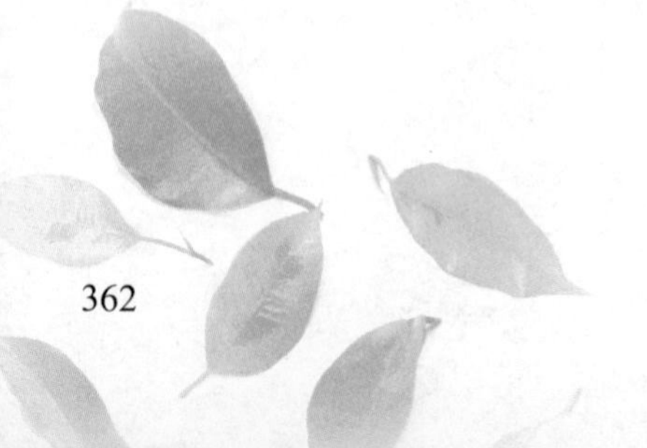

國家圖書館出版品預行編目(CIP)資料

喚醒人體本能自癒力：全辟穀｜食氣、不食、斷食／魏鼎著
；宋偉祥譯. -- 第一版. -- 臺北市：樂果文化出版：紅螞蟻圖
書發行，2017.08
面；　公分. --（樂健康；22）
ISBN 978-986-95136-4-7(平裝)

1. 斷食療法

418.918　　106012712

樂健康 22

喚醒人體本能自癒力：全辟穀｜食氣、不食、斷食

作　　者／魏鼎
翻　　譯／宋偉祥
總 編 輯／何南輝
行銷企劃／黃文秀
封面設計／張一心
內頁設計／沙海潛行

出　　版／樂果文化事業有限公司
讀者服務專線／（02）2795-3656
劃撥帳號／50118837號　樂果文化事業有限公司
印 刷 廠／卡樂彩色製版印刷有限公司
總 經 銷／紅螞蟻圖書有限公司
地　　址／台北市內湖區舊宗路二段121巷19號（紅螞蟻資訊大樓）
電話：（02）2795-3656
傳真：（02）2795-4100

2017年8月第一版　定價／320元　ISBN 978-986-95136-4-7